FOR PROFESSIONAL ANESTHESIOLOGISTS

周術期の呼吸管理

PERIOPERATIVE RESPIRATORY MANAGEMENT

編集 千葉大学教授
西野 卓

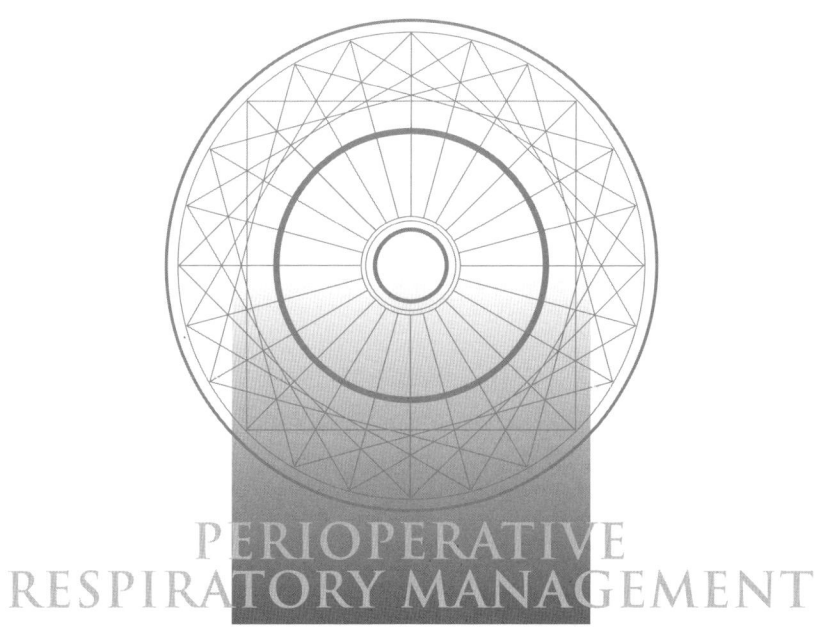

克誠堂出版

執筆者一覧 (執筆順)

西野　卓
千葉大学大学院医学研究院
麻酔学領域

工藤　一大
帝京大学医学部附属溝口病院
麻酔科

広田　喜一
京都大学大学院医学研究科・
侵襲反応制御医学講座・
麻酔科学分野

石川　輝彦
千葉大学医学部附属病院手術部
(麻酔・疼痛・緩和医療科兼任)

佐藤　二郎
東京女子医科大学附属八千代
医療センター麻酔科

竹田　晋浩
日本医科大学麻酔科学・
集中治療室

瀬尾　憲正
自治医科大学麻酔科学・
集中治療医学講座

村川　和重
兵庫医科大学疼痛制御科学

森山　萬秀
兵庫医科大学疼痛制御科学

柳本富士雄
兵庫医科大学疼痛制御科学

織田　成人
千葉大学大学院医学研究院
救急集中治療医学

松田　兼一
山梨大学医学部救急部・
集中治療部

平澤　博之
千葉大学名誉教授

磯野　史朗
千葉大学大学院医学研究院
麻酔学領域

田垣内祐吾
千葉大学大学院医学研究院
麻酔学領域

山蔭　道明
札幌医科大学医学部麻酔学講座

片山　正夫
聖路加国際病院麻酔科

五藤　恵次
岡山大学大学院医歯薬学
総合研究科麻酔蘇生学講座

髙橋　正裕
奈良県立医科大学麻酔科学教室

古家　仁
奈良県立医科大学麻酔科学教室

木内　恵子
大阪府立母子保健総合医療
センター麻酔集中治療科

橘　一也
大阪府立母子保健総合医療
センター麻酔集中治療科

はじめに

　外科手術の周術期は手術の準備に入った時期から手術が終了し直接的な手術の影響がなくなるまでの時期を指し，いわゆる術前，術中，術後のすべての時期を含んだものである．最近，周術期管理という言葉が頻繁に使われるようになったが，その背景には手術を成功させるには手術や麻酔だけを上手に行っても決して十分とはいえない過去の反省があるものと思われる．手術に際して，呼吸に関連した合併症の頻度は決して高くはないが，いったん発生するとしばしば重篤な結果を招くことは度々報告されていることであり，この事実からも周術期の呼吸管理がとりわけ重要となることが理解できるであろう．手術は麻酔下で行われ，手術操作，体位，麻酔薬や筋弛緩薬の使用など呼吸抑制や呼吸合併症を発生しやすくする要因が数多く存在するため呼吸管理が必要になることは容易に理解できる．しかし，手術中の呼吸管理がしっかりしていればすべて良しというわけには行かない．例えば，頻回に発作を起こしている喘息患者をそのまま手術に持ち込むことはきわめて危険なことである．また，気道分泌液の多いCOPD患者を通常の患者と同じ呼吸管理をすれば肺合併症を発生する確立が高くなることは古くから知られている．言い換えれば，麻酔中や手術後に発生する呼吸合併症は術前の準備や術後の管理が良ければかなり軽減することができるということである．このように，現在では，周術期全体をひとつの連続する時期と考え，その流れの中で呼吸を管理する方法がより合理的で効果があるものと考えられている．また，呼吸管理は患者管理の基本であり，手術を成功させるためには周術期呼吸管理が重要となることは言うまでもないが，周術期呼吸管理の重要性は患者リスクが高くなればなるほど，手術侵襲が高くなればなるほど増すことを常に念頭に置くべきである．

　本書は3つの大きな章すなわち1）基礎知識，2）臨床総論，3）臨床各論から成っている．基礎知識の章では臨床呼吸生理で基本的な呼吸の生理学知識を整理してもらうことを目的としている．現在行われている呼吸管理は主に20世紀以後の研究や臨床から得られた呼吸生理の知識や経験に基づいていることを考慮すれば，クラシカルな呼吸生理の全容を理解することは当然のことと思われる．特に，低酸素症は生体にとってもっとも警戒すべき状態であり，どのような機序で低酸素症が発生するかを知れば，どのようにすればそれを防止できるか，あるいはどのようにすれば治療ができるかが見えてくるはずである．基礎知識の章では低酸素症を分子生物学側面から見る項も含まれているが，これは呼吸管理の専門家には従来のクラシカルな生理学的知識に加えて最新の分子生物学的知識が必要となる時代がすぐそこまで来ていると思ったからである．2）臨床総論の章では術前呼吸検査を含む周術期における一般的な呼吸管理についてまとめているが，特に呼吸器合併症の発生機序と予防対策に重点が置かれている．これらの中には周術期の人工呼吸管理の要点，呼吸合併症予防のための術後疼痛法，周術期呼吸管理の有効な補助手段であるCHDFについての項がある．また，近年話題となっている肺塞栓症はその重要性を考慮し単独の項を設けて解説する．3）臨床各論では日常の臨床で遭遇する問題を具体的に詳しく解説することを心掛けた．例えば，呼吸管理には気道確保が必須であるが，なぜ気道確保が難しい患者がいるのか，さらに，このような患者に対してどのように安全に気道が

確保できるのかなどについて単独の項を設けて解説する．気道過敏を示す患者は臨床的にも決してまれではないが，これらの患者の周術期管理を詳細にかつ具体的に述べた解説は意外と見あたらない．これを踏まえて，本書では気道過敏性を亢進させる原因別に，その周術期管理について解説する．3）臨床各論の章では近年増加している内視鏡手術の呼吸管理についても，気腹手術時の呼吸管理を中心に解説する．一般的に内視鏡手術は手術そのものの侵襲は少ないが，気腹など特異的な侵襲が加わることで，人為的に麻酔リスクが高まる可能性もある．一方，重症肺疾患患者は患者自身が元々持っている肺疾患によりきわめて麻酔リスクが高い特徴がある．このような重症肺疾患患者の呼吸管理には現段階でわれわれが持ち合わせているすべての知識と技術を駆使する必要がある．本書では肺疾患の病態別に重症肺疾患患者の周術期管理について詳細な解説をするが，この延長は肺移植患者の呼吸管理であると考えてもよい．肺はガス交換器であり，自発呼吸は神経・筋活動によって発生する．したがって，脳神経や筋疾患患者では特別な呼吸管理が必要になることは容易に理解できるであろう．本書では脳神経・筋疾患患者の呼吸管理の単独の項を設け，その中で日常遭遇する頻度の高い脳圧亢進患者や最近話題となっている awake craniotomy，さらに代表的な筋疾患である重症筋無力症の呼吸管理に重点をおいた解説をする．また，比較的特殊な領域に分類される小児の周術期呼吸管理についても単独の項を設けて解説する．

　以上のように本書では周術期呼吸管理を系統的にかつ網羅的に解説することを試みた．厳選したテーマはそれぞれの分野をもっとも得意とする専門家によって解説されている．重複した解説はできるだけ避けるように努力したが，話の流れの中でやむなく多少の重複が生じた部分もある．このことはその話題がそれだけ重要だと理解しお許しいただきたい．本書が呼吸管理を専門とする人が周術期呼吸管理全般を見渡す時に役に立つような書物になることを切に願う．また，呼吸管理を中心とした的確な周術期管理がなされることで，「手術は成功しましたが，残念ながら患者さんが手術に耐えられませんでした」などのテレビドラマに出てくるようなセリフが医師から患者家族に語られることはないことを願う．

2007年4月

西　野　　　卓

目　次

基礎知識

1. 周術期呼吸管理に必要な呼吸生理の知識　　　　西野　卓／3
　　はじめに 3
　　呼吸器系の構造と機能 3
　　　　❶気道と肺の構造／3　　❷胸郭の構造／4　　❸上気道の重要性／4
　　換気のメカニックス 8
　　　　❶肺気量分画／8　　❷圧-量関係／9　　❸流量と抵抗／10　　❹不均等換気
　　　　／10　　❺肺血流の変化／11　　❻肺におけるガス交換／12
　　自発呼吸の制御 14
　　　　❶行動性調節／14　　❷化学調節／15　　❸神経性調節／17
　　血液ガスと酸塩基平衡 18
　　　　❶物理的緩衝作用／18　　❷呼吸による緩衝作用／18　　❸腎による緩衝作用
　　　　／19　　❹酸塩基平衡障害の治療／19

2. 酸素化障害発生のメカニズム　　　　工藤　一大／21
　　はじめに 21
　　低酸素血症を来す生理学的原因 21
　　　　❶換気不全（肺胞低換気）／22　　❷拡散障害／24　　❸シャント（短絡）／
　　　　24　　❹換気血流比異常（換気血流不均等）／25　　❺供給酸素濃度，酸素分
　　　　圧の異常／26
　　酸素運搬障害 27
　　　　❶酸素運搬障害にかかわる因子／27　　❷大量出血および大量保存血輸血の問
　　　　題／27
　　臨床的酸素化障害の指標 28
　　臨床的に重要な周術期の酸素化障害の原因 29
　　　　❶機能的残気量（FRC）の減少／29　　❷低酸素による肺血管収縮とその抑制
　　　　効果／30　　❸体位と酸素化障害／30　　❹呼吸，換気パターンと酸素障害／
　　　　31　　❺無気肺の成因／31
　　おわりに 31

3. 低酸素性肺障害の分子生物学　　　　広田　喜一／33
　　はじめに 33
　　肺の酸素環境の特殊性 33
　　肺障害と酸素 34

生体内シグナル伝達における酸素の役割 34
肺と低酸素 36
　　❶肺胞低酸素と肺水腫／36　　❷低酸素血症と肺高血圧症・肺線維症／37
低酸素誘導性遺伝子応答と肺障害 38
周術期使用薬物と低酸素誘導性遺伝子応答 41
肺障害の治療へのアプローチ 42
おわりに 44

臨床総論

1．術前呼吸検査　　　　　　　　　　　　　　　　　　　　　石川　輝彦／51

はじめに 51
上気道の評価 51
　　❶問診／51　　❷視診／52　　❸検査／53
下気道の評価 55
　　❶問診と理学的所見／55　　❷検査／55
術前呼吸検査の実際 57
　　❶上気道の評価／57　　❷下気道の評価／57
まとめ 59

2．周術期呼吸合併症発症のメカニズム　　　　　　　　　　　佐藤　二郎／60

はじめに 60
麻酔薬による肺への生物学的作用 60
　　❶肺胞マクロファージの数と活性の低下／61　　❷気道線毛運動の抑制／61
　　❸肺胞-毛細血管間の透過性亢進／62　　❹サーファクタント放出の抑制／62
麻酔・手術と換気力学 62
麻酔と無気肺 64
　　❶硬膜外鎮痛と周術期呼吸合併症／65　　❷呼吸機能検査の有用性／65
喫煙と肺傷害 66
COPDと周術期呼吸合併症 67
肺水腫 67
　　❶陰圧性肺水腫，上気道閉塞と肺水腫／68　　❷産科と肺水腫／69
誤嚥性肺炎 69
　　❶加齢と誤嚥―咳反射と嚥下反射の障害／70　　❷筋弛緩の残存と嚥下障害／
　　71　　❸気管内チューブ抜管後の誤嚥／71　　❹胃管と誤嚥／71　　❺低酸素
　　症と誤嚥／71　　❻換気力学と嚥下反射／72　　❼ラリンジアルマスク（laryngeal mask airway：LMA）と嚥下機能／72
術前の上気道感染と周術期呼吸合併症 72
　　❶上気道感染と気道過敏性／73
おわりに 73

3．周術期の人工呼吸管理の要点　　　　　　　　　　　　　　　　竹田　晋浩／79

はじめに 79
患者評価 79
　❶喫煙／79　　❷全身状態／80　　❸年齢／80　　❹肥満／80　　❺呼吸器疾患／80　　❻手術部位と手術時間／80　　❼麻酔方法／80　　❽胃管留置（経鼻減圧管留置）／81
予防的治療 81
　❶Deep-breathing exercise と incentive spirometry／81　　❷Intermittent positive-pressure breathing／83　　❸Continuous positive airway pressure（CPAP）／83
術後呼吸不全 83
　❶医原性肺損傷（ventilator-associated lung injury：VALI）／83　　❷肺保護戦略（lung protective strategy）／84　　❸High-frequency oscillatory ventilation（HFOV）／87
非侵襲的人工呼吸管理 87
　❶予防的使用／88　　❷術後呼吸不全に対する使用／88
おわりに 91

4．肺塞栓症のメカニズムと予防　　　　　　　　　　　　　　　　瀬尾　憲正／94

はじめに 94
発症のメカニズム 95
　❶深部静脈血栓の形成／95
予防 99
　❶予防法／99　　❷肺血栓塞栓症/深部静脈血栓症（静脈血栓塞栓症）予防ガイドライン／105　　❸脊髄くも膜下麻酔・硬膜外麻酔および術後硬膜外鎮痛と抗凝固療法／108
おわりに 109

5．呼吸合併症予防のための術後鎮痛法

村川　和重，森山　萬秀，柳本富士雄／111

はじめに 111
術後痛の病態 111
　❶時期による術後痛の分類／111　　❷術後痛に影響を及ぼす因子／112　　❸術後痛の病態生理／114　　❹手術後の慢性痛／115　　❺術後痛による反射的生体反応／116
術後痛の呼吸系を中心とした生体に及ぼす影響 117
術後疼痛管理が呼吸機能などに及ぼす効果 119
術後鎮痛法の実際 121
　❶静注-PCA（PCIA）／122　　❷硬膜外鎮痛法／123　　❸その他の鎮痛法／125
術後疼痛管理と呼吸管理 125

6．周術期におけるCHDFの応用

織田　成人，松田　兼一，平澤　博之／131

はじめに 131
CHDFの特徴と施行方法 131
CHDFによるメディエータ除去 134
周術期管理におけるCHDFの有用性と適応 135
周術期の呼吸管理におけるCHDFの有用性 137
おわりに 139

臨床各論

1．気道確保に難渋する患者の呼吸管理

磯野　史朗，石川　輝彦，田垣内祐吾／143

はじめに 143
咽頭気道維持のメカニズムと全身麻酔の影響 143
　❶咽頭の生理機能／143　❷咽頭気道の神経性調節／143　❸咽頭気道の神経性調節への全身麻酔の影響／144　❹咽頭気道の解剖学的特性／145
　❺咽頭組織圧とその規定因子／146　❻咽頭気道における anatomical balance model／147　❼頭位・顎位・体位の変化による咽頭気道閉塞性の変化／148
　❽Triple airway maneuverとそのコツ／148
気道管理が困難な患者とその対策 150
　❶気道確保困難への準備／150　❷覚醒時に呼吸困難を訴える患者／151
　❸マスク換気が困難な患者／152　❹睡眠時呼吸障害を有する患者／154
　❺無呼吸に耐えられない患者／156　❻気管挿管が困難な患者／157
　❼CVCI（cannot ventilate cannot intubate）に陥りやすい患者／158　❽困難気道を有する患者の気管チューブ抜去／158　❾術後上気道閉塞／160　❿術後夜間低酸素血症／160　⓫患者への情報提供／161
おわりに 162

2．気道過敏性を有する患者の呼吸管理

山蔭　道明／165

はじめに 165
小児のかぜ症候群 165
成人のかぜ症候群 167
気管支喘息 167
　❶気管支喘息の既往／168　❷喘息発作中の麻酔管理／170　❸麻酔中の喘息発作／171
慢性閉塞性肺疾患（COPD） 172
　❶術前評価／172　❷麻酔管理／173　❸覚醒後の対応／177
喫煙 177
　❶たばことCOPD／177　❷喫煙による周術期合併症と禁煙基準／178
　❸麻酔管理／181
まとめ 181

3．内視鏡手術の呼吸管理　　　　　　　　　　　　　　　　片山　正夫／184

- はじめに 184
- 全身麻酔の呼吸機能に与える影響 185
- 気腹による手術操作腔の確保 186
- 気腹手術の麻酔法 189
- 気腹に特有の合併症，およびその予防と治療 190
- 特殊な病態の気腹における注意 191
- 手術操作腔が胸腔の場合 194
- 手術操作腔が腹腔・胸腔以外の場合 195

4．重症肺疾患患者の呼吸管理　　　　　　　　　　　　　　　五藤　恵次／198

- はじめに 198
- 術前の患者評価と術前管理 199
- 術前検査の要点 201
- 麻酔方法の選択 202
- 術後の肺理学療法と疼痛管理 202
- 拘束性肺疾患 203
    - ❶特発性間質性肺炎（IIPs）／203　　❷急性呼吸促迫症候群（acute respiratory distress syndrome：ARDS）／206
- 慢性閉塞性肺疾患（COPD） 208
- 原発性肺高血圧症 214

5．脳神経・筋疾患患者の呼吸管理　　　　　　　　　　　高橋　正裕，古家　　仁／223

- はじめに 223
- 頭蓋内圧亢進患者の呼吸管理 223
    - ❶はじめに／223　　❷麻酔法／225　　❸呼吸管理／227
- 意識下手術（awake craniotomy）の呼吸管理 229
    - ❶はじめに／229　　❷麻酔法／229　　❸呼吸管理／229
- 重症筋無力症患者の呼吸管理 233
    - ❶はじめに／233　　❷麻酔法／233　　❸呼吸管理／235　　❹クリーゼ／237
- おわりに 238

6．小児の周術期呼吸管理　　　　　　　　　　　　　　　木内　恵子，橘　　一也／240

- はじめに 240
- 小児の呼吸管理 240
    - ❶小児の生理学的特徴／240　　❷新生児・低出生体重児の呼吸管理の基本／240　　❸麻酔中の気道確保法／241　　❹麻酔中の呼吸管理／241　　❺麻酔中の呼吸モニター／242　　❻人工換気法／242　　❼人工換気中の鎮静法／245　　❽非侵襲的人工換気法（noninvasive mechanical ventilation）／245
- 新生児期の手術 246
    - ❶食道閉鎖／246　　❷腹壁異常（臍帯ヘルニア，腹壁破裂）／248　　❸先天性横隔膜ヘルニア／248
- 小児期（乳幼児期以降）の手術 250

1 開胸手術または胸腔鏡下手術（video-assisted thoracoscopic surgery：VATS）／250　　**2** 漏斗胸／251　　**3** 腹腔鏡下手術の呼吸管理／252

低出生体重児 252
　　　1 新生児呼吸窮迫症候群（respiratory distress syndrome：RDS）／253　　**2** 新生児慢性肺疾患（chronic lung disease：CLD）／253　　**3** 無呼吸発作／254

おわりに 254

索　引 257

基礎知識

1. 周術期呼吸管理に必要な呼吸生理の知識

2. 酸素化障害発生のメカニズム

3. 低酸素性肺障害の分子生物学

| 基礎知識 1 | 周術期呼吸管理に必要な呼吸生理の知識 |

はじめに

　ヒトは酸素を用いた好気性代謝によって生命を維持しているが，そのためには大気中の酸素を生体内に摂取し，生体内の二酸化炭素を大気中へ排出するガス交換が不可欠である。このようなガス交換は肺を中心とした呼吸器系を介して換気というかたちで行われている。換気が行われるために大気のガスは気道を介して肺胞まで運ばれ，肺胞のガスは気道を介して大気に放出される。ガス交換に関与する呼吸器系では胸壁と横隔膜が胸郭を形成し，肺はその中に納められている。肺でのガス交換には気道を介しての肺内空気の入れ替わりが必要であり，これは呼吸運動によって行われる。しかし，肺自体には呼吸運動の能力はなく，換気は呼吸筋の運動による胸郭内の圧変化によって受動的に行われている。これを自発呼吸という。自発呼吸が存在しない場合，肺の容量変化は人為的な外力が加えられることで発生するが，これを人工呼吸と呼んでいる。換気の大きさは血液中の酸素レベル，二酸化炭素レベル，pHレベルを決定するが，これらのレベルはネガティブフィードバックを働かせることで通常の自発呼吸では呼吸筋運動の大きさ，すなわち自発呼吸の大きさを決定する。このように，生体内でガス交換が行われるためにはきわめて複雑な過程や調節が行われている。正しい周術期呼吸管理を行うためには，呼吸器系の構造と機能を理解することが必要である。

呼吸器系の構造と機能

1 気道と肺の構造

　気道のうち，鼻・口から咽頭・喉頭を含む気管上部までの胸郭外の部分を上気道，それよりも末梢側を下気道と呼ぶこともある。上気道にガス交換機能はないが，末梢気道を防御する役割や発声，食物摂取に必要な嚥下など高度な機能が備わっている。一方，胸郭内にある肺は一種の複合胞状腺であり，導管としての気道が分岐を繰り返し，第16次分岐で終末細気管支となり，23次元で腺房である肺胞に到達する。通常16次元の終末

細気管支までを導管部，それ以降の末梢部を移行部あるいはガス交換部と呼んでいる。気道粘膜および粘膜下には無数の神経終末があり，これらのうち多くの神経終末は機械的受容器として気道内に加えられた機械的刺激や化学的刺激に対して咳反射や無呼吸反射などの気道防御反射を発生させる。その求心路は通常迷走神経内を上行する[1]。

気道の末端となる肺胞の上皮細胞にはtype I 細胞とtype II 細胞がある。type I 細胞は扁平細胞で広い肺胞壁を被服する。type II 細胞は顆粒球を含む細胞で，肺表面活性物質（サーファクタント）を産生する。肺胞上皮細胞は基底膜を介して毛細血管内皮細胞と接する。したがって，肺胞のガスと肺毛細管の血液を隔てる肺胞毛細管膜はサーファクタント，type I 細胞，肺毛細血管内皮細胞，間質から成り立っている。肺の血管には機能血管として肺動脈，肺静脈があり，栄養血管として気管支動脈と気管支静脈がある。栄養血管は肺実質には分布せず肺胞でのガス交換にあずからない。肺の神経支配は迷走神経による副交感神経の支配が主であり，コリン作動性遠心線維によって気管支収縮，粘液分泌，肺血管拡張などが生じる。求心路も迷走神経内を上行する。

2 胸郭の構造

胸郭は上方と周囲が胸壁，下方は横隔膜からなり，その内部は胸腔と呼ばれている。肺の表面と胸腔の表面は連続した胸膜で覆われ，この胸膜腔内の圧を胸膜腔内圧と呼んでいる。胸腔内に存在する肺は肺自身の弾性により収縮しようとする性質がある。一方，胸壁には外へ広がろうとする性質があり，この両者のバランスの結果，胸膜腔内圧は大気に比べて陰圧となっている（図1）。呼吸運動は主呼吸筋である横隔膜および肋間筋の収縮による胸腔内容の変化によって生じる。これらの呼吸筋は随意筋であり，脊髄前角の運動ニューロンによって支配されている。自発呼吸リズムは延髄の呼吸ニューロンからのインパルスが脊髄の運動ニューロンに伝えられることによって発生する。呼吸筋の筋線維はいわゆる遅筋に属し，収縮速度は遅いが血流が多く疲労しにくい特徴を持っている。また，呼吸筋には他の骨格筋と同様に長さ-張力関係（length-tension relationship）が認められ，静止長の長さに応じて張力が変化する。摘出した横隔膜の場合，機能的残気量レベルでの長さで発生する張力は最大となり，これより長くなっても短くなっても収縮力は低下する[2]。横隔膜は吸気筋として働くが，肋間筋は部位により異なり，吸気筋として働く場合も呼気筋として働く場合もある。一般的に上部肋間筋は吸気筋，特に傍胸骨肋間筋は重要な吸気筋として胸郭の拡張に貢献する。また，下部肋間筋は呼気筋として働くとされているが，安静時での呼気筋活動は通常はみられない。

3 上気道の重要性

上気道の内面は粘膜に覆われており，粘膜内および粘膜下には無数の神経終末や特殊な受容器終末が存在している。一方，その外側には多数の筋が複雑な形で上気道を取り囲み，上気道の形状を保つと同時にその内径の変化に関与している。上気道は単なる"空気の通り道"ではなく，保温・加湿，発声，嗅覚，嚥下，気道防御，気道保持など多

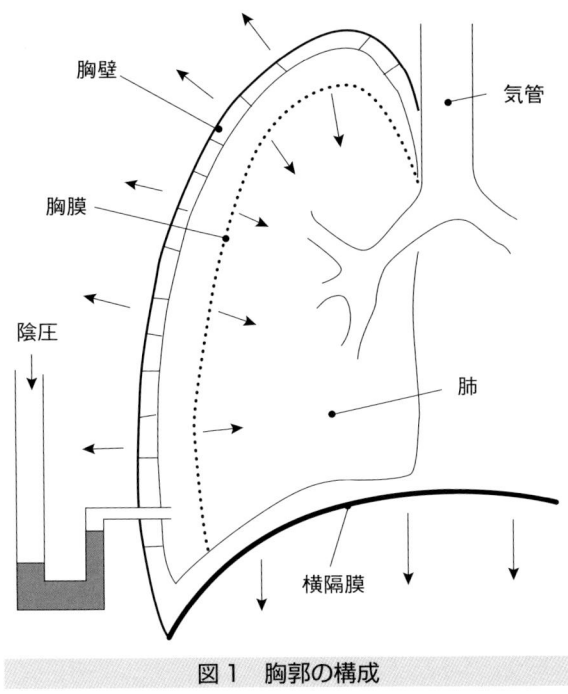

図1　胸郭の構成

様な機能を備えている[3]。これらの機能の中で気道防御，気道保持，嚥下は生命維持の点では特に重要であり，それらの機能は反射を中心として保持されている。

a. 上気道反射

上気道反射は刺激の部位，種類や強さによって異なる種類の反射（図2）が生じるが，これらのうち，くしゃみ反射，咳反射，呼気反射は気道内に存在する異物を積極的に気道外に排出する作用を持ち，特にdefensive airway reflexesと呼ばれることもある。一方，無呼吸反射や喉頭閉鎖反射は気道内への異物侵入防止が主な作用でprotective airway reflexesと呼ばれる場合もある。また，嚥下反射は本来消化機能の一部であるが，上気道内の清掃の役割をするという意味で，気道防御反射に含まれることが多い[4]。さらに，気管支収縮や気道分泌亢進，血圧上昇など心循環系変化も上気道反射の範疇に入るが，これらの作用の意義は必ずしも明らかになっていない。上気道反射には気道開存にかかわる反射も存在する。この反射は上気道内に発生する陰圧に対して，上気道内の拡大筋活動を反射的に増強させる。

b. 上気道反射の異常

上気道反射は他の反射と同様にその反射効果は感覚受容器に始まり効果器で終わる反射弓から生じる。すなわち，上気道内に加えられた刺激が感覚受容器の興奮に変換されたのち，その興奮が求心性ニューロンを介して中枢に伝達され，中枢での統合を経て，中枢からの出力が遠心性ニューロンを介して効果器に伝えられ反射効果が出現する。気道粘膜への局所麻酔薬塗布や求心性神経路の障害は受容器興奮活動の伝達を阻害し，結

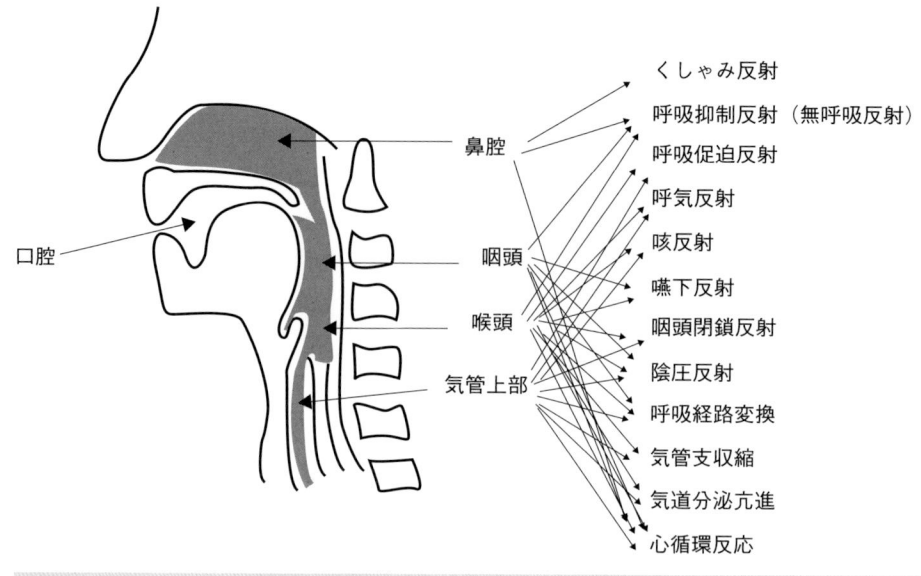

図2　上気道反射の刺激部位反射の種類

果的には上気道反射を抑制する。また，気道反射を統合する中枢の抑制は当然のことながら上気道反射を抑制する。全身麻酔状態は中枢の抑制を介して発生する現象であり，多くの場合麻酔深度と上気道反射効果の間には用量依存的な関係が認められる。例えば，くしゃみ，嚥下，咳反射などは比較的浅い麻酔で抑制され，呼気反射や喉頭閉鎖反射，無呼吸反射などは比較的深い麻酔でも出現する。しかし，意識下から麻酔に移行する興奮期と呼ばれる時期には，上気道反射が一時的に亢進し，喉頭閉鎖が長時間持続する喉頭痙攣状態がしばしば出現する。このような上気道反射の異常亢進は，大脳皮質から上気道反射の中枢機構に抑制神経経路が存在し，この経路は特に麻酔に感受性が高いことを示唆している。上気道反射の求心路や中枢機構が正常でも遠心路や効果器そのものに問題や障害がある場合には上気道反射は影響を受ける。例えば，舌下神経や反回神経が障害されると，嚥下運動そのものが障害される。重症筋無力症や筋ジストロフィーなどの筋疾患でも嚥下反射を含む上気道反射は抑制される。

c. 上気道に備わる気道保持機能

多くの上気道筋には呼吸性律動活動が認められており，この律動性活動が気道保持に重要な役割を果たすことは従来からよく知られている。特に後輪状披裂筋，鼻翼筋，頤舌筋などは上気道拡大筋として働き，気道抵抗低下に寄与することが知られている。通常の自発呼吸の場合，主呼吸筋である横隔膜の収縮によって発生する陰圧によって外気が肺内に取り込まれるが，この陰圧の影響は上気道にも及び，上気道は虚脱閉塞の方向に向かう。しかし，健常人で覚醒時に上気道閉塞は起こらない。これは通常の呼吸状態では上気道内に発生した陰圧によって陰圧反射が発生し，この反射によって上気道拡大筋の呼吸性律動収縮が増強し，これが上気道拡大およびコンプライアンス低下を招き，横隔膜によって発生する上気道陰圧に拮抗するからである。すなわち，横隔膜活動が増

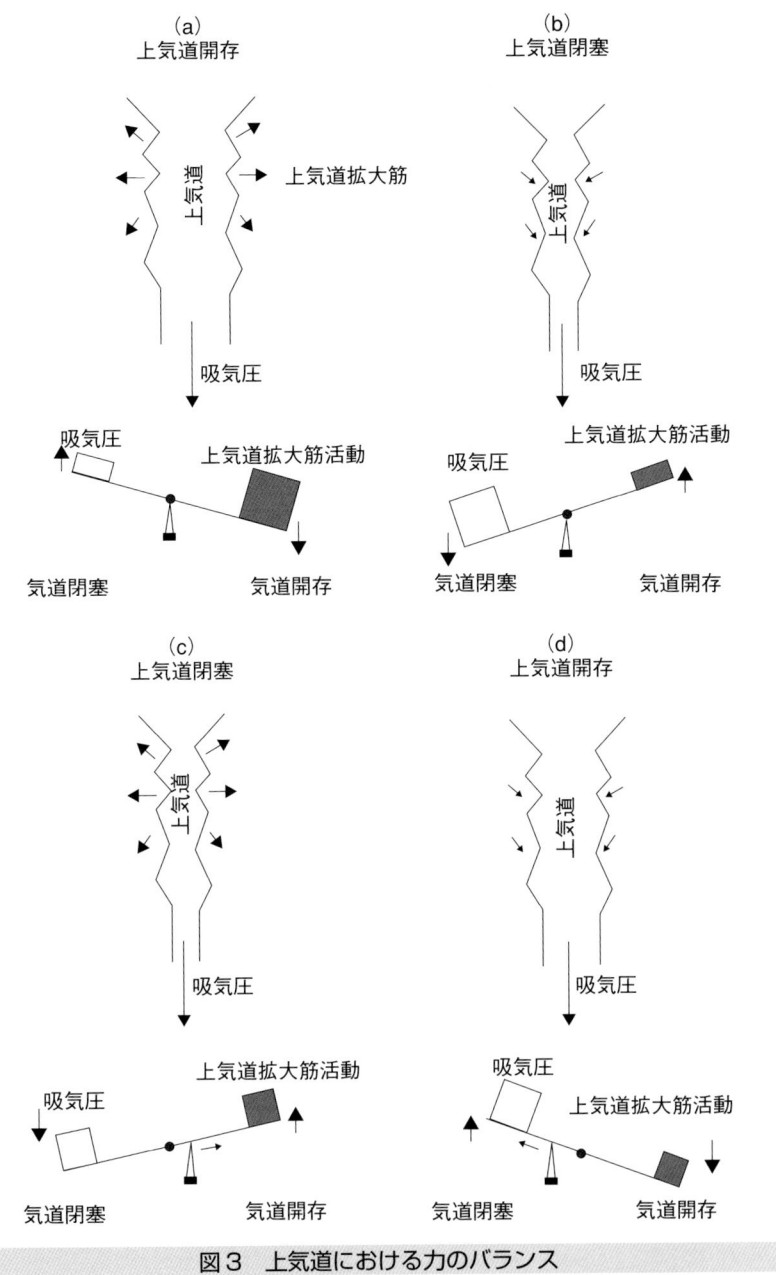

図3 上気道における力のバランス

強して吸気活動が亢進しても，それに見合った上気道拡大筋活動の増強が生じ，吸気圧とのバランスが保たれれば閉塞は上気道生じない（図3a, b）。筋活動を比較した場合，上気道筋群の電気的活動は横隔膜のそれとはかなり異なっている。例えば，通常の呼吸で上気道拡大筋は横隔膜より先に活動を開始し，その活動は比較的早期に最大値に達する[3]。一方，横隔膜は徐々にその活動性が漸増し，吸気相終了近くで最大になる。このような上気道拡大筋と横隔膜に認められる時間差と筋活動パターンの違いは吸気が上気道から下気道へ流れることを考慮すると，きわめて合理的であることが理解できる。また，

上気道筋のもうひとつの特徴として，上気道筋の収縮開始より収縮力が最大になるまでの筋収縮時間が横隔膜などの筋収縮時間と比較してきわめて短いことが挙げられる。この特徴は上気道筋が気道保持に重要な役割を果たすと同時に気道防御反射で主な役割を果たすことを考慮すると，きわめて合目的である。上気道筋は比較的選択的に種々の薬物によって抑制されることがある。麻酔薬や鎮静薬はその典型であり，バルビツール系薬物，ベンゾジアゼピン系薬物，吸入麻酔薬，アルコール類使用時の上気道筋活動抑制が主呼吸筋活動抑制よりも大きいことが示されている。このような選択的な上気道筋の抑制は上気道閉塞を助長し，これらの薬物を用いた場合に上気道閉塞に対する十分な注意が必要であることを示唆している。上気道保持に上気道筋群の呼吸律動性活動や反射性活動などの神経性調節を重視する考え方に対して，解剖学的要因が特に上気道下開存に重要であるとする考え方がある[5]（図3c, d）。この解剖学的要因の重要性は閉塞性睡眠時無呼吸症候群患者の気道閉塞発生機序研究の中でかなり明らかにされてきた。すなわち，上気道の中でもっとも閉塞しやすいといわれている軟口蓋部では気道周囲に舌や軟口蓋などの軟部組織が存在し，その軟部組織は下顎や頸椎などの硬い組織で取り囲まれているという解剖学的特徴を持っている。睡眠などによって上気道拡大筋の活動が低下した場合，当然気道は狭くなるが，その程度は軟部組織が大きければ大きいほど，あるいは軟部組織を取り囲む硬い組織が小さければ小さいほど気道開存性は小さくなる。肥満や軟部組織の浮腫が存在する場合は軟部組織量が増加し，その分，気道の開存性が低下する。さらに，上気道開存に関与する機能として，鼻-口呼吸経路の変換機能が挙げられる。例えば，鼻呼吸をしている健康被験者の鼻気道を閉塞すれば，数秒以内に口呼吸に変化し，気道閉塞は発生しない。上気道の粘膜麻酔後にはこの機能が著しく低下することから，この機能は上気道粘膜の受容器を介する反射によって生じている可能性がある[6]。

換気のメカニックス

1 肺気量分画

肺の容量は図4に示すように4つの基準位をもとに4つの基本気量 volume と4つの気量 capacity に分類されている。肺気量のうち，残気量以外はスパイロメータで測定することができる。残気量は指示ガス希釈法か体プレチスモグラフィで間接的に測定できる。最大吸気位から呼出できる最大容量は呼気肺活量と呼ばれるが，呼出をできるだけ早く一気に行って測定する肺活量は努力肺活量（forced vital volume：FEV）と呼ばれている。努力肺活量のうちで，最初の1秒間に呼出される量を1秒量（$FEV_{1.0}$）と呼ぶ。また，1秒量の努力肺活量に対する割合をパーセントで表したものを1秒率（$FEV_{1.0}\%$）と呼んでいる（$FEV_{1.0}\% = 100 \times FEV_{1.0}/FEV$）。肺活量は体格や年齢，性別によって異なり，通常は正常値の何％を示す％肺活量（％vital capacity：％VC）で表される。％VCが80％以下

基礎知識

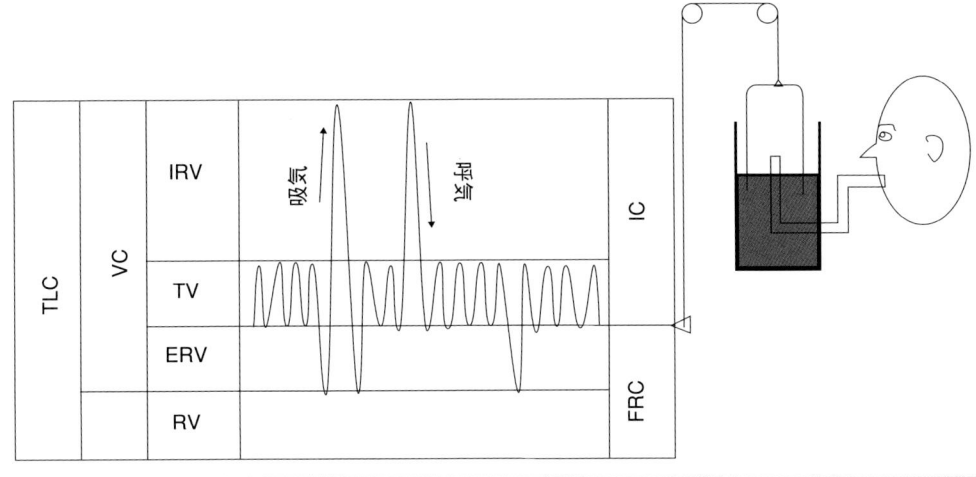

図4　肺容量と肺気量分画

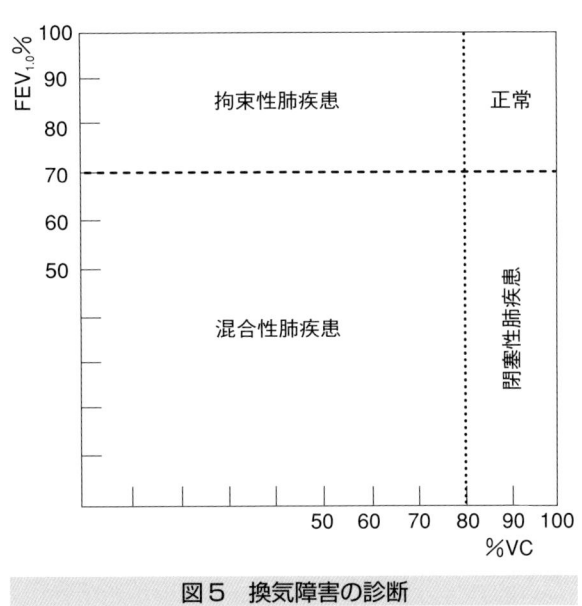

図5　換気障害の診断

は拘束性障害の存在を示唆し，FEV$_{1.0}$％が70％以下は閉塞性障害の存在を意味する。両障害が存在する場合は混合性障害といわれている（図5）。

2 圧-量関係

　肺や胸壁の組織は弾性線維や膠原線維を含んでおり，外力に対してもとの形に戻ろうとする性質すなわち弾性を備えている。肺気量と外力の関係は圧量曲線（PV曲線：図6）で表すことができるが，この曲線の傾き$\Delta V/\Delta P$をコンプライアンスと呼んでいる。肺の弾性が低下した場合，ΔPに対するΔVの変化はわずかでありコンプライアンスは低下する。すなわちコンプライアンスは肺の硬さを表現している。肺の弾性は肺組織自身の

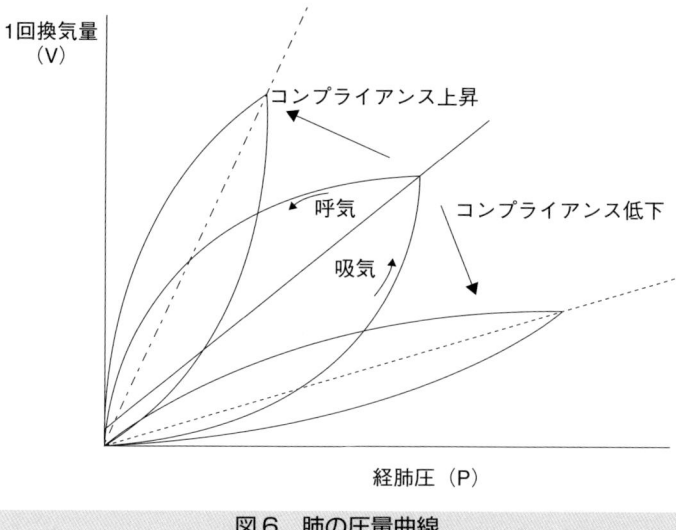

図6 肺の圧量曲線

弾性だけではなく，肺胞内面を潤す薄い組織液層の表面張力によっても影響される。肺胞表面には肺胞の大きさに応じて表面張力を変化させる表面活性物質サーファクタント（surfactant）が存在し，吸気によって肺胞が膨張すると肺胞内の表面張力は大きくなり，逆に呼気によって肺胞が縮小すると肺胞内表面張力は小さくなり，肺胞が虚脱することを防止している[7]。

3 流量と抵抗

　量や圧には時間的要素は含まれないが，流量や抵抗には時間的要素が含まれる。流量は単位時間あたりの量変化であり，抵抗（R）は圧（P）と流量（$\dot{V}$）の測定からR＝P/$\dot{V}$の関係を求めることで得られる。気道抵抗（Raw）は気道の出入り口と肺胞との間の粘性抵抗であり，肺胞内圧（Pal）と口腔圧（Pm）との差（Pal－Pm）と気流速度$\dot{V}$の比として求められる。すなわちRaw＝（Pal－Pm）/$\dot{V}$である。肺の弾性が低下しても気道抵抗が上昇するとは限らない。例えば肺線維症では気道抵抗は正常値を示すことが多い。一方，分泌物や気管支収縮が存在する場合，肺自身は正常でも気道抵抗は大きく上昇する。

4 不均等換気

　肺胞気の組成は肺のすべての部分で均等ではない。このような肺胞気組成の不均等は換気の不均等によって生じる。不均等換気は病的肺での局所的なコンプライアンスの減少や気道抵抗の上昇によって生じるが，正常な肺でも重力の影響によって生じる。この重力による不均等換気は臨床的にも重要な意味を持ち，肺におけるガス交換に影響を与えるもっとも基本的な因子のひとつとなっている。すなわち，立位静止時には，肺尖部で肺胞が拡張し，肺底部では肺胞拡張が不十分な状態である。一方，呼吸運動が存在す

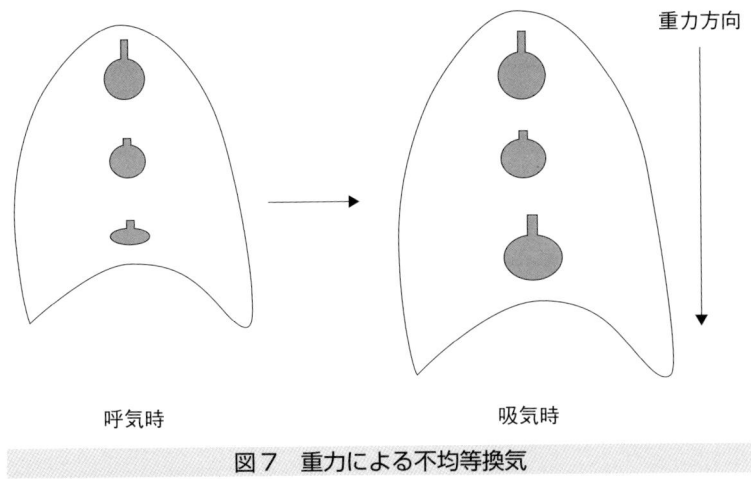

呼気時　　　　　　　吸気時

図7　重力による不均等換気

る場合，肺尖部では肺胞運動も換気も小さいが，肺底部には大きな換気が生じる（図7）。立位以外の体位では重力の影響で上部肺から下部肺にかけて垂直方法に不均等換気が生じる。不均等換気は末梢気道病変が存在する場合に特に顕著となる[8]。

5 肺血流の変化

肺循環は低圧系で肺血管壁は薄く，受動的な血管拡張や重力，肺血管周囲圧の影響を受けやすい。肺血管抵抗は肺容量が機能的残気量（functional residual capacity：FRC）のときに最小となる。肺容量がFRCよりも大きくなると，伸展した肺胞壁が肺胞毛細血管を圧迫し血流抵抗は増大する。一方，肺容量がFRCより減少すれば，肺胞以外の比較的太い血管が肺収縮によって圧迫され，やはり血管抵抗が増す。換気不均等が重力によって生じると同様に，肺内血流も重力の影響を受けて肺内血流不均等が生じる。肺循環の特徴は肺胞内毛細血管レベルにおいて，血管の開存が肺動脈圧，肺静脈圧，肺胞内圧のバランスによって規定されることである[9]。このバランスは図8に示すように立位では4つのzoneに分けられる。

①zone 1；$P_A > Ppa > Ppv$：肺動脈圧（Ppa）が重力の影響で肺胞内圧（P_A）より低く，この領域における血管は虚脱して血流は途絶する。

②zone 2；$Ppa > P_A > Ppv$：肺動脈圧は肺胞圧より高くなり，血流はあるが下流の肺静脈圧（Ppv）より肺胞内圧の方が高いため，血流は肺動脈圧と肺胞内圧の較差によって規定され，肺動静脈圧勾配には左右されない状態となっている。

③zone 3；$Ppa > Ppv > P_A$：肺動脈および肺静脈の血管内圧は肺胞内圧より高くなり，肺動静脈圧較差によって血流が生じる。

④zone 4；$Ppa > PISF > Ppv > P_A$：血流は肺動脈圧と組織圧（PISF）の差によって規定される。

肺血流に特徴的な反応として低酸素性肺血管収縮（hypoxic pulmonary vasoconstriction：HPV）がある。これは肺胞ガスP_{O_2}低下が肺の小動脈平滑筋を収縮させるという性

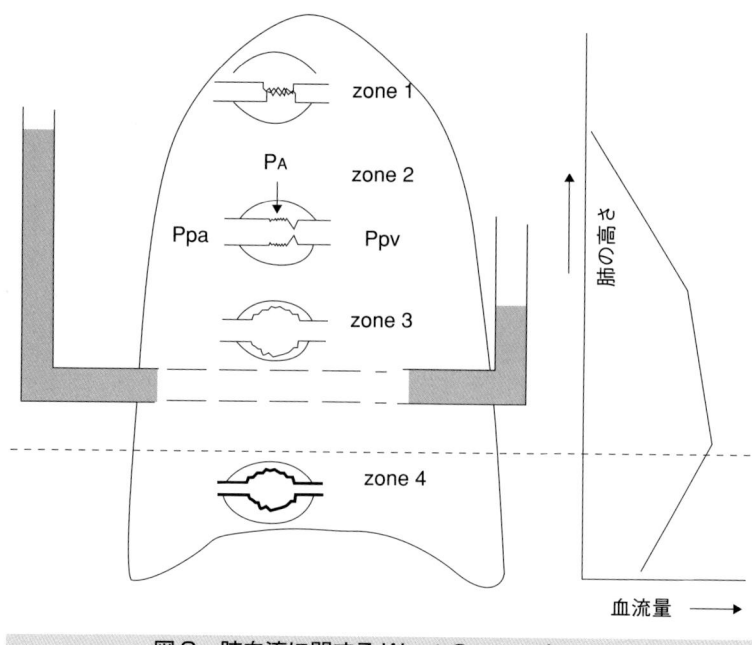

図8　肺血流に関する West の zone theory

質によって発生する．この反応は低酸素に陥った肺胞から，十分換気されている方法へ血流を振り向け，肺全体の酸素化効率を向上させる作用を持つ．麻酔薬を含む多くの血管拡張作用を持つ薬物は HPV を抑制する作用を示す．この場合，既存の低酸素血症は悪化することがある．

6 肺におけるガス交換

肺におけるガス交換はガス分子の受動的な拡散によって行われる．したがって肺胞毛細血管を介してのガス移動量（V）は肺胞-毛細血管間ガス分圧勾配（ΔP）とガス拡散能（D_L）の積として表すことができる（$V = \Delta P \times D_L$）．ガス拡散能はガス交換面積，移動距離，ガス拡散係数によって規定される．また，ガス拡散係数はガスの溶解度に比例し，$\sqrt{分子量}$ に逆比例する．

a. 換気-血流比

肺全体の換気量（$\dot{V}_A$）と肺血流量（$\dot{Q}$）の比（$\dot{V}_A/\dot{Q}$）は通常 0.8〜1.0 ぐらいに保たれている．しかし，肺は数億の肺胞から構成されており，しかも個々の肺胞ガス組成はそれぞれ異なっており，それぞれの肺胞に接して流れる血流量も均一ではない．したがって，肺全体として換気量も血流量も正常に維持されたとしても，ガス交換が正常に維持されるとはかぎらない．すなわち，局所的な $\dot{V}_A/\dot{Q}$ 比の不均等があれば，全体の $\dot{V}_A/\dot{Q}$ 比が正常でも，ガス交換の効率が低下し，Pa_{O_2} の低下，Pa_{CO_2} の上昇を招く結果となる[10]．正常人でも重力の影響によって $\dot{V}_A/\dot{Q}$ 比には不均等が認められる．立位時の $\dot{V}_A/\dot{Q}$ 比は肺尖部で高く，肺底部で小さい．これは換気量および血流量の双方が重力の影響で肺底部に近

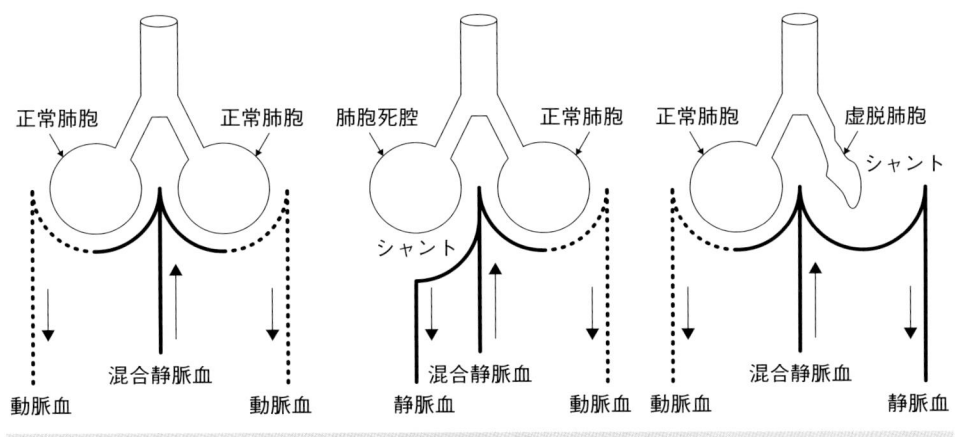

図9 肺胞死腔と肺シャント

づくほど増加するが，その増加の程度が血流量でより大きいことによる。病的肺においてはこれらの局所的$\dot{V}_A/\dot{Q}$比不均等はより大きなものになることが考えられる。局所的$\dot{V}_A/\dot{Q}$比が大きくなることは，血流に比べて相対的に換気量が多く，無駄な換気が行われることを意味している。極端な場合，$\dot{V}_A/\dot{Q}$比が無限大となるが，これは血流のない肺胞が換気されることになり，これを肺胞死腔と呼ぶ。一方，$\dot{V}_A/\dot{Q}$比が小さくなることは換気に比べて相対的に血流が多く，ガス交換がなされない血流部分が存在することを意味している。$\dot{V}_A/\dot{Q}$比が0となる場合は換気されない肺胞に血流が流れ，混合静脈血はそのまま肺胞を去ることになり，これを肺シャントと呼んでいる（図9）。肺全体のシャントの程度，すなわち$\dot{V}_A/\dot{Q}$比低下による相対的な血流過剰と$\dot{V}_A/\dot{Q}=0$の肺シャントの合計はシャント率で表現することができる。肺血流量をQ_T，シャント血流量をQ_S，肺毛細管血の酸素含有量をCc'_{O_2}，動脈血酸素含有量をCa_{O_2}，静脈血酸素含有量をCv_{O_2}とすると，

シャント率は，$\dfrac{Q_S}{Q_T}=\dfrac{Cc'_{O_2}-Ca_{O_2}}{Cc'_{O_2}-Cv_{O_2}}$ と表現できる。

シャント方程式は，$\dfrac{Q_S}{Q_T}=\dfrac{(Cc'_{O_2}-Ca_{O_2})}{(Cc'_{O_2}-Ca_{O_2})+(Ca_{O_2}-Cv_{O_2})}$ のように変形でき，

100％酸素を吸入させた場合，$Cc'_{O_2}-Ca_{O_2}=0.003\times(P_{AO_2}-Pa_{O_2})$ とすれば，

$\dfrac{Q_S}{Q_T}=\dfrac{0.003(P_{AO_2}-Pa_{O_2})}{0.003(P_{AO_2}-Pa_{O_2})+(Ca_{O_2}-Cv_{O_2})}$ から簡易にシャント率を計算できる。

100％酸素吸入の場合のシャント率は$\dot{V}_A/\dot{Q}$比が低い肺胞においても毛細管血への酸素供給はある程度可能であり，このため空気吸入時のシャント率とは完全に一致しない。

b. 肺胞-動脈血ガス分圧較差

肺胞でのガス拡散障害や$\dot{V}_A/\dot{Q}$比不均等によって，肺胞-動脈血間にガス分圧較差が生じるが，肺胞-動脈血酸素分圧較差（$P_{AO_2}-Pa_{O_2}$）に関してはA-aDO$_2$という表現が用いられている。A-aDO$_2$の正常健康人における値は空気呼吸時で5～15mmHg，酸素吸入時で25～65mmHg程度である。病的状態でのA-aDO$_2$増大はガス交換の効率低下を示し，ガス拡散障害や$\dot{V}_A/\dot{Q}$比不均等の存在を意味している。この点からA-aDO$_2$は臨床的指標

としてシャント率と同様な意味を持っている。しかし，低酸素血症（$PaO_2 < 60\,mmHg$）が存在する場合，シャント率の増大にもかかわらず，A-aDO$_2$は変化せず，A-aDO$_2$はシャント率の変化を反映しない。肺胞における二酸化炭素の拡散は酸素の20倍も速いため，肺胞と毛細管血間での拡散障害はほとんど問題にならない。

自発呼吸の制御

ヒトを含む哺乳類では生体内の恒常性維持のため，肺におけるガス交換が換気というかたちで行われている。通常，この換気は呼吸筋の周期的な運動すなわち自発呼吸によって行われている。自発呼吸は呼吸中枢によって制御されており，①行動性調節，②化学調節，③神経性調節の3つの系から成り立っている。一方，自発呼吸がなんらかの原因で停止や抑制された場合，生命維持のためには人工呼吸が必須となる。この場合，自発呼吸が存在するが分時換気量として不十分な場合に換気を補うために行う補助呼吸と自発呼吸が完全に消失し換気をすべて人工呼吸で行う調節呼吸がある。換気を人工呼吸に頼る場合，換気は人為的な人工呼吸器の設定によって決定され，以下に述べる呼吸調節は見かけ上存在しない。しかし，このことは人工呼吸中に呼吸調節機構を完全に無視してよいということでない。例えば，筋弛緩薬が主な呼吸抑制の原因である場合，換気の増減によって変化する$PaCO_2$レベルは化学調節に影響を及ぼし，呼吸中枢での神経活動にも影響を与える。

1 行動性調節

呼吸筋や気道は換気以外の目的でも使用される。例えば，泣く，笑う，発声するといった動作・行動は換気以外の目的で呼吸筋や気道が使用される代表例である。また，不安時の過換気のように情動の変化が呼吸に大きな影響を与える場合があり，これらを総じて呼吸の行動性調節という。このような情動の変化や行動による呼吸変化は大脳を含む高位中枢からの情報が呼吸中枢に伝えられることによって生じるものと考えられている。また，行動性調節系は化学調節系や神経性調節系など自動制御系と相互作用を持ち，意識下あるいは無意識下に換気レベルや呼吸パターンの形成に寄与していると考えられている。全身麻酔下においては行動性調節系の影響は無視できるが，麻酔後の回復室や病棟での意識下の呼吸状態を評価する場合，その影響は無視できない。具体的な例を挙げれば，吸入麻酔薬による全身麻酔を受けた患者が回復室に移送されたのち，回復室でなんらかの原因で低酸素状態になった場合，患者が視聴覚刺激の全くないような環境に置かれると，通常の低酸素換気応答がなく，そのまま低酸素で呼吸が抑制される状態となる。逆に視聴覚刺激が強く覚醒刺激を受ける環境下では低酸素換気応答が働き，呼吸の増加が顕著となる。これは残留する吸入麻酔薬による低酸素換気応答抑制作用が高位中枢の状態に影響されることを意味している[11]。

2 化学調節

　換気は代謝に必要な酸素を体内に取り入れ，代謝の結果発生した二酸化炭素を体外に排出する働きをするが，自発呼吸中の換気は血液中の酸素レベルや二酸化炭素レベルに強く影響される。一方，自発呼吸時の動脈血pH，P_{CO_2}，P_{O_2}はほぼ一定に保たれており，これは代謝に見合った換気と肺におけるガス拡散が行われていることを意味している。このような血液ガスと換気の関係はきわめて安定した化学調節系のネガティブフィードバックシステムによって決定されている（図10）。このネガティブフィードバックシステムが正常に働く場合，動脈血液中の化学調節因子，すなわちpH，Pa_{CO_2}，Pa_{O_2}は肺における換気の大きさによってそのレベルが決定される。この化学調節因子が換気の大きさで決定される過程は物理化学過程といわれている。すなわち，肺胞内二酸化炭素分圧（P_{ACO_2}）と肺胞換気量（$\dot{V}_A$）の間には，

$P_{ACO_2} = \dfrac{\dot{V}_{O_2}R}{\dot{V}_A}$ $(P_B - 47)$ ｛$\dot{V}_{O_2}$は酸素消費量，P_Bは大気圧｝の式で表せる関係があり，仮に換気量が半分になれば肺胞内二酸化炭素分圧は2倍になる。P_{ACO_2}値がPa_{CO_2}値とほぼ同様と考えれば，動脈内の二酸化炭素分圧も2倍の値になる。また，肺胞内酸素分圧（P_{AO_2}）は，

肺胞換気式，$P_{AO_2} = P_{IO_2} - Pa_{CO_2} \times \left[F_{IO_2} + \dfrac{1 - F_{IO_2}}{R} \right]$ から，Pa_{CO_2}が上昇すれば低下することも理解できる。

さらにHenderson-Hasselbalchの式，$pH = pK' + \log \dfrac{[HCO_3^-]}{P_{CO_2} \times 0.0301}$ から，pHはPa_{CO_2}上昇とともに低下することも理解できる。これらの関係から，換気量の低下がPa_{CO_2}の上昇，Pa_{O_2}の低下，pHの低下を招くことは明らかである。次に，これらの化学調節因子の変化は化学受容器活動を変化させる。Pa_{CO_2}上昇，Pa_{O_2}低下，pH低下は末梢および中枢化学受容器を刺激興奮させ，逆にPa_{CO_2}低下，Pa_{O_2}上昇，pH上昇は受容器活動を抑制する。

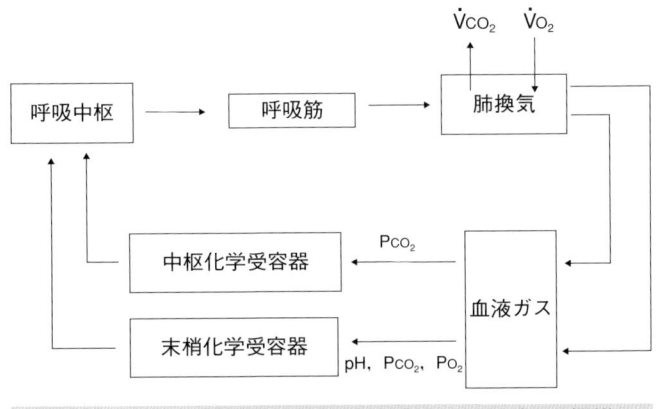

図10　呼吸化学調節のネガティブフィードバック機構

1. 周術期呼吸管理に必要な呼吸生理の知識

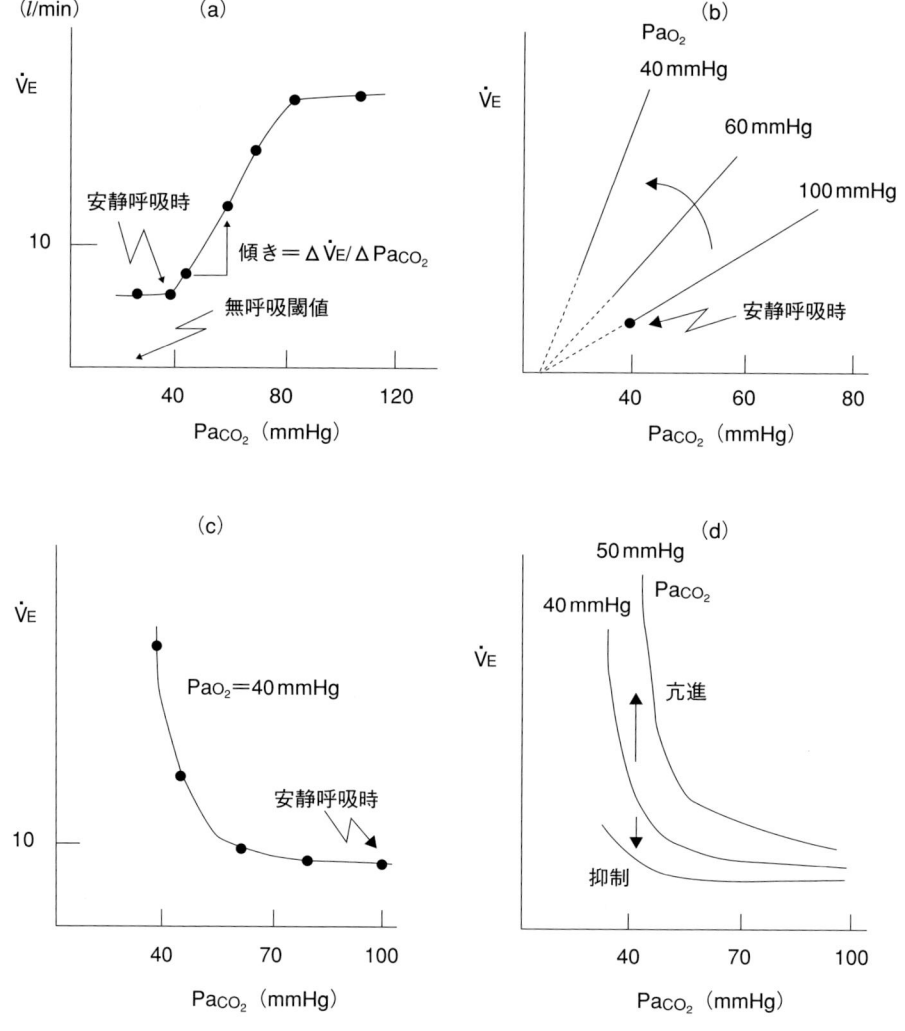

図11　二酸化炭素換気応答曲線および低酸素換気応答曲線
(a) 二酸化炭素換気応答曲線の傾きは感受性を表す。
(b) 低酸素状態が併発すると曲線の傾きは上昇する。
(c) Pa_{CO_2}を一定にした場合，低酸素換気応答曲線は双曲線状となる。
(d) 二酸化炭素負荷により低酸素曲線は上昇に移動する。

さらに，化学受容器の興奮は換気亢進を，逆に受容器活動抑制は換気低下を招くことになる。このようなネガテイブフィードバック機構が絶えず働くことで，正常人で血液ガス値はほぼ一定に保たれている[12]。

　化学刺激に対する換気応答は血液ガスと換気の関係をプロットすることで得られる。CO_2変化に対する換気量の変化をプロットしたものはCO_2応答曲線と呼ばれ，きわめて容易に測定できる。この曲線は図11aに示すようにPa_{CO_2}が生理的範囲内にある場合はほぼ直線として取り扱うことができる。したがって，Pa_{CO_2}増加とともに換気量は直線的に増加する。CO_2応答曲線からは2つの情報が得られる。そのひとつは曲線の傾きであり，CO_2に対する感受性を表す指標とされている。もうひとつは換気が0になったと仮定した

場合のPa_{CO_2}レベルであり，CO_2が化学刺激として働く閾値を表しており，これをCO_2無呼吸閾値と呼んでいる。通常，CO_2の換気増大作用は主に中枢化学受容器を介して生じると考えられており，CO_2応答曲線の傾きはCO_2に対する中枢化学受容器の感受性を評価するうえで有用とされている。しかし，前述したように換気に対してCO_2とO_2は相乗効果を持ち，CO_2応答曲線の傾きは酸素レベルの低下とともに扇状に急な勾配となる（図11b）。呼吸刺激作用を有する薬物や操作が加えられた場合も低酸素の場合と同様に，CO_2応答曲線の傾きは増加し，呼吸抑制では逆に傾きは低下する。したがって，ある薬物の呼吸亢進作用あるいは呼吸抑制作用を評価する場合にCO_2応答曲線の傾きやCO_2無呼吸閾値を計測することが行われている。O_2変化に対する換気量の変化をプロットしたものは低酸素応答曲線と呼ばれている。この場合，Pa_{CO_2}を一定に保った条件でPa_{O_2}と換気量変化をプロットすると図11cに示すように双曲線あるいは指数関数的曲線が得られる。Pa_{O_2}の低下とともに換気が指数関数的に亢進する機序はPa_{O_2}低下により末梢化学受容器活動が指数関数的に増加することから，末梢化学受容器が寄与していると考えられる。また，低酸素換気応答曲線からCO_2とO_2の相互作用をみた場合，低酸素換気応答曲線がPa_{CO_2}の上昇とともに上方に移動し，曲線の勾配が増すという相乗効果としてとらえられる（図11d）。このような相乗効果は末梢化学受容器レベルで発生すると考えられているが，中枢で生じる可能性も否定できない。低酸素換気応答曲線の変化は薬物投与などによって影響され，この場合，刺激作用は低酸素換気応答曲線の上方移動として，また抑制作用は下方移動としてとらえられる（図11d）。意識下のヒトではCO_2の低下が生じても行動性呼吸調節の影響により正常な換気量が持続するため，過換気によってCO_2無呼吸域値を正確に求めることは難しい。しかし，麻酔下の状態では比較的容易に測定が可能であり，また麻酔深度増強と並行して変化することから，麻酔薬の深度を判定する手段としても有用である。麻酔時の手術侵襲はCO_2換気応答曲線の傾きを変えずに左方移動させることが知られているが，この影響はCO_2無呼吸域値の低下としても捉えられる。

筋弛緩薬使用の全身麻酔下の状態では上記に述べたネガテイブフィードバック機構は働かず，血液ガスは人工呼吸の条件によって決定される。この場合Pa_{CO_2}決定にもっとも重要なのは肺胞換気量であり，通常は人工呼吸の1回換気量（V_T）から死腔量（V_D）を引いたものに呼吸数（RR）を乗じた値 $\{\dot{V}_A = (V_T - V_D) \times RR\}$ として求めることができる。人工呼吸の吸入酸素濃度（F_{IO_2}）はPa_{O_2}の決定に大きな影響を与えるが，正確な値は前述した肺胞換気式により求めることができる。

3 神経性調節

呼吸中枢を中心とした神経性調節で呼吸反射は重要な位置を占めている。呼吸反射で古くからよく知られたものに，呼吸パターンの制御に重要な働きをするHering-Breuer反射があるが，この反射効果はヒトでは弱く，従来考えられていたほどの臨床的意義はないものと思われる。一方，気道防御反射と呼ばれる一連の反射は臨床的にもきわめて重要である。気道防御反射は気道粘膜の機械的あるいは化学的刺激によって生じるが，この刺激によって粘膜内あるいは粘膜下のイリタント受容器やC線維受容器と呼ばれる

受容器が興奮する。これらの受容器の興奮は呼吸中枢や循環中枢に伝えられ，そこで統合された結果として特異な呼吸パターンや循環系の変化，さらには気道平滑筋収縮などの反射効果が出現する。気道粘膜刺激はさまざまな気道反射を誘発するが，刺激の強さや刺激部位によって反射効果は大きく異なる。例えば，喉頭部，気管部の刺激は咳反射，無呼吸反射，呼気反射などの反応を容易に誘発するが，気管支遠位部への刺激では通常このような反射効果が出現しない。気道反射の中枢機構については不明な点が多い。しかし，同じ刺激を加えても出現する反射の種類や持続時間は睡眠や麻酔の状態の違いによって大きく異なることから，中枢の状態が出現する反射の種類や強さを決定する要因となっていることは確実である。各反射には麻酔に対する感受性の違いも認められる。例えば，咳反射，嚥下反射は麻酔によって容易に抑制されるが，無呼吸反射や喉頭閉鎖反射は麻酔に対しては比較的抵抗性がある。

血液ガスと酸塩基平衡

　生体では物質代謝によって多量の酸が産生されるが，細胞外液のpHは7.35～7.45のきわめて狭い範囲に調節されている。このようなpHの調節は血液の緩衝作用によって維持されているが，この作用は物理的緩衝作用，呼吸による緩衝作用，腎による緩衝作用の3つに分類することができる[13]。

1 物理的緩衝作用

　強酸（HCl）が弱酸（HA）とその塩（Na＋A⁻）からなる緩衝系に加えられると，以下の反応が生じる。

$$H^+Cl^- + Na^+A^- \rightarrow HA + Na^+Cl^-$$
$$\downarrow$$
$$H^+ + A^-$$

　その結果，加えられた強酸とほぼ等量の弱酸ができることになる。しかし，弱酸の解離はきわめて少ないため，加えられた強酸に由来する水素イオンH^+の濃度上昇はわずかであり，溶液中のpHの変動が緩衝されたことになる。体液中には重炭酸緩衝系，血色素緩衝系，血漿蛋白緩衝系，リン酸緩衝系など多数の緩衝が存在し，各系の総和が体液全体の緩衝能力を表している。

2 呼吸による緩衝作用

　体内で産生された酸や体外から体内に加えられた酸の多くはCO_2として肺から体外に排出される。一方，体内のCO_2量の大部分はHCO_3^-のかたちで存在し，重炭酸緩衝系を形成している。この重炭酸緩衝系に酸が加わると，$H^+ + HCO_3^- \rightarrow H_2CO_3 \rightarrow H_2O + CO_2 \uparrow$の反応が生じる。この結果，形成された$CO_2$が呼吸を刺激し換気によって肺から排出

され，加えられた酸の大部分は中和・除去されることになる。重炭酸緩衝系においては質量作用の法則からpH，P_{CO_2}，HCO_3^-の関係を，Henderson-Hasselbalchの式，($pH = pK' + \log \dfrac{[HCO_3^-]}{P_{CO_2} \times 0.0301}$）として表すことができる。また，ヒトにおけるpK'の値はおよそ6.1とされている。この式から明らかなように，肺からのCO_2の排出が過剰でP_{CO_2}の低下がみられる場合，pHが上昇し，いわゆる呼吸性アルカローシスの状態となる。一方，肺からのCO_2の排出が不十分な場合，pHは低下し，呼吸性アシドーシスの状態となる。

3 腎による緩衝作用

体内に蓄積したCO_2以外の不揮発性酸は腎臓より体外に排出される。この排出はCO_2の肺からの排出が分の単位で完結するのに反して，完結に数日を要するほど緩徐である。不揮発性酸の体内への蓄積はHCO_3^-の減少を招くが，これによってpHの低下が生じた状態を代謝性アシドーシスと呼び，逆に不揮発性酸の過剰な喪失や体外からの塩基負荷によってHCO_3^-が一次的に上昇しpHが上昇した状態を代謝性アルカローシスと呼んでいる。Henderson-Hasselbalchの式でP_{CO_2}が呼吸要因，HCO_3^-が代謝要因であることを考慮すると，Henderson-Hasselbalchの式は，$pH = pK' + \log \dfrac{[代謝性要因の変動]}{[呼吸性要因の変動]}$と表すこともできる。

4 酸塩基平衡障害の治療

酸塩基平衡障害はこの障害を引き起こす基礎疾患や発症因子が存在する。また，軽度の酸塩基平衡障害が重篤な臨床症状を招くこともまれである。したがって，通常，その治療は体液量や電解質の補正，原因疾患や酸塩基平衡障害発症因子の是正に向けられる。しかし，pHが7.1以下や7.6以上の異常な値をとる場合には酸塩基平衡異常の修正自体を目的とする治療が行われる。酸塩基平衡障害が長期化する場合，一次的な酸塩基平衡障害は代償によって修飾され，酸塩基平衡障害の診断は難しくなる場合がある。このような場合，Siggard-Andersenの酸塩基チャートのような各種モノグラムが有用となる。呼吸性アルカローシス自体が治療対象となるのはまれであり，過換気症候群や人工呼吸器による過換気ぐらいのものである。前者に対してはCO_2の再呼吸や鎮静薬が使用される。後者に対しては人工呼吸器設定を分時換気量が低下するように変化させ，pHを正常化させることを目標とする。呼吸性アシドーシスに対しては人工呼吸器によって換気増加を図ることが通常行われている。代謝性アルカローシスの治療は単なる血漿HCO_3上昇に対する対策でなく，発症因子の是正がもっとも重要である。例えば代謝性アルカローシスにはK欠乏が合併することが多いが，この場合，K欠乏を補正するだけでアルカローシスが改善することがある。代謝性アシドーシスの発生には重要臓器の重篤な病態が関与していることが多い。pHが7.1未満になる場合，循環不全の悪化防止のため重炭酸ナトリ

ウムやトロメタモール（THAM）による補正が行われることがある。

■参考文献

1) Nunn JF. Applied respiratory physiology. 3rd ed. Brisbane: Butterworths-Heinemann; 1987.
2) Sharp JT, Sharp JT, Druz WS, Kondragunta VR. Diaphragmatic responses to body position changes in obese patients with obstructive sleep apnea. Am Rev Respir Dis 1986; 133: 32-7.
3) Nishino T. Physiological and pathophysiological implications of upper airway reflexes in humans. Jpn J Physiol 2000: 50: 3-14.
4) Nishino T. Swallowing as a protective reflex of the upper airway. Anesthesiology 1993; 79: 588-601.
5) Isono S, Remmers JE, Tanaka A, et al. Anatomy of pharynx in patients with obstructive sleep apnea and in normal subjects. J Appl Physiol 1997; 82: 1319-26.
6) Nishino T, Tanaka A, Ishikawa T, et al. Lancet 1992; 339: 1497-500.
7) Clements JA. Pulmonary surfactant. Am Rev Respir Dis 1970; 101: 984-90.
8) Leblanc P, Ruff F, Milic-Emili J. Effects of age and body position on airway closure in man. J Appl Physiol 1970; 28: 448-51.
9) West JB. Respiratory physiology: The essentials. 5th ed. Baltimore. Wiilams & Wilkins; 1995.
10) West JB. Blood flow to the lung and gas exchange. Anesthesiology 1974; 41: 124-38.
11) van den Elsen MJLJ, Dahan A, Berkenbosch A, et al. Does subanesthetic isoflurane affect the ventilatory response to acute isocapnic hypoxia in healthy volunteers? Anesthesiology 1994; 81: 860-7.
12) Berger AJ, Mitchell RA, Severinghaus JW. Regulation of respiration (third of three parts). New Eng J Med 1977; 297: 194-201.
13) 本田良行. 酸塩基平衡の基礎と臨床: 基礎編. 東京: 真興交易株式会社医書出版部; 1974.

〔西野　卓〕

基礎知識 2　酸素化障害発生のメカニズム

はじめに

　生体内に取り込まれた酸素は最終的には細胞内に供給され，代謝される。この細胞内に至るまでの，すべての経路での異常が（細胞レベルでの）酸素化障害の原因となりうる。つまり，吸入されるガス中の酸素濃度・分圧の低下，肺換気障害，肺におけるガス交換障害，酸素運搬障害，細胞での酸素利用障害などである（表1）。ここでは酸素利用障害の前段階までの障害のメカニズムについて解説する。ここでの低酸素症hypoxiaとは組織レベルでの酸素不足状態を指し，厳密には血液中の酸素分圧低下は低酸素血症hypoxemiaと呼ぶ。

低酸素血症を来す生理学的原因

　生理学的には低酸素血症を来す原因は表2のように分類されている。

表1　組織酸素化障害の原因

吸入酸素濃度，分圧の低下
肺換気障害
肺ガス交換障害
酸素運搬障害
細胞での酸素利用障害

表2　動脈血酸素分圧低下の原因

肺胞低換気
拡散障害
肺換気-血流比の不均等
シャント
吸入気酸素分圧低下

1 換気不全（肺胞低換気）

　　血液との間で十分なガス交換を行うだけの肺胞換気量が得られない状態で，原因は呼吸中枢抑制，各種神経筋肉疾患や拘束性換気障害，閉塞性換気障害と呼ばれる病態を来す疾患などが多い（表3）。

　　肺胞低換気になると二酸化炭素の呼出が低下し肺胞気二酸化炭素分圧が増加し，その分肺胞気酸素分圧が低下し動脈血酸素分圧が低下する。肺胞でのガス交換そのものが障害されているのではないので，酸素投与により動脈血酸素分圧は上昇するが，慢性高二酸化炭素血症患者ではCO_2ナルコーシスに注意が必要となる（注1）。

注1：CO_2ナルコーシス
　高二酸化炭素血症により意識障害などの中枢神経症状を伴う病態。正常ではPa_{CO_2}が上昇すると延髄の呼吸中枢を刺激し，呼吸が促進される。また，低酸素血症になると頸動脈小体，大動脈体化学受容器が刺激される。肺胞低換気を伴う慢性呼吸不全（II型呼吸不全）では，持続する高動脈血二酸化炭素分圧への呼吸中枢の反応が低下・消失しており，低酸素血症による化学受容器の刺激により換気が保たれている。このような状態の患者に，不用意に高濃度酸素を投与するとこの刺激も消失し，低換気が進みPa_{CO_2}のさらなる上昇を引き起こすことがある。その結果，高度の呼吸性アシドーシス，意識障害などが起きる。25％吸入酸素濃度の投与から始めるなど，controlled O_2 therapyと呼ばれる慎重な管理が必要である。人工呼吸管理が必要となることもある。

　　低換気状態で肺胞気二酸化炭素分圧が増加することは，肺胞換気式で説明される（注2）。

表3　換気不全を来す疾患

呼吸中枢抑制
　　脳腫瘍，脳内出血，脳炎などの脳疾患
　　麻薬，麻酔薬，その他中枢性薬物
神経筋疾患
　　重症筋無力症，筋萎縮性側索硬化症，ギランバレー症候群など
　　横隔膜神経麻痺
拘束性換気障害
　　側彎症，胸膜癒着，強皮症，胸部熱傷後，胸郭形成術後など
閉塞性換気障害
　　肺気腫，喘息，慢性気管支炎など
　　気道狭窄（気道の腫瘍，炎症による浮腫，異物など）
その他
　　特発性肺胞低換気，Pickwickian症候群，中枢型睡眠時無呼吸

表4 記号の意味

記号		記号	
$\dot{V}_A$	肺胞換気量	F_{IO_2}	吸気酸素濃度（分画）
$\dot{V}_{CO_2}$	二酸化炭素産生量	F_{AO_2}	肺胞酸素濃度（分画）
P_{ACO_2}	肺胞気二酸化炭素分圧	P_{IO_2}	吸入酸素分圧
K	定数	P_{AO_2}	肺胞気酸素分圧
$\dot{V}_{O_2}$	酸素消費量	R	呼吸商
$\dot{V}_I$	吸気肺胞換気量		

注2

$$\dot{V}_A = \frac{\dot{V}_{CO_2}}{P_{ACO_2}} \times K \quad (1)$$

$$\dot{V}_{O_2} = \dot{V}_I \times F_{IO_2} - \dot{V}_A \times F_{AO_2} \quad (2)$$

$$\dot{V}_I \fallingdotseq \dot{V}_A \quad (3)$$

$$\dot{V}_{O_2} = \dot{V}_A (F_{IO_2} - F_{AO_2}) = \dot{V}_A \times \frac{(P_{IO_2} - P_{AO_2})}{K} \quad (4)$$

(1) と (4) から

$$R = \frac{\dot{V}_{CO_2}}{\dot{V}_{O_2}} = \frac{P_{ACO_2}}{(P_{IO_2} - P_{AO_2})} \quad (5)$$

(5) を変換して

$$P_{AO_2} = P_{IO_2} - \frac{P_{ACO_2}}{R} \quad (6)$$

（Wagner PD, West JB. Chap 4 Ventilation, blood flow, and gas exchange. In: Mason RJ, editor. Murray & Nadel's textbook of respiratory medicine. 4th ed. Philadelphia: W B Saunders; 2005. p.51-86より改変引用）

Kを定数とすると，二酸化炭素産生量$\dot{V}_{CO_2} \times K = P_{ACO_2} \times \dot{V}_A$で表される。$P_{ACO_2}$は肺胞気二酸化炭素分圧，$\dot{V}_A$は肺胞換気量である。$\dot{V}_{CO_2}$が一定であるとき，$\dot{V}_A$が低下すると$P_{ACO_2}$は増加する。酸素消費量$\dot{V}_{O_2} = \dot{V}_A \times (F_{IO_2} - F_{AO_2}) = \dot{V}_A \times (P_{IO_2} - P_{AO_2})/K$となる。これら2式から$\dot{V}_{CO_2}/\dot{V}_{O_2} = R = P_{ACO_2}/(P_{IO_2} - P_{AO_2})$；R＝呼吸商，となり$P_{AO_2} = P_{IO_2} - P_{ACO_2}/R$が導かれる。R，$P_{IO_2}$が不変のとき，$P_{ACO_2}$が増加すると$P_{AO_2}$が低下することがわかる[1]（表4）。

周術期の換気不全の原因としては表3に挙げたもののほかに，気道の狭窄も原因となりうる。全身麻酔中は気管チューブの折れ曲がり，分泌物による狭窄，カフの異常膨張によるチューブ先端の狭窄などに注意する必要がある。また，全身麻酔中は麻酔薬の効果により自発呼吸が抑制され低換気となりやすい。この場合の酸素化障害の原因は，低換気のほかに浅呼吸による無気肺（アテレクターゼ）の発生，機能的残気量（functional residual capacity：FRC）低下，換気血流比の異常などによる。

2 拡散障害

　肺の第一の機能は，酸素を空気中から血液中に取り込み，二酸化炭素を血液中から排出させることである。肺胞における血液とガスの交換は，分圧の高い方から低い方へと移動する受動的な拡散によって行われる。肺の構造は，このガス交換に非常に適したもので，ガス相と血液相の間の隔壁（肺胞毛細血管関門）は非常に薄く0.3 μm程度で，総面積は50～100 m^2にも及ぶ。拡散のしやすさを表すFickの法則は，隔壁の厚さに反比例し，総面積に比例する。

　あるガスの移動量V＝A/T×D（P1－P2）；A＝area，T＝thickness，D＝constant，P1－P2＝分圧差，となる。A/T×D＝D_Lとまとめ，D_Lをdiffusing capacityと呼ぶ[1]。臨床検査ではこの測定に一酸化炭素が使用されるが，それはガスの隔壁移動が拡散によるもので，血流に依存しないからである。生体では血液相は流れているため，毛細血管内の血液がガス層と接触する時間が拡散に影響を及ぼす。正常では約0.75秒であるが，そのうちの始めの0.25秒でほぼ毛細血管内酸素分圧は肺胞気酸素分圧と平衡に達する。かなりの運動をして血流が速くなっても正常肺では十分に平衡に達する時間的余裕がある。しかし肺胞毛細血管関門が厚くなった状態では平衡に達する時間が長くなり，通常の毛細血管内の流速では毛細血管内酸素分圧が肺胞気酸素分圧と平衡になれなくなる。特にこのような状態の肺の患者では，運動時に低酸素血症が明らかとなる。拡散障害があっても二酸化炭素の排泄には影響を及ぼさず，Pa_{CO_2}が高くなることはないと考えられている[1]。

　臨床的には，拡散能の低下は隔壁の厚さが増加するか，拡散面積が減少することで起こる。隔壁厚の増加は，間質性肺線維症，アスベストーシス，サルコイドーシス，間質性肺水腫でみられ，拡散面積減少は，肺葉切除，肺切除などでみられる。低酸素血症がみられたら高濃度酸素を投与すると肺胞内と毛細血管内の酸素分圧差が大きくなり，低酸素血症は改善する。ただし，これらの疾患での低酸素血症の原因は拡散障害のみではなく換気血流比の異常による部分が大きいと考えられている[2]。

3 シャント（短絡）

　シャントとは，静脈血が酸素化を受けずに体循環の動脈血に流れ込むことを指す。正常肺でも若干のシャントは存在する。一部の気管支動脈血は気管支を灌流した後肺静脈に流れ込む。心臓では一部の冠静脈血がテベシアン静脈（thebesian vein）を経て直接左心室に流れ込む。この2ルートが生理学的シャントと呼ばれる。病的状態としては，肺内シャントと肺外シャントとして心臓における右-左シャント，肝硬変に伴う気管支静脈と肺静脈の吻合などがある。肺におけるシャントでは，血流はあるが換気が全くないガス交換ユニットを通過した静脈血が酸素化されずに肺静脈に流れ込み，体循環動脈血と合流してPa_{O_2}が低下する（表5）。

　シャントが存在するときには，100％酸素を投与してもPa_{O_2}は正常肺で上昇するレベル

表5 シャントの原因疾患

心臓：右-左シャント（肺外シャント）
　　　ASD，VSD，ファロー四徴症，アイゼンメンガー症候群，動脈管開存症
肺疾患
　　　無気肺，気道閉塞，肺胞性肺水腫（ARDS），肺動静脈瘻

まで上昇せず，これが診断方法のひとつとなり，臨床的に重要なサインである。これは，シャント血は高濃度酸素とガス交換せず，酸素含量の少ない血液が動脈血に流れ込むことによる[2]。

　全身麻酔患者の90％くらいにみられるとされる無気肺は，肺胞の完全虚脱によるシャントとなり周術期酸素化障害原因のひとつである。全身麻酔中の無気肺の原因は，①大きくは肺がなんらかの圧迫を受けること，②肺胞内のガスが吸収されること，③サーファクタントの機能障害，の3つによるとされる[3]。無気肺には完全に虚脱した肺胞から若干のガスが肺胞内に残存しているものまであるので，無気肺の酸素化障害の機序をシャントとシャント様効果を含め換気血流不均等と理解することもできる。

　麻酔管理中のシャントとして開存卵円孔が低酸素血症の原因となることがある。通常左心房圧が右心房圧より高いため右-左シャントはないが，抜管時などに右心房圧が高くなり一過性に右-左シャントが生じることがある。また通常は機能的に閉鎖している卵円孔が右心房圧の増加により開通し，右-左シャントが生じることもある。

　Pa_{CO_2} は通常高くはならない。高二酸化炭素のシャント血が混入することにより Pa_{CO_2} が高くなると化学受容体からの信号により換気が増加し，Pa_{CO_2} が正常化するからである。また，低酸素血症が強いとこれにより呼吸が促進され，むしろ低二酸化炭素血症となることもある。

4 換気血流比異常（換気血流不均等）

　部分的な換気血流不均等は臨床的に低酸素血症のもっとも一般的な原因と考えられている。安静時の肺全体でみると，換気量（$\dot{V}_A$）は約4l/mで肺血流量（$\dot{Q}$）は5l/mであるから換気血流比 $\dot{V}_A/\dot{Q}$ は約0.8である。しかし，正常肺でも部分をみてみると換気血流比は異なっている。Westは立位でのヒトの肺を4つのゾーンに分けて静水圧差による血流分布を説明している[4]（基礎知識1. 周術期呼吸管理に必要な呼吸生理の知識参照）。

　病的肺では異常な $\dot{V}_A/\dot{Q}$ の部分が肺内に生じる。換気量が血流量に比べ小さくなると肺胞 P_{O_2} は減少してくる。肺血流量が換気量に比べ小さくなると肺胞 P_{CO_2} が低下し肺胞 P_{O_2} は増加する。$\dot{V}_A/\dot{Q}=\infty$ の死腔から $\dot{V}_A/\dot{Q}=0$ のシャントまでいろいろな部分が混在し，これらの総体的結果が血液ガスに反映される（図1）。$\dot{V}_A/\dot{Q}$ の小さい部分はシャント様効果，$\dot{V}_A/\dot{Q}$ の大きい部分は死腔様効果と呼ばれる[5]。

　$\dot{V}_A/\dot{Q}$ の小さい部分からの酸素分圧は低くなり，$\dot{V}_A/\dot{Q}$ の大きい部分からの酸素分圧は高くなり補うことにより血液ガスは正常に近づくように思われるが，ヘモグロビンの酸素解離曲線が直線でないためにそうはならない。酸素分圧が60mmHgでのヘモグロビン

2. 酸素化障害発生のメカニズム

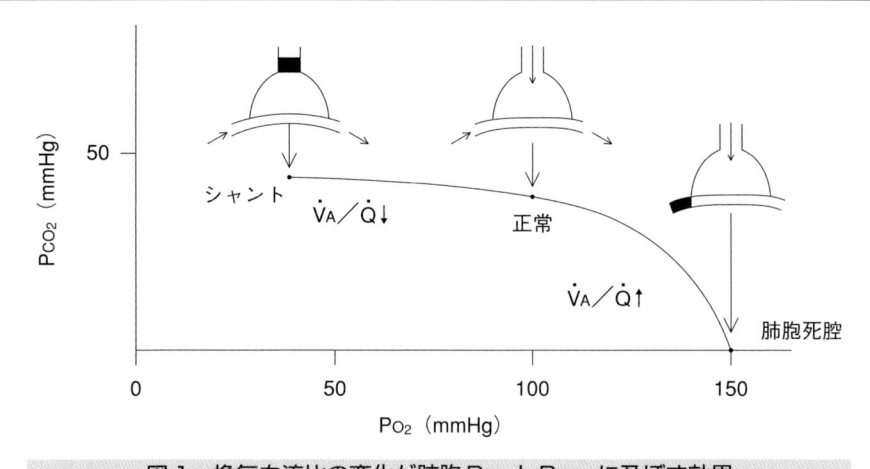

図1 換気血流比の変化が肺胞 P_{O_2} と P_{CO_2} に及ぼす効果
(West JB. Respiratory physiology: The essentials. 7th ed. Baltimore: Lippincott Williams & Wilkins; 2005 より改変引用)

酸素飽和度は約90％で，これ以上酸素分圧が増加しても血液の酸素含量の増加は小さい。これより酸素分圧が低下すると急激に酸素飽和度が低下し血液の酸素含量が低下するため，$\dot{V}_A/\dot{Q}$ の小さい部分の血液酸素含量の低下を $\dot{V}_A/\dot{Q}$ の大きい部分からの血液で補うことができず，混合した血液の酸素含量は低下し，酸素分圧が低下してしまう。換気血流不均等による Pa_{O_2} 低下は，酸素投与により増加する。二酸化炭素分圧と血液二酸化炭素含量はほぼ直線関係となるため，$\dot{V}_A/\dot{Q}$ の小さい部分と大きい部分の血液が補い合えるため Pa_{CO_2} はあまり変化しない。

5 供給酸素濃度，酸素分圧の異常

特殊な状況としては高地において低酸素血症が起きる。高地では空気のガス組成は変わらないが気圧が低下するので空気中の酸素分圧が低下し，肺でのガス交換が正常でも動脈血酸素分圧が低下する。

臨床の場での供給酸素濃度不足は十分に注意すれば防ぐことのできる装置の故障であろう。これはおおもとの酸素タンク，酸素ボンベから患者に至る途中のあらゆる経路で起こる。酸素タンクが空になっている，回路の接続ミス，漏れ，狭窄，閉塞など原因はさまざまである。患者に一番近いところでの吸入酸素濃度の測定をすることにより，酸素供給障害を知ることができ，低酸素血症を予防できる。

酸素運搬障害

1 酸素運搬障害にかかわる因子

酸素は動脈血でそれぞれの組織，細胞まで運搬される。酸素運搬にかかわる因子は，酸素分圧，ヘモグロビン濃度，酸素飽和度，心拍出量，末梢組織への血流分布であり，これらのどの因子が悪化しても酸素運搬障害となる[4]。血液中に含まれる酸素の量（酸素含量 C_{O_2}）は，ヘモグロビンと結合した酸素（結合酸素）と，血液に溶けている酸素（溶存酸素）からなる。C_{O_2} は次の式から計算される。

$C_{O_2} = 1.34 \times Hb \times Sa_{O_2} + 0.003 \times P_{O_2}$

C_{O_2}：血液 100 ml に含まれる酸素量（ml/dl）
1.34：ヘモグロビン 1 g/dl が結合可能な量
Hb：ヘモグロビン g/dl
Sa_{O_2}：酸素飽和度（%/100）
0.003：37℃の血液 100 ml には P_{O_2} 1 mmHg あたり 0.003 ml の酸素が溶解する。

酸素含量のほとんどはヘモグロビンと結合した形であり，血液中に溶存する酸素量は割合としては非常に小さい。

したがって動脈血に含まれる酸素含量は，$Pa_{O_2} = 100$ mmHg，$Sa_{O_2} = 100\%$（1.0），Hb = 15 g/dl とすると $Ca_{O_2} = 1.34 \times 15 \times 1 + 0.003 \times 100 = 20.1 + 0.3 = 20.4$ ml/dl（vol%）である（表6）。

ヘモグロビン 1 g/dl が結合可能な量として，ここでは 1.34 ml を使用したが，1.39 ml が使用されることもある。これはヘモグロビンの分子量をいくつとするかで異なってくるのである。ヘモグロビンは複雑な物質で，1 mol の分子量を約 67,000 とすると 1.34 ml となるが，分子量を 64,458 とすると 1.39 ml となる（表7）。

2 大量出血および大量保存血輸血の問題

大量出血では単位血液中に含まれる酸素含有量は低下しなくても，心拍出量が低下するために酸素運搬量は大きく低下することになる。大量の保存血輸液による酸素供給の

表6　ガスの体積の表示方法

vol%	血液 100 ml 中のガス量（STPD）
STPD (standard temperature and pressure, dry)	0℃，760 mmHg，乾燥状態
BTPS (body temperature and pressure, saturated with water vapor)	体温，大気圧，水蒸気で飽和

2. 酸素化障害発生のメカニズム

表7 ヘモグロビン（Hb）1g/dlが結合可能な酸素量の計算方法

Hb 1 molは酸素4 molと結合
Hb 1 molの分子量は約67,000
1 molの酸素の気体量は22.4 l

1/67,000 × 22.4 × 4 = 0.00134 l（1.34 ml）

1/64,458 × 22.4 × 4 = 0.00139 l（1.39 ml）

問題は，①低温輸血投与によるものと，②保存血の酸素供給能低下によるものとがある。低温のまま輸血をすると，血管が収縮し組織への酸素供給が低下する。また心筋の温度低下により心収縮能が低下し心拍出量が減少し酸素運搬能が低下する。組織の低酸素状態はアシドーシスを促進し，さらに心収縮能を低下させるという悪循環を形成することになる。輸血の十分な加温は必須である。また，②保存血の酸素供給能低下の原因としては，保存血中赤血球の酸素解離曲線の変化，輸血後生存率，変形能の変化などがある。保存に伴う赤血球のATP含量の低下は輸血後生存率，変形能の低下につながる。赤血球中の2,3-DPGの減少はS字状酸素解離曲線の左方移動を来す。このため，末梢組織では赤血球から酸素は放出されにくくなり酸素供給量が低下する。患者の血管内に入った赤血球内2,3-DPGが正常レベルに戻るのには数時間を要する。以上，大量輸血では患者の循環血液量，赤血球量は回復し酸素運搬量は回復してくるが，上記のようなさまざまな理由により末梢組織への酸素供給回復が遅れたり阻害されることもある。

臨床的酸素化障害の指標

動脈血酸素分圧P_{aO_2}は吸入酸素濃度によって正常範囲が異なるため，P_{aO_2}の値だけでは肺における酸素化が障害されているか否かは判断できない。肺胞酸素分圧P_{AO_2}と動脈血酸素分圧の間に差がみられるとき，肺における酸素化が障害されていると考えることができる。P_{AO_2}は次の式で表される。

$$P_{AO_2} = F_{IO_2} \times (P_B - P_{H_2O}) - \frac{P_{CO_2}}{R}$$

F_{IO_2}＝酸素濃度，P_B＝大気圧，P_{H_2O}＝体温における飽和水蒸気圧，R＝呼吸商

通常P_{H_2O}＝47 mmHg，R＝0.8であり，P_B＝760 mmHgとすると，P_{AO_2}はF_{IO_2}とP_{CO_2}で決定される。P_{CO_2}が40 mmHgで，100％酸素を吸入しているときのP_{AO_2}は，体温37℃のP_{H_2O}＝47 mmHgであるので，P_{AO_2}＝1×（760－47）－40/0.8＝713－50＝663となる。

そして，酸素化障害の程度は，P_{AO_2}と動脈血酸素分圧の差（肺胞気・動脈血酸素分圧較差；A-aDO$_2$）として表され，換気・血流不均等，拡散障害の全体を反映する。しかしA-aDO$_2$は式からわかるようにP_{CO_2}の影響を受けること，臨床的に肺障害の程度を経時的に知りたいとき，吸入酸素濃度が変わっていると酸素障害の程度を直接比較できないという不便さがある。そのため臨床ではよく酸素化指数（P_{aO_2}/F_{IO_2}）が使用される（P/F

表8 ALI, ARDSの定義

	ALI	ARDS
発症	急性	急性
胸部Ｘ線像	両側性びまん性浸潤陰影	両側性びまん性浸潤陰影
酸素化能	$Pa_{O_2}/F_{I_{O_2}} \leq 300$ mmHg	$Pa_{O_2}/F_{I_{O_2}} \leq 200$ mmHg
肺動脈楔入圧	＜18 mmHgまたは明らかな左心不全がないこと	＜18 mmHgまたは明らかな左心不全がないこと

ALI：acute lung injury
ARDS：acute respiratory distress syndrome

比とも呼ばれる）。急性肺障害（acute lung injury：ALI, acute respiratory distress syndrome：ARDS）の定義にも表8に見られるようにこの酸素化指数が使用されている。

臨床的に重要な周術期の酸素化障害の原因

1 機能的残気量（FRC）の減少

周術期にはいろいろな原因により機能的残気量（functional residual capacity：FRC）の減少が起き、酸素化障害の原因となる。FRCの最大の減少は全身麻酔開始直後の数分間に起きる。立位から仰臥位とするだけでFRCは0.5〜1.0 l 低下し、全身麻酔でさらに0.5〜0.7 l 低下する[3]。

FRC減少による酸素化障害の説明にはクロージングキャパシティ（closing capacity；CC）との関係の理解が必要である（図2）。正常肺ではFRCはCCより大きいが、喫煙、肥満、加齢、仰臥位などによりCCが大きくなりFRCを超えると、吸気と呼気の間に気道が開閉を繰り返すことになる。気道が開通している時間が短いので十分に新鮮な吸気が肺胞に入らず、$\dot{V}_A/\dot{Q}$の小さいシャント様効果のため低酸素血症の原因となる。逆になんらかの原因でFRCが減少しCCが変わらなければこれも同様に低酸素血症の原因となる。CCがFRC＋1回換気量（tidal volume：TV）よりも大きくなると気道は開通しないので、無気肺の状態となる[2]。呼吸ごとに気道の開通、閉塞が繰り返されると、それ自体が肺障害を来す可能性があると考えられている（atelectrauma）[6]。FRCがCCより大きい正常状態にするには陽圧人工呼吸時に呼気終末陽圧（positive end-expiratory pressure：PEEP）を付加するのがしばしば効果的である。しかし、急性呼吸不全やARDS患者では45 cmH$_2$Oもの静水圧をかけても肺の24％は開通せず虚脱したままであったとの最近の報告がある[7]。

2．酸素化障害発生のメカニズム

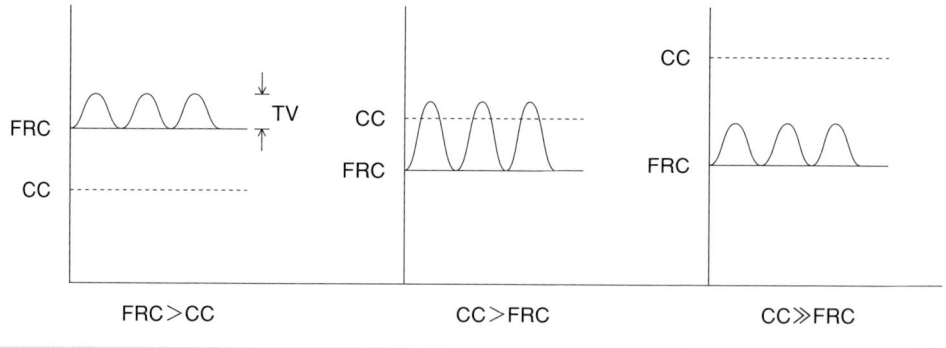

図2　機能的残気量（FRC），クロージングキャパシティ（CC），1回換気量（TV）の関連

2 低酸素による肺血管収縮とその抑制効果

　肺胞が低酸素状態になると，その肺胞と接する肺血管は収縮する。この現象を低酸素性肺血管収縮（hypoxic pulmonary vasoconstriction：HPV）と呼ぶが，これは換気と血流の比を調節し，PaO_2を保つための重要な機構と考えられている。例えば，肺葉のひとつが無気肺となったとき，その部分の血流量が減少し，他の換気の保たれている部分へより多くの血流が流れ，PaO_2の低下を防ぐことになる。

　この臨床的にも意義深い機構も，詳しい機序については不明の部分が多いが，肺胞低酸素が肺平滑筋細胞に直接働き，ミトコンドリアの電子伝達系で感受され，セカンドメッセンジャーとして活性酸素がカルシウムを増加し筋収縮が起きるのがHPVの機序と考えられている。HPVは，高山における肺高血圧，高地肺水腫に関与している。

　臨床上は，このHPVの欠如あるいは抑制により，低酸素血症を示す例がある。例えば心拍出量増加，肺動脈圧上昇，左房圧上昇，呼吸性アルカローシスなどを伴う肺疾患や，肝硬変患者の一部，肺炎の患者などである。また亜酸化窒素，ハロタン，ジエチルエーテルなど，ほとんどの吸入麻酔剤はHPVを抑制し低酸素血症の原因となるため，分離肺換気が必要な手術では静脈麻酔の使用が好まれる。また，フェントラミン，ニトログリセリン，ベラパミル，ニフェジピン，アミノフィリン，エピネフリン，イソプロテレノールなどもHPVを抑制するが，プロプラノロールはHPVを亢進すると報告されている[4]。

3 体位と酸素化障害

　"1 機能的残気量（FRC）の減少"で説明したように，仰臥位では立位に比べFRCが減少する。長時間この体位が続くとWestのzone 4では水分の間質への貯留が進み，これも酸素化の障害となる。トレンデレンブルグ体位（Trendelenburg）ではさらにFRCが減少し，肥満患者では減少の程度が大きい。角度の大きいトレンデレンブルグ体位ではWestのzone 4が占める割合が大きくなる[4]。仰臥位においてはARDS患者の胸部CTでしばしば背側肺野濃度の上昇が認められ，これは無気肺やコンソリデーションと呼ばれる貯留液の蓄積したものと考えられている。このような変化は筋弛緩薬を用いた調節呼吸

下全身麻酔患者にもみられ[8]，酸素化障害の原因となっている。

側臥位では下側肺（dependent lung）には無気肺の部分が発生し，上側肺ではFRCが増加し，全体では普通はややFRCが増加する。これは左右肺どちらが下になってもこのような変化をする[9]。

腹臥位では若干FRCは増加し，換気分布はより均一化する。ARDS患者では腹臥位にすることにより酸素化の改善がしばしば認められる[10]。急性肺障害モデルでは腹臥位にすることによって，肺の含気量が増加，シャントが減少，背側肺（non-dependent lung）の灌流は維持され，換気の分布がより均一化することによりガス交換が改善する[11]。しかし最近，急性呼吸不全，ARDS患者における腹臥位の効果についての比較対照試験（randomized control trial）では，酸素化では仰臥位で管理された患者よりも改善がみられたが，死亡率に有意差は認められなかったとの報告がある[10]。

4 呼吸，換気パターンと酸素障害

自発呼吸で麻酔管理をすると呼吸回数の多い速く浅い呼吸がしばしばみられる。単調な浅呼吸が続くとFRCが減少し，無気肺が進み，酸素化が障害されることになる[6]。

人工呼吸と自発呼吸では横隔膜の動きが異なるため肺の換気分布不均等が起きる。仰臥位において自発呼吸では背側肺（dependent lung）は呼気時に腹腔内臓器に押され，横隔膜の背側の筋肉繊維も引き伸ばされている。吸気時には横隔膜が収縮し，引き伸ばされていた背側が収縮することにより背側肺の換気が大きくなる。人工呼吸下では，胸腔内圧較差はなくなり，吸気時陽圧により腹腔内臓器の抵抗の少ない上側肺（non-dependent lung）の換気が多くなる。このため人工呼吸下では換気血流不均等が大きくなり，酸素化障害の原因となる[12]。

5 無気肺の成因

無気肺の成因についてここで簡単に説明する。気道が閉塞するとその先の肺胞内のガスはしだいに吸収され虚脱する。その程度は一側肺すべてから小区域までさまざまである。虚脱した部分を流れる血液は酸素化されずシャントとなるが，一部は換気されている部分へと血流がシフトする。また，虚脱した部分が大きいと縦隔は無気肺側へシフトする。無気肺の原因としては異物，喀痰，凝血塊，腫瘍などによる気道閉塞のほか，サーファクタント欠如・機能不全，肥満，体位，低換気量なども影響する。

おわりに

生理学的には低酸素血症の原因は，肺胞低換気，拡散障害，換気血流比の不均等，静脈動脈シャント，吸入酸素分圧低下であるが，臨床的には換気血流不均等がもっとも多い原因である。酸素化障害の原因と治療法を考えるうえで本項が役に立つことを願っている。

■参考文献
1) Wagner PD, West JB. Chap 4 Ventilation, blood flow, and gas exchange. In: Mason RJ, editor. Murray & Nadel's textbook of respiratory medicine. 4th ed. Philadelphia: W B Saunders; 2005. p.51-86.
2) ジョン B ウエスト. 酸素療法. 堀江孝志訳. 呼吸の病態生理. 第3版. 東京: 医学書院MYW; 1999. p.149-61.
3) Duggan M, Kavanagh BP. Pulmonary atelectasis. A pathogenic perioperative entity. Anesthesiology 2005; 102: 838-54.
4) Wilson WC, Benumof JL. Chapter 17 Respiratory physiology and respiratory function during anesthesia. In: Miller RD, editor. Miller's Anesthesia. 6th ed. Philadelphia: Elsevier Churchill Livingstone 2004. p.679-722.
5) Ganong WF. 34章　肺の機能. 岡田泰伸ほか訳. ギャノング生理学. 原書21版. 東京: 丸善; 2004. p.661-80.
6) Slutsky AS. Lung injury caused by mechanical ventilation. Chest 1999; 116: 9S-15S.
7) Gattinoni L, Caironi P, Cressoni M, et al. Lung recruitment in patients with the acute respiratory distress syndrome. N Engl J Med 2006; 354: 17775-86.
8) Brismar B, Hedenstierna G, Lundquist H, et al. Pulmonary densities during anesthesia with muscular relaxation. A proposal of atelectasis. Anesthesiology 1985; 62: 422-8.
9) Rehder K, Hatch DJ, Sessler AD, et al. The function of each lung of anesthetized and paralyzed man during mechanical ventilation. Anesthesiology 1972; 37: 16-26.
10) Gattinoni L, Tognoni G, Pesenti A, et al. Effect of prone positioning on the survival of patients with acute respiratory failure. N Engl J Med 2001; 345; 568-73.
11) Richter T, Bellani G, Scott HR, et al. Effect of prone position on regional shunt, aeration, and perfusion in experimental acute lung injury. Am J Respir Crit Care Med 2005; 172: 480-7.
12) Froese AB. Effect of anesthesia and paralysis on diaphragmatic mechanics in man. Anesthesiology 1974; 41: 242-55.

〈工藤　一大〉

基礎知識 3

低酸素性肺障害の分子生物学

はじめに

　酸素は生命に必須の分子であり，患者の酸素代謝を適切に保つことは麻酔，集中治療にとってのボトムラインである。

　肺は血液から炭酸ガスを除き，酸素をとりこませる重要な役割を果たしている。肺障害の進行に抗して重要臓器への酸素供給を保つためにさまざまな呼吸療法が行われるが，酸素分圧の維持には吸入酸素分圧を高く維持する方法がとられることが多い。肺への血流の酸素分圧が低ければ低いほど肺胞の酸素分圧を高く維持する必要があるというパラドックスが存在する。

　本項では，酸素をめぐる分子生物学を援用し，酸素分圧の異常，特に低酸素状態が肺障害の成因または進展にいかに関与しているかを解説する。

肺の酸素環境の特殊性

　換気の結果，肺胞に到達した酸素は，肺胞の毛細血管との間の分圧の格差を駆動力とした拡散により血管内に到達する[1)2)]。

　気道過敏性を持つ患者や神経・筋疾患を有する患者においては，換気が障害され，その結果，拡散すべき酸素分子が肺胞に到達できないという状態が生じる。全体的また部分的な無気肺が生じれば酸素供給も途絶えるし，また地理的に高地においては吸入する空気の酸素分圧が低いため，やはり肺胞の酸素分圧が低下する。このような状況下で肺胞上皮細胞は低酸素状態に曝露される。

　肺への血流は特徴的な二重支配を受けている。肺動脈は，右心房から出て気管支に沿って走り，肺胞上の毛細血管網となって分布し，ガス交換を行ったあと，肺静脈から左心房へもどる。肺循環は末梢の抵抗が少なく，血圧が低い。一方，気管支動脈は大動脈か肋間動脈から起こり，気管支に併走して，気管支の壁，腺などに栄養を与え，気管支静脈から体循環へ戻る。動脈血が低酸素に陥る状況では，肺の血管は低酸素環境に曝露されることになるが，肺胞換気が行われていれば，肺は無酸素状態になることはない。

　このように肺は他の臓器にはみられない特殊な酸素環境にある。

肺障害と酸素

　急性の肺障害は，肺酸素化障害を主徴とした症候群であるが，胸部X線所見で，両側性に肺水腫を示唆する浸潤陰影が認められることに加え，心不全由来の肺障害を除外できることを診断基準としている。酸素化能障害の程度により急性呼吸促迫症候群（acute respiratory distress syndrome：ARDS）と急性肺障害（acute lung injury：ALI）に分類される[3]（表1）。

　急性肺障害を発症する患者の基礎疾患，直接の発症機転はさまざまであるが，発症，病態の進展のメカニズムとしては生体への侵襲に対する炎症反応が重要な役割を果たしている[4]。臓器不全や全身性炎症反応症候群（systemic inflammatory response syndrome：SIRS），また人工呼吸の使用を契機として補体，好中球の活性化を経て，肺の炎症が進展し，インターロイキン（interleukin：IL）-8などの炎症性サイトカイン，ロイコトリエンなど各種メディエーターが放出され，接着因子の発現と活性化を通じて好中球をはじめとする炎症担当細胞の活性化と肺への集積が観察される。さらにⅠ型/Ⅱ型肺胞上皮細胞や血管内皮細胞の機能障害，細胞死を経て障害が進行していく。炎症の担い手である活性化した免疫担当細胞，胞肺胞上皮細胞，血管内皮細胞と炎症の"場"である肺胞，肺間質を取り囲む微少環境，特に酸素環境が炎症の進展と肺障害に与える影響について近年多くの知見が蓄積している。

生体内シグナル伝達における酸素の役割

　ミトコンドリアの電子伝達系での最終電子受容体としての役割が，生体における酸素のもっとも重要なものであろう。酸素はミトコンドリアでアデノシン三リン酸（adenosine triphosphate：ATP）産生を産生するために必須の分子であり，エネルギー産生を酸化的リン酸化に依存している細胞，例えばニューロンなどは酸素供給が絶たれると容易に機能不全を経て不可逆的な細胞死に陥る。一方，同じグリア細胞の一種であるアストロサイトは，グルコースの供給が保たれれば解糖により機能保持のためのエネルギーを

表1　肺障害の分類

	経過	酸素化能	胸部X線所見	肺動脈楔入圧
ALIの基準	急性	$Pa_{O_2}/F_{I_{O_2}} \leq 300$ Torr（PEEPのレベルによらず）	両側性の浸潤影	測定時に≦18 mmHg 左房圧上昇の臨床所見がない
ARDSの基準	急性	$Pa_{O_2}/F_{I_{O_2}} \leq 200$ Torr（PEEPのレベルによらず）	両側性の浸潤影	測定時に≦18 mmHg 左房圧上昇の臨床所見がない

まかなうことができる。このようなエネルギー産生を担う役割に加えて近年，酸素が生体内シグナル伝達において果たす役割が明らかになってきている。同時に，ミトコンドリアが細胞内シグナル伝達に果たす中心的な役割が強調されてきている[5]。

ホルモン，オータコイド，増殖因子，トランスミッターは，細胞膜表面に発現している特異的な受容体に結合し，必要な情報を細胞内シグナル伝達系を通して細胞内へ伝える。その際，受容体の近傍でリガンドの結合を感知し細胞内シグナルを伝達するきっかけとなる物質が，環状〔アデノシン一リン酸 (adenosine monophosphate：AMP) cAMP〕，ジアシルグリセロール，イノシトールリン酸，カルシウムなどのセカンドメッセンジャーである。これらの細胞内メディエータと同様に酸素の代謝物である活性酸素種（reactive oxygen species：ROS）は細胞内セカンドメッセンジャーとして機能している。リガンドの受容体への結合に伴って，細胞内にROSが発生する。発生源は刺激によりさまざまで，ミトコンドリア由来のもの，NADPHオキシダーゼが発生源のものも報告されている。多くの場合そのROSにより蛋白質が可逆的に修飾され立体構造の変化が生じ受容体からのシグナルが細胞内のシグナルに変換されて伝わっていく。腫瘍壊死因子（tumor necrosis factor：TNF）-α，IL-8，リポ多糖体（lipopolysaccharide：LPS）などの炎症性シグナル，肝細胞増殖因子（hepatocyte growth factor：HGF），線維芽細胞成長因子（fibroblast growth factor：FGF），血小板由来増殖因子（platelet-derived growth factor：PDGF）などの増殖因子の下流には活性酸素種が存在し，メッセンジャーとして働いている[6][7]。抗酸化剤による処理やカタラーゼ，チオレドキシン，スーパーオキサイドディスムターゼなどの抗酸化酵素の過剰発現がセカンドメッセンジャーとしてのROSを消去し，TNF-α，IL-1βから転写因子 nuclear factor-κB（NF-κB）やJNK，p38MAPKへ至るシグナル伝達を阻害する場合がある。このように活性酸素種は有害な副産物として存在するだけではなく，生理的なシグナル伝達においても必須な役割を果たしている。一方で，低酸素/再酸素化，虚血/再灌流時にキサンチンオキシダーゼ系や，small G protein Rac-1依存的にNADPHオキシダーゼにより産生されるROSは，抗酸化システムの許容範囲を超えて短期間に大量に，また長期間にわたって持続的に産生されるため，細胞膜や蛋白質，脂質などの細胞内のマクロ分子を障害し細胞死などをもたらす。さらに，細胞内シグナル伝達系を直接活性化することで制御不能な細胞機能の超活性化をもたらし，転写因子の活性化などが向炎症性の遺伝子発現を促し，炎症反応を進行させていく。長時間高酸素濃度に細胞が曝露されるような状態では，時間の進行に伴って細胞に対する攻撃系と防御系システムバランスが崩れ，障害が進行していく場合がある。

一方，肺胞低酸素状態とは独立にまた状況によっては同時に，低酸素血症は，転写因子群の活性化の調節を通じてさまざまな遺伝子の発現調節を促し，肺組織にさまざまな影響を与える。ALIからARDSへの病態の進行に伴い遷延する全身炎症は，酸素の需要供給のバランスの失調を伴い多臓器不全へと進行する。全身の酸素の需給バランスは全身酸素消費量と全身酸素供給量の差から知ることができる。しかし，重症患者の場合，供給量が正常範囲内にあっても，臓器レベルでは，シャント形成，微少循環不全，浮腫，炎症などにより有効な血流が不足し，酸素の拡散が不十分な組織が存在する。重症症例の管理，あるいは重症化を回避するための治療法の確立には多様な局所環境下での細胞，

3. 低酸素性肺障害の分子生物学

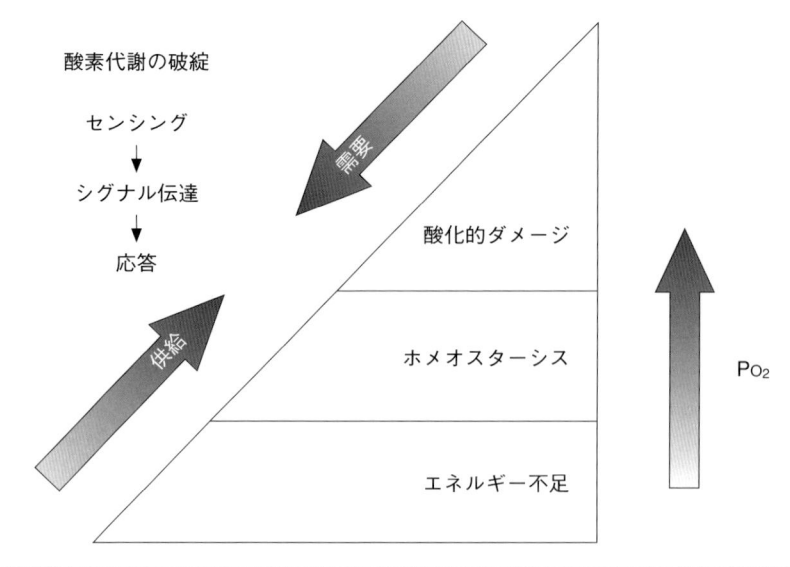

図1 酸素ホメオスターシス
酸素代謝を適切に保つための手段を生体は備えている。酸素の過剰，不足によって生体内応答が発動し酸素ホメオスターシスが維持されている。肺は酸素の取り入れ口として重要な役割を果たしている臓器である。

組織，臓器における酸素需給バランス，または酸素ホメオスターシスに関しての基礎的な研究とモニターの方法論の確立は今後の研究課題である（図1）。

肺と低酸素

肺の低酸素に関しては，肺の解剖学的な特殊性から肺胞の低酸素と低酸素血症の両面から考えることができる。
　さまざまな原因で無気肺が生じ，持続すればガス交換も阻害され低酸素血症に至るが，肺胞の低酸素状態はそれ単独で肺の病理学的な変化をもたらし，肺障害の初期症状としての体液の滲出を主徴とする肺水腫を引き起こす（図2）。

1 肺胞低酸素と肺水腫

毛細血管内皮のタイトジャンクションは肺胞への体液，特に蛋白質を含む膠質液の漏洩を防ぐ作用を担っている。生理的な状態では，血管から遺漏した液体は肺胞上皮が形成するタイトジャンクションに阻まれ肺胞へは滲出しない。肺胞の液体中の水成分はⅠ型肺胞上皮に発現している水チャネルを通じて，またナトリウムはⅡ型肺胞上皮細胞に発現している上皮型ナトリウムチャネルとNa^+/K^+-ATPaseにより肺胞間質へと再吸収され，傍気管支血管の間隙へと導かれリンパ管に吸収され体循環へと戻っていく。血管，肺胞上皮のジャンクションが破綻すれば蛋白質濃度の高い膠質液が肺間質，肺胞内へと

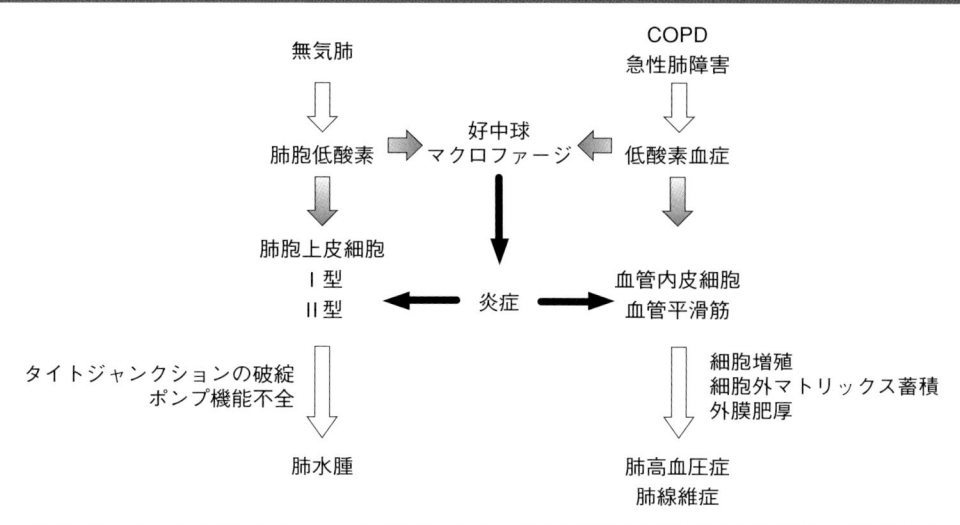

図2 肺の低酸素と肺障害
肺胞低酸素と低酸素血症は独立し，時にお互いに影響し合って肺の病理の進展にかかわっている。

漏洩していく。肺炎，敗血症，誤嚥，輸血などを契機とした炎症反応はタイトジャンクション破綻の引き金となる[8]。

　肺胞低酸素環境下で肺胞上皮細胞のポンプ機能が阻害されたり，II型肺胞上皮細胞の細胞死により肺胞のバリア機能が低下することが報告されている[9]。サーファクタント産生能を有し，I型肺胞上皮細胞への分化能を持つII型肺胞細胞の細胞死は，肺胞の低酸素が肺水腫の発症を引き起こすだけでなく，肺障害の発症につながる可能性を示している。実際，吸入酸素分圧10％に曝露されたラットでは肺胞低酸素の結果，気管支肺胞洗浄液（bronchoalveolar lavage fluid：BALF）中のマクロファージ数が増加し，BALF中のアルブミン含量が増加する。同じような時間経過で肺において転写因子NF-κBやHIF-1の活性化が観察され，同時にTNF-α，マクロファージ由来炎症性蛋白（macrophage inflammatory protein：MIP）-1，IL-1，IL-8などの炎症性細胞因子の発現が誘導され，細胞間接着分子（intercellular adhesion module：ICAM）-1などの接着因子の遺伝子発現も増加している[10]。これらの実験結果は，肺胞低酸素状態が，炎症性変化を事前に受けていなくともまた再酸素化を伴わなくとも独立の因子として，短時間で肺に血管透過性の上昇を伴う炎症反応を惹起することを示唆している。このような機転は，全肺の低酸素に限らず人工呼吸中に生じる分離肺換気や部分的な無気肺によっても進行していく[11]。

2 低酸素血症と肺高血圧症・肺線維症

　低酸素状態は肺血管障害を惹起し肺循環の収縮因子と拡張因子の不均衡を伴い，血管平滑筋細胞の増生，筋性肺動脈の内膜・中膜の肥厚，非筋性肺動脈の筋性化を特徴とするリモデリングの原因となり，また病態を進展させる因子となる。肺高血圧の病態生理は複雑であるが，エンドセリン1，アンギオテンシンII，血管内皮由来因子（vascular endothelial derived factor：VEGF），アンギオポイエチンが高血圧や血管の増殖に重要な

表2 肺障害の病期分類

	漏出期	増殖期	線維化期
組織学的変化	ヒアリン膜形成 肺水腫 好中球浸潤 上皮細胞の障害	肺胞バリア障害 肺水腫 タイプⅡ肺胞上皮細胞増殖 筋性線維芽細胞浸潤 肺胞虚脱 線維性増殖	線維化 マクロファージ・リンパ球浸潤 マトリックス再構築 肺胞構造の破壊 肺気腫様変化

役割を果たしている。また低酸素により，電位依存性カリウムチャネルにおいてチャネル活性が抑制され，静止膜電位の上昇をもたらし血管の緊張性が増す。さらに，遷延する低酸素状態はKv1.2，Kv1.5などのチャネル発現の抑制を通じて肺高血圧症の進展に寄与する[12]。

慢性閉塞性肺気腫（chronic obstructive pulmonary disease：COPD）などの閉塞性換気障害を持つ患者の20～30％に肺高血圧症の合併が認められ，閉塞性換気障害の進行に伴った低酸素血症の続発で肺血管収縮と血管内皮細胞障害が出現し，肺血管のリモデリングが病態の進展に並行して進んでいく。ALI/ARDSにおいても経過が長引けば同様の機序で肺高血圧や肺線維症が進行していく。この病態の進行には病期に応じて好中球やマクロファージなどの先天免疫システム（innate immune system）を担う骨髄芽球系の細胞の関与が中心的な役割を果たしている（表2）。

低酸素誘導性遺伝子応答と肺障害

このように肺のさまざまな病理現象に低酸素状態が果たす中心的な役割が明らかになってきているが，低酸素状態が細胞に及ぼす影響の分子生物学的な解明は従来十分とはいえなかった。細胞がいかに低酸素状態を感知し，シグナルが細胞内へ伝わるか，とりわけ低酸素センサーの実体の解明は古くから生理学，薬理学また分子生物学的なアプローチの対象になってきた[13]。

低酸素状態により誘導される秒単位の肺動脈平滑筋の収縮や，頸動脈小体・神経上皮体の興奮にカリウムチャネルが重要な役割を果たしていることが判明している（図3）。しかし，チャネル分子自体が酸素分圧の変化を直接感知しているセンサーであるという分子生物学的な証明は従来存在しなかったが，large-conductance Ca^{2+}-sensitive potassium（BK）channelの酸素分圧依存性機能調節にhemeoxygenase（HO）-2が果たす役割が大きいという報告があった[14]。HO-2は頸動脈体の酸素感知細胞であるグロムス細胞に構成的に発現していることが知られており，頸動脈体における酸素分圧感知機構に寄与していることが示唆される。しかし現在，肺動脈における低酸素性肺血管収縮においてBK channel-HO-2系が働いているという証拠はない。むしろ酸素分圧感受性を持つ電位依存性カリウムチャネルの活性の抑制，発現の抑制で説明できるという仮説が有力である[15]。

一方，遺伝子発現，蛋白質新生を伴う低酸素応答は，時間や日の単位で表現型が明ら

基礎知識

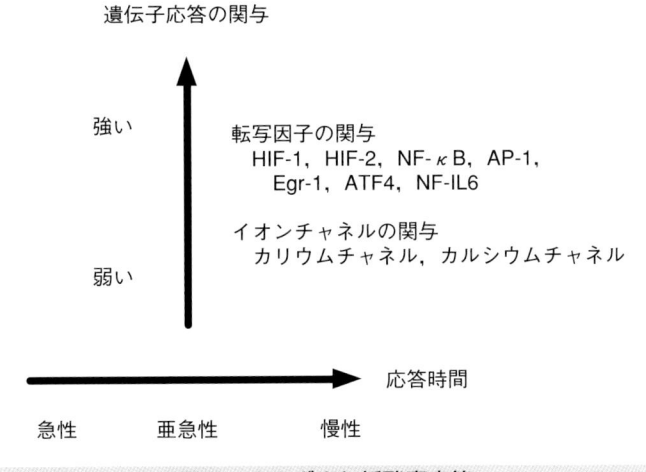

図3 さまざまな低酸素応答
低酸素応答は反応時間や遺伝子応答の有無などから分類できる。

かになってくる。このような低酸素応答では，細胞内の遺伝子発現の制御を司る転写因子の役割が大きい。これまで，さまざまな転写因子が酸素分圧の低下によって活性化されることが報告されている。NF-κB，early growth response（Egr）-1，NF-IL6，activating protein（AP）-1，activating protein factor（ATF）-4などの転写因子は低酸素に細胞が曝露されると活性化されることが報告されている[6)16)17)]。NF-κBは炎症反応のマスター遺伝子のひとつであり，TNF-α，IL-1βなどの炎症性サイトカイン，IL-8などのケモカインに加えて誘導型一酸化窒素合成酵素（iNOS），誘導型シクロオキシゲナーゼ（COX-2），E-selectinなどの接着因子，組織因子などの発現誘導を担っている。これらはいずれもALI/ARDSの病態の進展に中心的な役割を果たしている因子である。Egr-1はimmediate early geneという表現でまとめられる一連の転写因子のひとつで，組織因子の発現を通じてフィブリンの蓄積などにかかわる。NF-IL6は，血管内皮細胞で低酸素誘導性のIL-6の発現を誘導する転写因子である。これらの転写因子の低酸素誘導性活性化機序の詳細はいまだ不明である。

また，低酸素は細胞にとってストレスとなり一連の小胞体ストレス反応が惹起される[18)]。ATF-4は，小胞体ストレスにより活性化される転写因子のひとつである。

このような転写因子群の中で，低酸素誘導性遺伝子応答に中心的な役割を果たしている低酸素誘導性因子（hypoxia-inducible factor：HIF）-1をとりあげる。

Semenzaらは，エリスロポイエチン遺伝子の3'エンハンサー領域に低酸素応答性のDNA配列を見出し，その配列に結合してエリスロポイエチンの発現を転写レベルで"正"に制御する転写因子を単離し，HIF-1と名付けた[19)～21)]。DNAチップを用いた網羅的な研究によれば，ヒト臍帯静脈血管内皮細胞において少なくとも2,000個以上の遺伝子の発現が，HIF-1によって支配されていることが判明している[22)]（図3）。HIF-1はαサブユニット（HIF-1α）とβサブユニット（HIF-1β）からなる二両体であり，2つのペプチドが疎水結合で結びつき，ひとつの機能的な蛋白質を構成している[20)]。低酸素応答性を司っているのはHIF-1αであることが判明している[23)]（図4）。

3. 低酸素性肺障害の分子生物学

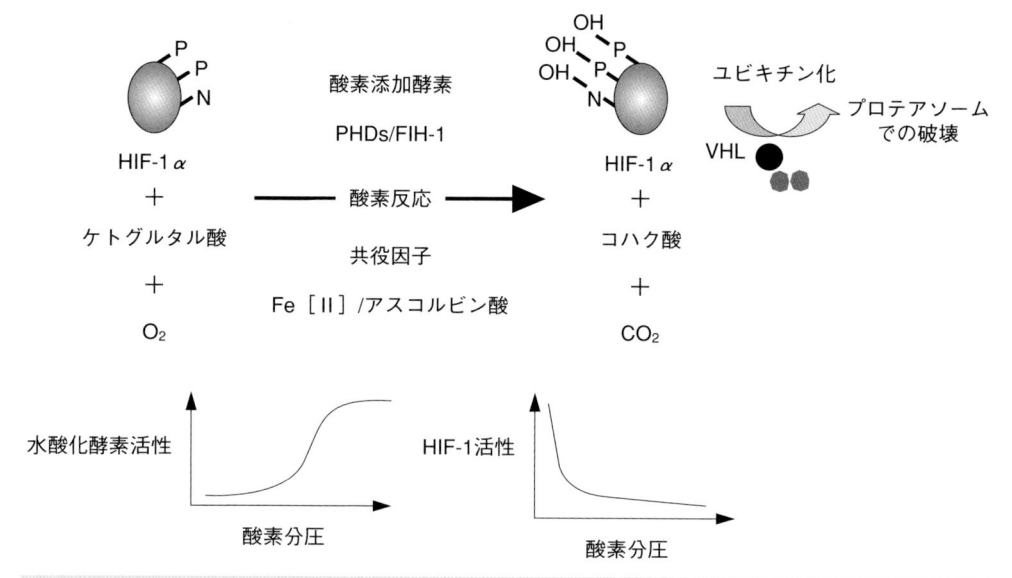

図4 酸素分圧とHIF-1α特異的水酸化酵素

HIF-1α特異的な水酸化酵素 prolyl hydroxylase domain containing protein (PHD), factor inhibiting HIF-1 (FIH-1) は，HIF-1の制御サブユニットであるHIF-1αの水酸化を通じて低酸素誘導性の遺伝子応答を司っている。

　正常酸素分圧下では，HIF-1α蛋白質は，周辺アミノ酸配列とともに保存されているプロリン残基がその分子内の特定領域に2つ存在し，いずれもVHL蛋白質などのユビキチンリガーゼと結合し，ユビキチンという生体内蛋白質により共有結合的に修飾を受け，結果として細胞内蛋白質破壊機関であるプロテアソームに運ばれ，蛋白分解を受けて細胞内発現量が低く抑制されている。さらに，転写活性化能を司る領域に存在するアスパラギン残基も酸素分圧依存的に水酸化されていることが判明している。これらの水酸化反応を担う酵素の単離も行われて，これらの酵素は，基質として分子状の酸素，αケトグルタル酸（クレブス回路の産物），共役因子として二価の鉄（Fe^{2+}）とアスコルビン酸を要求するプロリン残基，またはアスパラギン残基を水酸化する酸素添加酵素（dioxygenase）であることが示された。これらの水酸化酵素は，jelly role構造という共通の立体構造を持ち，酸素分圧をセンシングしている[24]。

　基質である酸素分圧の低下というシグナルは，酸素添加酵素の活性の低下という生化学的なシグナルに変換される。このシグナルは，酵素反応を通じて水酸化HIF-1αの量という情報に変換され，この情報が下流の支配遺伝子の発現誘導，抑制をし，細胞機能の変化をもたらす。これにより，HIF-1αの細胞内蛋白質量の酸素分圧依存的な調節の分子機構が明らかになった。現在，HIF-1の活性化にかかわる酸素分圧感知機構に水酸化反応が必須であると考えられているが，ミトコンドリアで産生されるROS，リン酸化，アセチル化などの細胞内シグナル伝達機構からのクロストークによって微調整がなされていると考えられている。

　HIF-1αの遺伝子破壊マウスは，血管構築の異常を主徴とした形態異常を示して胎生致死である[25)26)]。遺伝子工学によって，さまざまな組織（臓器）特異的に破壊したマウス

表3 HIF-1α遺伝子破壊マウスの表現型から推測するHIF-1の役割

	役割	文献
生理現象	血管新生	26) 39) 40)
	低酸素誘導性解糖	25) 27)
	低酸素誘導性細胞死（アポトーシス）	26)
	低酸素誘導性肺血管リモデリング	12) 41)
	動脈体における酸素分圧感知	42)
	骨髄芽系細胞による炎症の制御	43)
	低酸素誘導性心筋プレコンディショニング	44)
	低酸素誘導性造血	12)
発生	軟骨形成	45)
	心血管系の形成	25) 40)
	脂肪形成	46)

を用いたHIF-1システムの生理学的または病態生理学的な役割が検討されている（表3）。

　赤血球により組織に運搬された分子状酸素は，血管から単純な濃度勾配による拡散で間質を経て細胞に供給される。血流障害や組織の浮腫を主徴とする炎症時には，炎症の場への酸素運搬能および酸素拡散効率の低下が起こり，炎症局所は低酸素状態に陥る。サイトカイン，ケモカイン刺激に応答し，炎症局所に動員される好中球，リンパ球，単球，マクロファージなどの免疫担当細胞は，血管内から血管外に遊走し低酸素環境下で機能する。単球，好中球は活性化に伴い，低酸素化でのエネルギー獲得方法をミトコンドリアに依存した好気的なものから，解糖を主体とした嫌気的なものに転換させる必要があり，この質的な転換に伴うHIF-1の活性化が観察される。HIF-1は好気的な代謝から嫌気的な代謝へのスイッチ（パスツール効果）に必須な因子であると主張する報告もある[27]。さらにHIF-1はTNF-α，IL-1βなどのサイトカイン，マクロファージ遊走阻止因子（macrophage migration inhibitory factor：MIF）などのケモカインに加え，一酸化窒素（nitric oxide：NO）によっても活性化されること[28]，また逆に，TNF-αなどの産生にHIF-1が転写因子NF-κBと共同で関与しているとの報告もあり，HIF-1が炎症の制御転写因子のひとつとして働いていることを示唆している。

　HIF-1の支配遺伝子の中で，肺血管透過性の亢進，炎症性の肺障害にかかわる遺伝子群を表4に示した。

周術期使用薬物と低酸素誘導性遺伝子応答

　周術期，集中治療の分野で使用される薬物のHIF-1依存的な遺伝子調節に及ぼす影響が調べられている。

　吸入麻酔薬ハロタンは，ヒト肝細胞癌由来の細胞株Hep3B細胞の低酸素誘導性HIF-1活性化を臨床使用濃度で阻害する[29]。静脈麻酔薬チオペンタールはヒト神経芽種由来細胞株SH-5Y5細胞において，用量依存的にHIF-1の活性化を抑制することが見出されてい

表4 HIF-1と血管新生

血管新生のステップ	因子
動脈の脱安定化	VEGF/PLGF/Flt-1
血管透過性の亢進	VEGF/Flt-1/angiopoietin2/Tie-2
細胞外マトリックスのリモデリング	MMPs/collagen prolyl-4-hydroxylase
内皮細胞の増殖と運動性	VEGF/PLGF/angiopoietin MCP-1/PDGF/SDF-1/CXCR4
内皮細胞の発芽	angiopoietin2/Tie-2
管空構造の形成と細胞間接着	VEGF/PLGF/angiopoietin/integrins
周皮細胞のリクルート	PDGF/PAI-1/angiopoietin-1/Tie-2
血管の完全性の維持	

VEGF, vascular endothelial growth factor, PLGF, placental growth factor, Flt-1, fms-like tyrosine kinase；MMP, matrix metalloproteinase；uPA, urokinase plasminogen activator；MCP-1, monocyte chemoattractant protein 1；SDF-1, stromal cell-derived factor-1；PAI, plasminogen activator inhibitor

る（若松，広田未発表データ）が，一方，静脈麻酔薬プロポフォールには低酸素誘導性のHIF-1の活性化を抑制する作用はない[30]。さらにμ，κ，δの各種オピオイド受容体特異的なリガンド刺激，リドカインやブピバカインにも，低酸素誘導性のHIF-1の活性化を抑制する作用はないことが培養細胞株を用いた研究で示されている[31,32]。

麻酔薬以外にも，降圧薬として用いられている亜硝酸製剤，ニトログリセリン，ニトロプルシドナトリウム，硫酸イソソルビドのうち，ニトロプルシドナトリウムのみが，一酸化窒素非依存的に，肝臓由来の樹立細胞株とヒト臍帯由来血管内皮細胞においてHIF-1の活性化と下流の遺伝子の発現を抑制することも明らかになっている[33]。さらに，ヒドララジンが常酸素分圧下においてもHIF-1を活性化するという報告も存在する[34]。

麻酔，集中治療の分野で使用される薬物の中には低酸素誘導性遺伝子応答を修飾するものがあり，低酸素性の肺障害の進展に影響を与える可能性がある。

肺障害の治療へのアプローチ

ALI/ARDSには特効薬が存在しない。SIRSなどの全身性の炎症に併発することが多いため，肺障害に特異的なマーカー分子の同定に活用できる分子などが少なく，病気の診断に難渋する場合も多い。最近Uchidaらは，RAGEがⅠ型肺胞上皮細胞の障害の結果肺胞に放出され，BALF中のRAGEの量が肺障害の進行度とよく相関することを報告している[35]。

Tie (tyrosine kinase with immunoglobulin-like loop and epidermal growth factor homology domains) は血管内皮に発現しているチロシンリン酸化酵素型受容体である。Tie1とTie2（Tekとも呼ばれる）の2つのサブタイプが同定されている。胎児期の血管内皮はTie1，Tie2を発現しているが，成人の血管内皮はTie2を発現している。Tie2のライガン

ドはアンギオポイエチン（Angiopoietin：Ang）と呼ばれ，現在1～4のサブタイプが同定されている．このうち性質がよく検討されているのはAng1とAng2である．

　Ang2はTie2のリガンドであるが，同時にAng1/Tie2のシグナルをブロックする拮抗作用を持つ．アンギオポイエチンはそれ自体では，血管新生を促す作用は持たず，VEGFにより惹起された血管新生の過程を促進する因子として働く．Ang1はTie2を介して血管を成熟させる方向性で働くが，Ang2はこのシグナルをブロックし血管内皮細胞のアポトーシスなどを促進し血管新生を阻害する．

　これらTie2からのシグナルは，血管新生のみならず，血管のバリア機能の調節にもかかわっている．Ang1はTieを通じて，内皮細胞と細胞外マトリックス，ジャンクショナル蛋白質との結合を増強し，結果として血管内皮細胞が形成するバリア機能を強化する．また，Ang1/Tie2シグナルは過酸化水素を含むROSが惹起する細胞死から血管内皮細胞を保護する．このようにAng1/Tie2シグナルは炎症シグナルを阻害するように作用する．実際，アデノウイルスベクターを用いてAng1をマウスに過剰発現すると循環動態の安定化，大腸菌によるエンドトキシンショックからの肺の保護作用が観察される．一方，Ang2/Tie2シグナルは血管の透過性を促進する．

　Parikhらによれば，敗血症により急性肺障害に罹患している患者の血中のAng2濃度は上昇し，さらに血清には*in vitro*培養内皮細胞が構築した血管構造を破壊する活性が存在する．加えて，組み換えAng2は，単独で敗血症患者の血清の持つ血管内皮構造破壊活性を示す．Ang2はTie2のリン酸化を阻害することによりTie2シグナルをブロックし，Rhoリン酸化酵素，ミオシン軽鎖リン酸化酵素の活性化を通じて血管の透過性の亢進と血管構造の破壊作用を発揮する．Ang2が肺障害のマーカーとして利用できること，治療のターゲットとなりうることを強く示唆する研究である．さらに興味深い点は，Ang1，Ang2，VEGFの発現は酸素分圧に応じた制御を受けている．低酸素誘導性遺伝子応答の調節を通じてVEGF，アンギオポイエチンシグナルを制御し，肺障害の進行を阻止するという治療法の存在の可能性を示唆する．

　急性呼吸不全の患者の動脈血の酸素分圧をいくらに保つか，また吸入酸素分圧をいかに決定するかに関しては，さまざまな動物実験や臨床報告があるが，いまだ確固とした基準は存在しない．遷延する炎症が肺障害に中心的な役割を果たしているのであるが，細胞障害を促進する因子と同時に生体内で炎症を終結させる生理機構から肺の酸素をめぐる微少環境を検討することは重要である．細胞表面にあるアデノシン受容体やβアドレナリン受容体など，いくつかのGs蛋白質共役型受容体では，アゴニストが免疫細胞の免疫抑制性環状AMPレベルを上昇させ炎症の制御を通じて肺障害の軽減に寄与していることが明らかになりつつある．しかし実際に，これらの受容体のどれが生体内の炎症，特に急性肺障害における炎症を調節しているのかは，従来明らかになっていなかった．Ohtaらは，遺伝子改変動物を用いた検討により生体内でアデノシン受容体，特にアデノシンA2A受容体が肺障害における炎症の制御に中心的な役割を果たしていることを明らかにした[36]．ブドウ球菌由来のエンテロトキシンとLPSでプライミングされたマウスを100％酸素下に曝露すると，好中球の浸潤，肺胞への蛋白質の漏出などを徴候とする炎症反応が進み，さらに肺の酸素可能が低下し，48時間程度の時間経過でマウスは死に至る．

これらの反応は，アデノシンA2A受容体欠損型マウスでは野生型と比較してより激しい組織損傷が起こり死亡率も上昇し，アデノシンA2A受容体刺激薬CGS21680の投与で軽減される。さらに興味深いことに，炎症物質でプライミングされたマウスを10％，21％酸素環境下で自発呼吸で飼育して炎症反応の進展を比較したところ，10％酸素環境群で多核白血球の浸潤が少なく，酸素化も保たれることが明らかになった。吸入低酸素によるこの効果はアデノシンA2A受容体に依存していることも同時に明らかにされた。組織特異的炎症応答，全身性炎症応答どちらについても，アデノシンA2A受容体は，これを抑え，終結させる負の生理的フィードバック機構に重要な役割を果たしていると考えられる。2Aアデノシン受容体の発現がHIF-1依存的に低酸素によって誘導されるという報告がある。急性肺障害の治療のひとつの吸入酸素分圧を低く保つという戦略の理論的なバックグラウンドを提供するかもしれない。

チオレドキシン（thioredoxin：TRX）は，その活性部位に存在する2つのシステインの間でのdithiol/disulfide交換反応により生体内の酸化還元（レドックス）状態を調節するレドックス制御蛋白で，感染など種々のストレスに対する生体防御因子として働いており，抗酸化作用や抗炎症作用を示すことが知られていた。最近，動物モデルにおける遺伝子組み換えヒトチオレドキシン蛋白の静脈内投与が，①肺移植などに伴う肺の虚血再灌流において，肺組織障害を軽減し，酸素化能やその他の呼吸生理機能を改善し，肺浮腫の招来を抑制すること，②白血球，とりわけ好中球の炎症部位への血管外漏出を抑制できること，③サイトカイン投与により発症する間質性肺炎を抑制できること，などが明らかになってきている[37]。チオレドキシンの活性は特異的な結合蛋白質，チオレドキシン結合蛋白質2（thioredoxin-binding factor 2：TBP-2/VDUP）によっても調節されていることが判明しているが，TBP-2/VDUPの発現は血管内皮においてHIF-1の制御下にあることが示されている。チオレドキシンがHIF-1依存的な遺伝子応答の誘導を促進する因子であることを考えれば，チオレドキシンシステムが肺障害の治療法において有力な標的となる可能性もある。プロスタグランジンE$_1$やテプレノンがチオレドキシンの発現誘導を介してさまざまな細胞障害を軽減するという報告もあり，低酸素が原因の肺障害への応用も期待される[38]。

おわりに

肺胞，動脈血の酸素分圧は細胞に特別なメカニズムで感知され，炎症反応の制御，肺血管系のリモデリングを制御することにより肺障害の進展にかかわっていることを概説した。低酸素感知システムは肺障害治療の標的のひとつになる可能性がある（図5）。

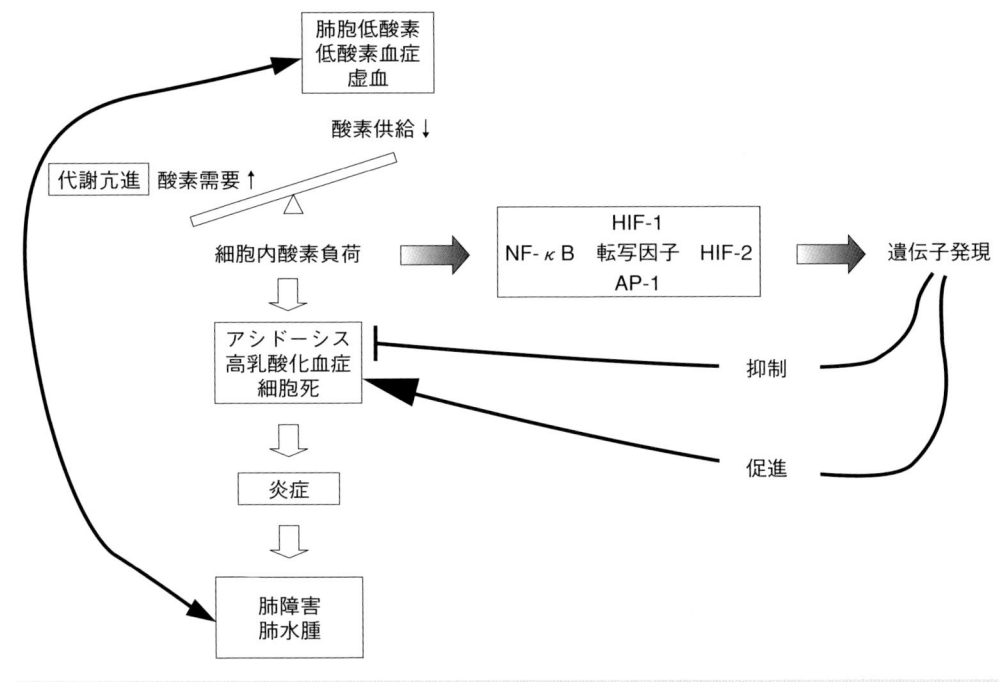

図5 酸素負荷と低酸素誘導性遺伝子発現

細胞内酸素負荷は転写因子の関与を通じてさまざまな遺伝子発現を促す。肺に対する影響も細胞の種類や置かれた微少環境によってさまざまである。

■参考文献

1) Treacher DF, Leach RM. Oxygen transport-1. Basic principles. Bmj 1998; 317: 1302-6.
2) Leach RM, Treacher DF. The pulmonary physician in critical care. 2: oxygen delivery and consumption in the critically ill. Thorax 2002; 57: 170-7.
3) Atabai K, Matthay MA. The pulmonary physician in critical care. 5: Acute lung injury and the acute respiratory distress syndrome: definitions and epidemiology. Thorax 2002; 57: 452-8.
4) Bellingan GJ. The pulmonary physician in critical care. 6: The pathogenesis of ALI/ARDS. Thorax 2002; 57: 540-6.
5) Quintero M, Colombo SL, Godfrey A, et al. Mitochondria as signaling organelles in the vascular endothelium. Proc Natl Acad Sci USA 2006; 103: 5379-84.
6) Haddad JJ. Oxygen sensing and oxidant/redox-related pathways. Biochem Biophys Res Commun 2004; 316: 969-77.
7) Liu H, Colavitti R, Rovira II, et al. Redox-dependent transcriptional regulation. Circ Res 2005; 97: 967-74.
8) Ware LB, Matthay MA. Clinical practice. Acute pulmonary edema. N Engl J Med 2005; 353: 2788-96.
9) Krick S, Eul BG, Hanze J, et al. Role of hypoxia-inducible factor-1alpha in hypoxia-induced apoptosis of primary alveolar epithelial type II cells. Am J Respir Cell Mol Biol 2005; 32: 395-403.
10) Madjdpour C, Jewell UR, Kneller S, et al. Decreased alveolar oxygen induces lung inflammation. Am J Physiol Lung Cell Mol Physiol 2003; 284: L360-7.
11) Duggan M, McCaul CL, McNamara PJ, et al. Atelectasis causes vascular leak and lethal right ventricular failure in uninjured rat lungs. Am J Respir Crit Care Med 2003; 167: 1633-40.

12) Yu A, Shimoda L, Iyer N, et al. Impaired physiological responses to chronic hypoxia in mice partially deficient for hypoxia-inducible factor 1α. J Clin Invest 1999; 103: 691-6.
13) Lahiri S, Roy A, Baby S, et al. Oxygen sensing in the body. Prog Biophys Mol Biol 2006; 91: 249-286.
14) Williams SE, Wootton P, Mason HS, et al. Hemoxygenase-2 is an oxygen sensor for a calcium-sensitive potassium channel. Science 2004; 306: 2093-7.
15) Yuan JX. Oxygen-sensitive K (＋) channel (s) : where and what? Am J Physiol Lung Cell Mol Physiol 2001; 281: L1345-9.
16) Yan SF, Fujita T, Lu J, et al. Egr-1, a master switch coordinating upregulation of divergent gene families underlying ischemic stress. Nat Med 2000; 6: 1355-61.
17) Cummins EP, Taylor CT. Hypoxia-responsive transcription factors. Pflugers Arch 2005; 450: 363-71.
18) Xu C, Bailly-Maitre B, Reed JC. Endoplasmic reticulum stress: cell life and death decisions. J Clin Invest 2005; 115: 2656-64.
19) Wang GL, Semenza GL. General involvement of hypoxia-inducible factor 1 in transcriptional response to hypoxia. Proc Natl Acad Sci USA 1993; 90: 4304-8.
20) Wang GL, Jiang BH, Rue EA, et al. Hypoxia-inducible factor 1 is a basic-helix-loop-helix-PAS heterodimer regulated by cellular O_2 tension. Proc Natl Acad Sci USA 1995; 92: 5510-4.
21) Wang G, Semenza G. Purification and characterization of hypoxia-inducible factor 1. J Biol Chem 1995; 270: 1230-7.
22) Manalo DJ, Rowan A, Lavoie T, et al. Transcriptional regulation of vascular endothelial cell responses to hypoxia by HIF-1. Blood 2005; 105: 659-69.
23) Hirota K. Hypoxia-inducible factor 1, a master transcription factor of cellular hypoxic gene expression. J Anesthesia 2002; 16: 150-9.
24) Hirota K, Semenza G. Regulation of hypoxia-inducible factor 1 by prolyl and asparaginyl hydroxylases. Biochem Biophys Res Commun 2005; 338: 610-6.
25) Iyer NV, Kotch LE, Agani F, et al. Cellular and developmental control of O_2 homeostasis by hypoxia-inducible factor 1 alpha. Genes Dev 1998; 12: 149-62.
26) Carmeliet P, Dor Y, Herbert J, et al. Role of HIF-1alpha in hypoxia-mediated apoptosis, cell proliferation and tumour angiogenesis. Nature 1998; 394: 485-90.
27) Seagroves TN, Ryan HE, Lu H, et al. Transcription factor HIF-1 is a necessary mediator of the pasteur effect in mammalian cells. Mol Cell Biol 2001; 21: 3436-44.
28) Kasuno K, Takabuchi S, Fukuda K, et al. Nitric oxide induces hypoxia-inducible factor 1 activation that is dependent on MAP kinase and phosphatidylinositol 3-kinase signaling. J Biol Chem 2004; 279: 2550-8.
29) Itoh T, Namba T, Kazuhiko F, et al. Reversible inhibition of hypoxia-inducible factor 1 activation by exposure of hypoxic cells to the volatile anesthetic halothane. FEBS Lett 2001; 509: 225-9.
30) Takabuchi S, Hirota K, Nishi K, et al. The intravenous anesthetic propofol inhibits hypoxia-inducible factor 1 activity in an oxygen tension-dependent manner. FEBS Lett 2004; 577: 434-8.
31) Takabuchi S, Hirota K, Oda S, et al. Opioid receptor stimulation does not affect cellular hypoxia-induced gene responses mediated by hypoxia-inducible factor 1 in cultured cell lines. J Anesth 2005; 19: 263-5.
32) Nishi K, Hirota K, Takabuchi S, et al. The effect of local anesthetics on the cellular hypoxia-induced gene responses mediated by hypoxia-inducible factor 1. J Anesth 2005; 19: 54-9.
33) Takabuchi S, Hirota K, Nishi K, et al. The inhibitory effect of sodium nitroprusside on HIF-1 activation is not dependent on nitric oxide-soluble guanylyl cyclase pathway. Biochem

Biophys Res Commun 2004; 324: 417-23.
34) Knowles HJ, Tian YM, Mole DR, et al. Novel mechanism of action for hydralazine: induction of hypoxia-inducible factor-1alpha, vascular endothelial growth factor, and angiogenesis by inhibition of prolyl hydroxylases. Circ Res 2004; 95: 162-9.
35) Uchida T, Shirasawa M, Ware LB, et al. Receptor for advanced glycation end-products is a marker of type I cell injury in acute lung injury. Am J Respir Crit Care Med 2006; 173: 1008-15.
36) Thiel M, Chouker A, Ohta A, et al. Oxygenation inhibits the physiological tissue-protecting mechanism and thereby exacerbates acute inflammatory lung injury. PLoS Biol 2005; 3: e174.
37) Nakamura T, Nakamura H, Hoshino T, et al. Redox regulation of lung inflammation by thioredoxin. Antioxid Redox Signal 2005; 7: 60-71.
38) Hirota K, Nakamura H, Masutani H, et al. Thioredoxin superfamily and thioredoxin inducing agents. Ann N Y Acad Sci 2002; 957: 189-99.
39) Kelly BD, Hackett SF, Hirota K, et al. Cell type-specific regulation of angiogenic growth factor gene expression and induction of angiogenesis in nonischemic tissue by a constitutively active form of hypoxia-inducible factor 1. Circ Res 2003; 93: 1074-81.
40) Ryan HE, Lo J, Johnson RS. HIF-1 alpha is required for solid tumor formation and embryonic vascularization. Embo J 1998; 17: 3005-15.
41) Shimoda L, Manalo D, Sham J, et al. Partial HIF-1alpha deficiency impairs pulmonary arterial myocyte electrophysiological responses to hypoxia. Am J Physiol Lung Cell Mol Physiol 2001; 281: L202-8.
42) Kline DD, Peng YJ, Manalo DJ, et al. Defective carotid body function and impaired ventilatory responses to chronic hypoxia in mice partially deficient for hypoxia-inducible factor 1 alpha. Proc Natl Acad Sci USA 2002; 99: 821-6.
43) Cramer T, Yamanishi Y, Clausen BE, et al. HIF-1alpha is essential for myeloid cell-mediated inflammation. Cell 2003; 112: 645-57.
44) Cai Z, Manalo D, Wei G, et al. Hearts from rodents exposed to intermittent hypoxia or erythropoietin are protected against ischemia-reperfusion injury. Circulation 2003; 108: 79-85.
45) Schipani E, Ryan HE, Didrickson S, et al. Hypoxia in cartilage: HIF-1alpha is essential for chondrocyte growth arrest and survival. Genes Dev 2001; 15: 2865-76.
46) Yun Z, Maecker HL, Johnson RS, et al. Inhibition of PPAR gamma 2 gene expression by the HIF-1-regulated gene DEC1/Stra13: a mechanism for regulation of adipogenesis by hypoxia. Dev Cell 2002; 2: 331-41.

(広田 喜一)

臨床総論

1. 術前呼吸検査
2. 周術期呼吸合併症発症のメカニズム
3. 周術期の人工呼吸管理の要点
4. 肺塞栓症のメカニズムと予防
5. 呼吸合併症予防のための術後鎮痛法
6. 周術期におけるCHDFの応用

臨床総論

1 術前呼吸検査

はじめに

　術前呼吸検査には非侵襲的なものから，かなり患者に負担を強いるもの，上気道の評価から下気道の要素を評価するものまでさまざまである．本項では，さまざまな呼吸検査について説明し，実際にどのように検査計画を立てるかを述べる．

上気道の評価

　上気道の評価は，周術期における気道確保の難易，方法などを検討するために行われる．実際に検査が行われる前に，問診・視診をすることはたいへん重要なことである．上気道の評価に関する問診・視診上，ポイントになる項目と気道管理との関連性を表1の一部に示した．

1 問　診

　問診においては通常どおり，既往歴，合併症などを聴取する．過去の麻酔において挿管困難が指摘されている場合，当然，要注意である．それ以外に，マスク換気困難，挿管困難が報告されている疾患・病態についても表1にまとめた．問診における最初の3項目に関しては，睡眠時無呼吸症などの睡眠呼吸障害を意識したものである．睡眠呼吸障害がひどくなると日中傾眠を訴えることが多くなり，その重症度の参考になる．閉塞型睡眠時無呼吸（obstructive sleep apnea：OSA）の場合，通常よりマスクでの換気が困難であることが多い．なお，閉塞型と確定診断するには睡眠呼吸検査（Polysomnography：PSG）が基本的には必要である．鼻閉がある場合，気道として鼻腔が使えないこと，したがって，口腔のルート確保のため開口が必要になり，それは舌根部の開存性を低下させ，結果的にマスクでの換気が難しくなる可能性がある．また，見るからに肥満がある場合，当然，これらの問診は"はい"という答えになることが多いので，より，しつこく聴取すべきであろう．頸部伸展・屈曲が十分にできるか？の質問においては，物理的に可能か否かと神経症状の有無に関して聴取する．頸部脊柱管狭窄症などで減圧

1. 術前呼吸検査

表1　術前の問診・視診のポイント

項目	マスク換気困難	挿管困難
いびきをかくといわれるか？	○	△
睡眠中，息が止まっているといわれるか？	○	△
日中眠いか？	○	△
鼻づまりがひどいか？	○	△
頸部伸展・屈曲が不十分か？	○	○
以前，麻酔が難しい（挿管困難）といわれたことがあるか？	△	○
顎が小さいか？	○	○
歯並びが悪いか？	○	○
ぐらぐらする歯があるか？	×	○
入れ歯か？	○	△
開口が不十分か？	○	○
猪首か？	○	○
既往歴・合併症		
頸椎手術	○	○
頸部放射線治療	△	○
気道異物・腫瘍	○	○
頭頸部の皮弁による再建	○	○
慢性関節リウマチ	△	○
肥満症	○	△
先端肥大症	○	○
睡眠時無呼吸症	○	△
アデノイド増殖症・扁桃肥大症	○	△
モルキオ症候群	△	○
小耳症	△	○

注）問診・視診の回答が"はい"の場合，又は既往歴・合併症がある場合，マスク換気困難，挿管困難の可能性が○：有，×：無，△は可能性が低いが関連がある場合を示す。

および固定術を行った既往がある場合，挿管に際して理想的な嗅ぐ姿勢（sniffing position）をとることは困難だろう。頸部の伸展・屈曲に伴い，上肢にしびれ，痛みなどが出現する場合は，喉頭鏡によらない挿管方法を考慮すべきである。また，頸部に放射線治療が行われている場合は頸椎に問題がなくても，軟部組織の伸展が不良で喉頭展開の難易度は増す。

2 視　診

視診においては，頸部より上の解剖学的特徴に注意を払うべきである。小顎に関しては下顎が特に問題になるが，顔面形態を正面から観察しただけではわかりにくいので，側方からも観察し，上顎とのバランスに注意を払う。上顎も未発達であると下顎が小さいことに気づきにくいが，上顎に比し下顎が後退しているときは挿管が困難であることが多い。また，下顎が小さいとその体型が痩身であってもOSA患者であることがあり，マスク換気も難しい場合がある。口腔内の所見では歯列，舌，口蓋扁桃などに注意を払

う。歯列に関しては，上顎前突・上前歯の唇側傾斜（いわゆる出っ歯），叢生（乱杭歯），動揺歯（ぐらつきのある歯），義歯などが問題になる。上顎前突・上前歯の唇側傾斜の場合，喉頭展開時の前方障害物になり視野の妨げになる。下顎歯の叢生や複数の埋伏歯がある場合，小顎を合併していることがあり，注意が必要である。動揺歯，義歯（取り外しのできないもの）については，特に上顎前歯においては健常歯に比較し喉頭鏡での損傷の可能性が大きい。自歯においても根幹治療を行っている場合，健常歯に比較しもろいので，義歯と同様に考えるべきであろう。舌に関しては，末端肥大症，ベックウィズ・ウィードマン症候群などにみられる巨舌が要注意である。マスク換気困難・挿管困難の両方が起こりうる。口蓋扁桃肥大に関しては，アデノイド増殖症とともにマスク換気の妨げになる。開口が不十分のときは当然，挿管は難しくなる。短頸に関しては，それを合併するWeaver症候群，Costello症候群などで挿管困難との報告があるが，挿管困難に関して独立した危険因子かを検討した論文はわずかである。

3 検　査

a. マランパチ分類（Mallampati clasification）

マランパッチ分類（図1）は挿管難易度の指標になりうるとされるが，議論の余地もあり，単独で用いられると，その有用性は高くはないという評価のメタ解析が報告されている[1]。通常は，椅子に腰掛けてもらい上半身を垂直にした状態で，発声させずに評価し，Ⅲ，Ⅳ度で挿管困難の可能性が増すとされる。

b. 頤-甲状軟骨切痕間距離（thyromental distance：TMD）

TMDが短いと挿管が困難とされ，通常60mm以上あれば，挿管困難予測のスクリーニングテストとしては陰性と判断する。TMDは，おそらくは下顎の大きさ，首の長さと関連があるため，これらの間接的な指標となっていると考えられる。TMDは，体格によって影響を受けるため，身長によって補正することでよりよい指標になることが報告されている[2]。

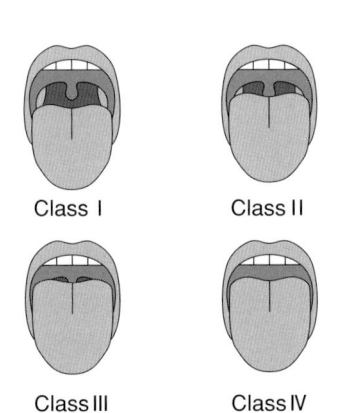

Ⅰ度	口蓋垂がすべてが見える
Ⅱ度	口蓋垂の先端が隠れる
Ⅲ度	軟口蓋と口蓋垂の基部しか見えない
Ⅳ度	硬口蓋しか見えない

図1　マランパチ分類

1. 術前呼吸検査

表2　Upper lip bite test	
Class I	下の歯で上口唇の赤い部分を越えて上口唇をかむことができる
Class II	下の歯で上口唇をかむことができるが，赤い部分は越えることができない
Class III	下の歯で上口唇をかむことができない

c. Upper lip bite test（ULB）

表2のように評価する。Khanら[3]によって報告されたベッドサイドで行いうる挿管困難を予測するテストである。Class IIIがより挿管しにくいとされている。このテストの有用性に関しては，いまだに定まっておらず，マランパチ分類と同様，単独で用いられるとその有用性に限界があるとの報告がある[4]。

d. 睡眠呼吸検査（PSG）または夜間睡眠時パルスオキシメトリー

睡眠呼吸障害の有無，程度を評価するには厳密には脳波測定も含まれるPSGが必要であるが，この疑いのある症例すべてに対し術前評価としてPSGを施行するのは事実上不可能である。次善の策としての夜間（睡眠時）パルスオキシメトリーなら，比較的簡単に施行できる。夜間パルスオキシメトリーは睡眠時に測定されたものほどその利用価値が高い。SpO_2の経時的変化を解析し算出した4％ODI（4% oxygen desaturation index；baselineより4％の酸素飽和度の低下が1時間あたり何回あるか）が閉塞性睡眠時無呼吸症のよい指標となり，単にマスク換気の難易の予想にとどまらず，周術期，特に術後の呼吸管理に役立つことも示唆されている[5]。

e. セファログラム（頭部X線規格写真）

セファログラムは一定の規格のもとに撮影された頭部のX線写真で，頭蓋顔面部の成長・発育の研究に用いられてきた。顎・顔面形態を客観的に評価できる利点がある。周術期管理に有用なのは側面像で，上・下顎の発達，舌骨の位置などを評価できる。また，軟部組織の多寡による気道の開存性に関してもある程度評価できる。しかし，セファログラムが実際にどの程度，気道管理に有用であるかは系統的研究がない。

f. 咽頭・喉頭内視鏡検査

ファイバースコープでの咽頭・喉頭の観察は，すべての症例においてルーチンに行う検査ではないが，上気道の評価に必須になることがある。咽頭・喉頭の異物，腫瘍，膿瘍形成，喉頭の炎症などにおいては，麻酔薬・筋弛緩薬の投与により気道自体が狭窄，閉塞する可能性がある。また，異物・腫瘍のため喉頭鏡による通常の挿管そのものが不適切な場合もある。これらの症例で気道確保の方法を検討するうえで，ファイバースコープによる観察は有用な情報となる。

表3 Hugh-Jonesの分類

Ⅰ度	同年齢の健康者と同様の労作ができ，歩行，階段の昇降も健康者並みにできる
Ⅱ度	同年齢の健康者と同様に歩行できるが，坂，階段の昇降は健康者並みにはできない
Ⅲ度	平地でさえ健康者並みには歩けないが，自分のペースでなら1.6 km（＝1 mile）以上歩ける
Ⅳ度	休みながらでなければ50 m以上歩けない
Ⅴ度	会話，着物の着脱にも息切れがする。息切れのため外出できない

下気道の評価

1 問診と理学的所見

　問診においては通常どおり，既往歴・合併症などを聴取する。呼吸機能に影響を及ぼす可能性がある疾患，気管支喘息，肺気腫，結核，肺切除などの既往が明らかになれば，その後の術前検査計画がより効率的になる。一方，日常生活がどれだけ行えるかを呼吸機能の面から評価したHugh-Jonesの分類（表3）は，呼吸予備力の評価としてよく用いられる。

　胸部の理学的所見としては，胸郭の視診のほか，肺野の聴診が重要である。ラ音の聴取，呼吸音の減弱などは呼吸器合併症の存在を強く疑わせる。喘息患者では，本人がなんの症状を訴えてなくても，聴診上，典型的な乾性ラ音を聴取することがある。ラ音の聴取は，全肺野で均等に聴取するわけではなく，局在する場合もあるので注意が必要である。また，呼吸パターンに関しても明らかな呼気の延長が認められれば，閉塞性の肺疾患を有している可能性は高くなる。

2 検査

a. 肺機能検査

　肺の機能は大きく分けて，換気，拡散，血流の3つの過程で行われている。それぞれに関して評価法がある。

　1）換気

　肺胞への空気の出入りを測定することになる。通常，一般肺機能検査といわれているのはスパイロメトリーでこれを評価していることになる。肺気量分画のうち，肺内に残存する気量はスパイロメトリーでは直接測定することはできず，ガス希釈法などの方法が必要になる。スパイロメトリーでは，努力呼出曲線はほぼルーチンに行われ，努力肺活量，1秒量などが求められる。もっともしばしば用いられる測定値が％肺活量と1秒率

の組み合わせで，機能障害を拘束性と閉塞性で分ける。拘束性障害には胸郭変形，胸腔内液貯留，火傷後の皮膚拘縮などがあり，なんらかの原因で伸展障害を起こしている。一方，閉塞性障害には喘息，慢性気管支炎，肺気腫があり呼出障害を認める。両者とも存在するものを混合性障害と呼んでいる。また，フローボリューム曲線もしばしば換気の評価のために用いられる。これは横軸に呼気量，縦軸に呼気流量をとったもので，視覚的にどのような障害が存在するかわかりやすい。

換気の均一性（あるいは局在性）を評価する場合，肺換気シンチグラフィを行うことになる。クリプトンガス（81mKr），ゼノンガスを吸入させながら，シンチカメラで撮影する。後述の血流シンチと同時検査が可能で換気-血流の分布を評価することが可能となる。

2）拡散

拡散は分子単位でみて，その分子が高濃度の部分から低濃度の部分へ移動する現象である。肺機能からみた拡散能でもっとも重要なものは，肺胞-肺毛細血管間における酸素の拡散である。通常，酸素肺拡散能（DL_{O_2}）は単位時間あたりに移動するその物質の量で考えられるが，当然，その量は濃度勾配に依存するし，血液中の赤血球へモグロビン濃度にも影響を受けるので複雑である。酸素の拡散能を直接測定するより，それによく相関する一酸化炭素肺拡散能DLcoを測定するのが一般的である。これは一酸化炭素のヘモグロビンとの親和性が酸素の約200倍と高いため，血液中に溶存する一酸化炭素の濃度を近似的に0とすることができ，測定系を単純にできる利点があるためである。

3）血流

肺血流は通常テクネチウムで標識されたアルブミン（99mTc-MAA）を静注後，シンチカメラで肺を撮影することで行われる（肺血流シンチ）。この検査は，肺塞栓症など局所的な血流障害がある疾患・病態に威力を発揮する。

b．動脈血ガス分析

通常，空気呼吸下で評価することになる。酸素化能は特に呼吸器系の既往がなくても，加齢により低下するのが普通である。簡易的には動脈血酸素分圧Pa_{O_2}＝100-0.3＊年齢でおおよその正常値が推定される。手術患者でもっとも重要視されてきたのは酸素化能であるが，二酸化炭素分圧Pa_{CO_2}の方が肺合併症の予測にはより有用性があるかもしれない[6]。

c．画像診断

呼吸器系の評価としての画像診断は，前述のシンチグラフィのほか，胸部単純X線写真と胸部X線CTがある。胸部単純X線写真では，胸郭の変形，気管・気管支の走行異常のほか，肺気腫，肺線維症，無気肺などが明らかになる。一方，胸部X線CTでは，肺気腫や肺線維症などのびまん性病変のほか，肺癌，肺囊胞，小さな無気肺など限局性病変の検出にも威力を発揮する。周術期管理としては，肺癌などの孤立性病変より，肺気腫，

肺線維症などのびまん性病変の方が呼吸機能により大きな影響を及ぼすので，機能評価としては，胸部単純X線撮影で十分なことが多い。ただし，胸部単純X線撮影では検出できないような小さな肺囊胞でも，呼吸管理に影響を与える。このような病変の検出においてはCTの有用性の方が高いといえよう。しかしながら，胸部単純X線写真の撮影が，予期せぬ異常を検出し，周術期管理に役立つことは比較的まれである。スクリーニング的にルーチンに行うべきではないとする意見もある[6]。X線CTに関しては，当然，ルーチンに行うものではない。

d．歩行テスト

歩行テストは問診上の息切れ，動悸，歩行速度などを実際に再現することができるので，症例によっては非常に大切なテストとなる。通常，経皮的酸素飽和度モニターを装着し，50メートル程度の平地を往復する。評価項目は時間内に歩行した距離，最低酸素飽和度の2つが通常である。時間は6分，10分，12分などさまざまであるが，呼吸機能に問題がある場合，3分程度で酸素飽和度の低下が明らかになることが多いようである。当然，膝・股関節など下肢に問題がある場合，評価は不正確になる。

術前呼吸検査の実際

術前に行われる呼吸検査の目的は，呼吸関連の合併症のリスクを判定し，有効な対策を立てることにある。上気道，下気道いずれの評価も，既往歴，現症を詳しく聴取するとともに，理学的所見に関しても患者に侵襲の少ないものがほとんどであるので，しっかりと評価しておくべきである。

1 上気道の評価

周術期における上気道に関するトラブルは重大な結果を引き起こす可能性が高い。表1に示す問診・視診は必ずすべて確認する。さらに，挿管困難の予測となりうる検査で，ベッドサイドでも簡単に行えるマランパッチ分類，TMD，ULBは侵襲がほとんどないことからも施行するべきと考えられる。睡眠呼吸障害の疑いが濃厚な場合は，夜間パルスオキシメトリーを行い，重症度を判定しておいた方がよい。

2 下気道の評価

下気道の評価に関して，どのような評価法が肺合併症のリスクを予見し，麻酔計画を立てるのに役立つかは統一した見解がない。病歴，理学所見はもっとも大切なものであるのに間違いはないと思われるが，いわゆる検査に関しては，その有用性は限られているとの報告も多い。一般的に，日本でルーチンに行われている検査は，欧米諸国では"やりすぎ"となる可能性が高いようである。検査計画を立てるとき，患者側の要因，手

1. 術前呼吸検査

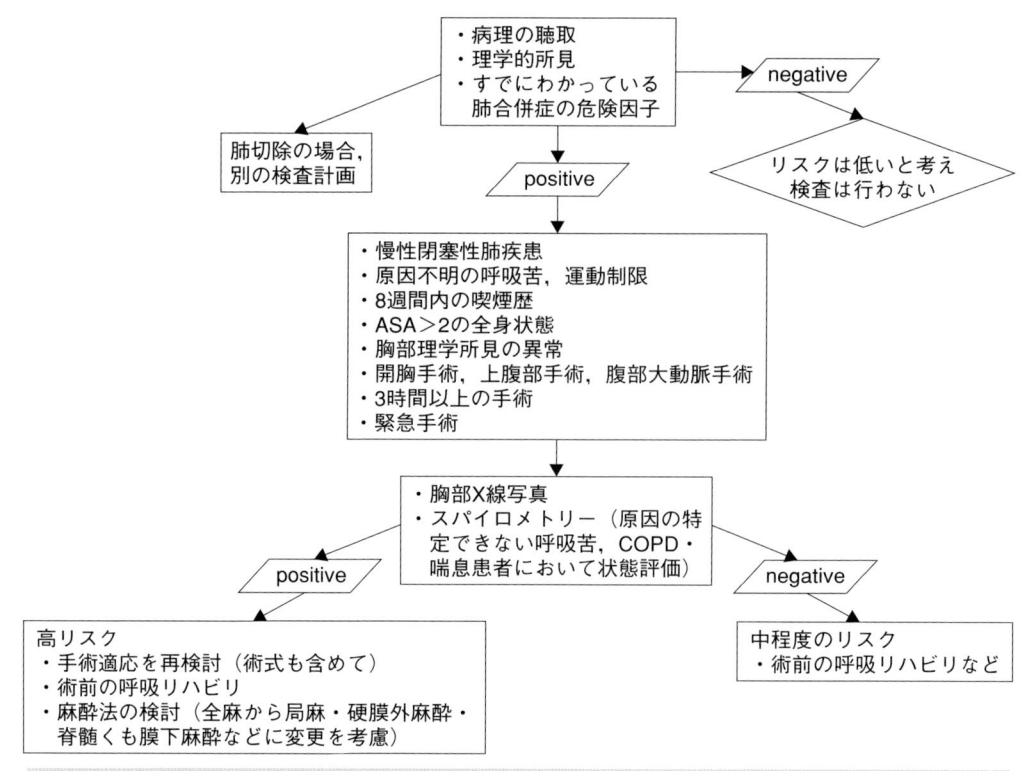

```
         ・病理の聴取
         ・理学的所見
         ・すでにわかっている     → negative
          肺合併症の危険因子
             ↓                    ↓
   肺切除の場合，              リスクは低いと考え
   別の検査計画                検査は行わない
             ↓
          positive
             ↓
   ・慢性閉塞性肺疾患
   ・原因不明の呼吸苦，運動制限
   ・8週間内の喫煙歴
   ・ASA＞2の全身状態
   ・胸部理学所見の異常
   ・開胸手術，上腹部手術，腹部大動脈手術
   ・3時間以上の手術
   ・緊急手術
             ↓
   ・胸部X線写真
   ・スパイロメトリー（原因の特
    定できない呼吸苦，COPD・
    喘息患者において状態評価）
      ↓                          ↓
   positive                    negative
      ↓                          ↓
   高リスク                   中程度のリスク
   ・手術適応を再検討（術式も含めて）    ・術前の呼吸リハビリなど
   ・術前の呼吸リハビリ
   ・麻酔法の検討（全麻から局麻・硬膜外麻酔・
    脊髄くも膜下麻酔などに変更を考慮）
```

図2　検査計画

肺合併症のリスクを中心に考えて計画。本文中に述べた他の検査に意味がないというわけではない。しかしながら，それらの検査結果が周術期管理に反映されるのは限られた症例といえる。

術の種類，麻酔法にも影響されるのも事実である。

　Smetana GWがインターネットコンテンツのUp to Dateに載せた検査計画を修正し図2に示した。EBMの観点から，リスク判定について有用性が高い，すなわち，麻酔計画や術後管理に反映できる場合のみ，検査を実施する。この際，特別な扱いが必要なのは肺切除の術前評価である。肺切除の術前評価に関しては，Weinberger SEが同じくUp to Dateに述べているが，その要点は，

①PFTをすべての患者に行う。

②PFTにてFEV$_{1.0}$が2l未満の場合，術後の予測FEV$_{1.0}$を計算する。

③PFTその他の所見で，境界に位置する患者ではDLcoを測定，術後の予測DLcoも計算する。

④最大酸素消費量（VmaxO$_2$）を測定する。

それらの解釈を表4に示した。なお，血液ガス分析に関しては，通常すべての肺切除症例に行うべき検査と考えられているが，Pa$_{O_2}$，Pa$_{CO_2}$いずれの値も，術後の肺合併症の予測に強く関連するという報告はない。もちろん，COPD患者などでこの値が異常値を示すことはよくあることであるが，これら単独では有用性が必ずしも高くないということである。

　ここに示した検査の考え方は多少conservativeすぎる印象が強いのも確かである。

表4 肺切除における検査結果と肺合併症のリスク

検査	通常のリスクとして許容できる限界
術前の1秒量（$FEV_{1.0}$）	2 l 以上または予測値の60％以上
術前の拡散能（DL_{CO}）	予測値の60％以上
術後の予測1秒量	800 ml 以上または予測値の40％以上
術後の予測拡散能	40％以上
最大酸素消費量	15 ml/kg/mim 以上

まとめ

　呼吸検査においては，特に下気道の評価に関してさまざまな検査が存在するが，その中で，EBMに照らし合わせ有用性が高いものは限られている．現在，日本で行われている多くの検査が肺合併症を予測したり，周術期管理に役立ったりするわけではないことを十分認識し，検査計画を見直す必要があると考えられる．

■参考文献

1) Shiga T, Wajima Z, Inoue T, et al. Predicting difficult intubation in apparently normal patients: a meta-analysis of bedside screening test performance. Anesthesiology 2005; 103: 429-37.
2) Krobbuaban B, Diregpoke S, Kumkeaw S, et al. The predictive value of the height ratio and thyromental distance: four predictive tests for difficult laryngoscopy. Anesth Analg 2005; 101: 1542-5.
3) Khan ZH, Kashfi A, Ebrahimkhani E. A comparison of the upper lip bite test (a simple new technique) with modified Mallampati classification in predicting difficulty in endotracheal intubation: a prospective blinded study. Anesth Analg 2003; 96: 595-9.
4) Eberhart LH, Arndt C, Cierpka T, et al. The reliability and validity of the upper lip bite test compared with the Mallampati classification to predict difficult laryngoscopy: an external prospective evaluation. Anesth Analg 2005; 101: 284-9.
5) Isono S, Sha M, Suzukawa M, et al. Preoperative nocturnal desaturations as a risk factor for late postoperative nocturnal desaturations. Br J Anaesth 1998; 80: 602-5.
6) Smetana GW, Lawrence VA, Cornell JE. Preoperative pulmonary risk stratification for noncardiothoracic surgery: systematic review for the American College of Physicians. Ann Intern Med 2006; 144: 581-95.

〈石川　輝彦〉

臨床総論 2 周術期呼吸合併症発症のメカニズム

はじめに

　周術期呼吸合併症が麻酔科医にとって大きな関心事であることに異論はないであろうし，それに関する研究も枚挙にいとまがない．重症の慢性閉塞性肺疾患（chronic obstructive pulmonary disease：COPD）患者において心肺など胸部を除く手術後の呼吸合併症の発生は37％に及んだとする報告もある[1]．しかし何をもって周術期呼吸合併症とするかは研究者により異なり，気管支痙攣，喉頭痙攣，無気肺，肺塞栓症，誤嚥性肺炎，細菌性肺炎，胸水貯留から気管挿管の遷延やICU滞在の遷延，そして持続性の咳を含めるものまであり，研究間の単純な比較は意味がない．

　また術前の肺機能検査，ASAのphysical statusに代表されるような全身状態のスコアリング，緊急手術，麻酔時間など術前，術中の種々の要因と周術期呼吸合併症との相関についても多くの研究がある[2,3]．しかし本項ではこれらの要因について論ずることは避け，術前合併症などの身体的要因や麻酔・手術の周術期呼吸合併症への関与をいくつかの呼吸合併症に焦点を絞り，病態生理学的な観点からやや専門的に概括してみたい．

　気管支喘息や気道過敏性に関連する合併症，周術期肺塞栓症，そして睡眠時呼吸障害と上気道閉塞に関連する合併症については他項（臨床各論2．気道過敏性を有する患者の呼吸管理，臨床総論4．肺塞栓発症のメカニズムと予防，および臨床各論1．気道確保に難渋する患者の呼吸管理）にゆずり本項では扱わない．

麻酔薬による肺への生物学的作用

　術後呼吸合併症に結びつき得る吸入麻酔薬の呼吸器への生物学的作用としては，肺胞マクロファージの数および活性の低下，肺胞毛細血管の透過性亢進，気道繊毛運動の抑制，肺サーファクタント放出の抑制，肺における一酸化窒素合成酵素の活性亢進，そして肺血管のα刺激薬に対する感受性の上昇などがある[4]．これらが単独で周術期呼吸合併症を引き起こすとは考えにくいが，喫煙やCOPDにおけるような気道上皮傷害などの患者側因子と相まって増悪因子となりえる．

1 肺胞マクロファージの数と活性の低下

　小谷は，肺胞に常在する肺胞マクロファージを題材として肺胞洗浄液を用い，手術や麻酔の肺に対する侵襲を検討している。肺胞細胞の90％が肺胞マクロファージであり，残り10％の肺胞免疫細胞のほとんどがリンパ球である。健常肺では好中球はほとんど見られず，好中球の肺胞内での存在は肺における炎症反応の程度を反映する[5]。Kotaniらは手術・麻酔時間が遷延するにつれて肺胞マクロファージの凝集が亢進すること[6]，さらに好中球流入や凝集の亢進と相関してインターロイキン（interleukin：IL）-1β，IL-8，IFNκ，TNFαなど炎症性サイトカインの遺伝子発現が手術・麻酔の遷延につれて高まることを見出し[7]，手術・麻酔の遷延が肺に炎症反応を引き起こすことを見出した。

　また彼らは貪食能や殺菌能で示される肺胞マクロファージの抗菌能に及ぼす手術・麻酔の影響について評価したところ，手術・麻酔が遷延するにつれて抗菌能は抑制されることを見出した[8]。この肺胞マクロファージによる炎症反応の亢進や，抗菌能の低下は，プロポフォールよりもイソフルラン麻酔で強いという。

　彼らは吸入麻酔薬と陽圧換気の肺炎症反応への相互作用を調べた[9]。ラットにおいて2時間の陽圧換気はTNFα，MIP-2（ヒトではIL-8に相当）の遺伝子発現を増加させた。陽圧換気に吸入麻酔薬（ハロタン，エンフルラン，イソフルラン，セボフルラン）を吸入させると，さらにIL-1β，TNFα，IFNκ，MIP-2のサイトカインの遺伝子発現が増強し，陽圧換気が惹起した肺の炎症反応は，吸入麻酔薬によってさらに増悪されることが示唆された。

　これらのことは手術・麻酔そのものが肺に炎症性反応を引き起こすとともに抗菌能を低下させ，術後肺炎などの呼吸合併症の引き金となりうることを示唆している。

2 気道線毛運動の抑制

　気道防御としての線毛運動の抑制は喀痰排出を妨げ無気肺や肺炎の発症につながる。気管から終末細気管支にかけての気道は線毛上皮と粘液に覆われ，ただちに接する外界から気道を防御している。線毛は機械的バリアとして粘液に捕捉された気道内微小異物を口側に運搬して喀痰として排出する役目を担い，粘液が気道粘膜表面を覆い抗酸化作用など化学的防御膜として，また微生物や炎症細胞が気道上皮に接着・侵入するのを防ぐ生物学的防御バリアとしても働く[10]。気管挿管や気管内吸引といった機械的刺激，あるいは喫煙や高濃度酸素吸入などの化学的刺激は気道線毛運動を抑制するが，麻酔薬もまた線毛運動に影響する。吸入麻酔薬ではハロタン，エンフルラン，イソフルランは気道線毛運動を抑制するが亜酸化窒素とセボフルランの抑制作用はかなり弱い。静脈麻酔薬ではチオペンタール，プロポフォール，ミダゾラム，ケタミンは気道線毛運動に影響しないが，ペントバルビタールやジアゼパムは抑制する。モルヒネ，フェンタニルは影響しない。これらの結果の多くは摘出されたヒト鼻粘膜や動物の摘出標本を使って得られたものではあるが，臨床上参考にすべきであろう。

3 肺胞-毛細血管間の透過性亢進

ハロタン，イソフルラン，デスフルランなどハロゲン化吸入麻酔薬は臓器虚血後の再灌流性肺傷害による肺胞膜の透過性亢進を助長しうる[11)12)]。大動脈遮断を伴う胸部や腹部大動脈術後の呼吸合併症の発生は36％に及ぶとする報告もある[13)]。それらの肺傷害の機序としては，遠隔臓器の虚血後再灌流によって引き起こされる好中球の増多や炎症性メディエータなどが肺で捕捉されることが考えられている[11)]。そのひとつ，キサンチン・オキシダーゼによって誘導される過酸化物による肺傷害をハロゲン化吸入麻酔薬は増悪させる[11)14)]。同じ機序による肺傷害はほかにも腹部内臓など臓器虚血を引き起こすような病態では起こりうるが，そうした病態において臨床使用濃度のハロゲン化吸入麻酔薬がどの程度肺傷害に加担するのかは今後の研究の成果を待つ必要がある。

4 サーファクタント放出の抑制

肺サーファクタントは気液界面の表面張力を減らすことにより呼吸仕事量を減らす。サーファクタントは気道粘液と同様に気道からの異物除去を円滑にし，肺胞マクロファージの殺菌作用を増強する。ハロタンやイソフルランはⅡ型肺胞細胞（ラット培養細胞）サーファクタントの主な脂質であるフォスファチジルコリンの合成を用量かつ曝露時間に依存性に抑制する。これは臨床濃度4時間の吸入で有意になるという[15)]。

麻酔・手術と換気力学

麻酔や手術が呼吸筋の働きに影響することは容易に想像できる[16)]。高用量では多くの全身麻酔は呼吸筋群全体の活動を抑制するが，中用量では呼吸筋全体の活動を一様に抑えるというよりは，むしろ各呼吸筋への神経ドライブのタイミングや強さにばらつきを引き起こし，呼吸筋同士の協調を損なうことにより呼吸筋群全体としての活動を抑制する[17)]。1MACのハロタン麻酔下でのCO_2応答では，胸壁の主たる吸気筋である傍胸骨筋の活動は低下するが，横隔膜の活動はむしろ増強し，両者の呼吸位相に差が生じる[18)]。こうした各呼吸筋の協調障害により非効率的な換気となり，動きの悪い部位の肺容量の減少を引き起こし，それが機能的残気量（functional residual capacity：FRC）の低下ひいては無気肺を招く[17)]。その影響は術後まで遷延し，そうした非効率的な呼吸筋の活動は呼吸筋疲労にもつながる。

硬膜外麻酔は上部胸椎レベルまで及べばCO_2負荷時の傍胸骨筋の活動を抑制する。横隔膜活動は影響を受けず，胸壁と横隔膜との位相のずれはないものの結果として上述のハロタン麻酔時のような非効率的な換気となる[19)20)]。これには肋間筋を支配する上行性および下行性経路の遮断が関与しているのであろう[21)]。術後に局所麻酔薬を用いた胸部硬膜外鎮痛を行う場合はこうした呼吸筋群同士の協調障害を頭の片隅に置いておくべき

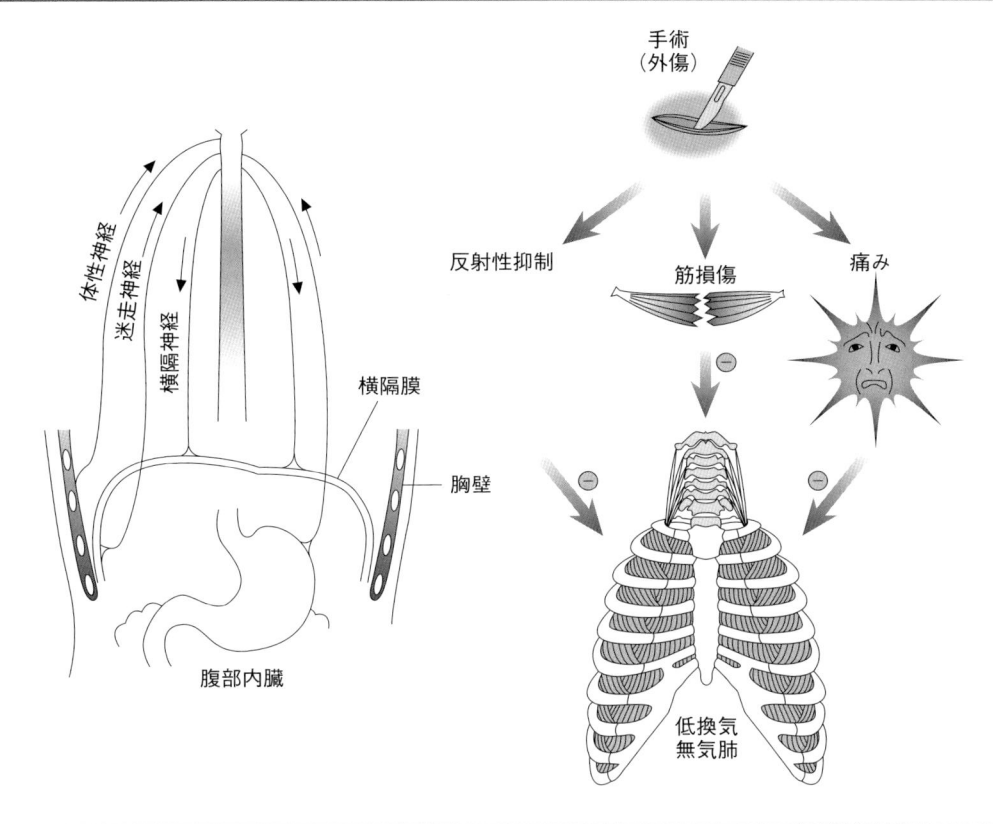

図1　手術による呼吸筋失調

詳細は本文参照。

（Warner DO. Preventing postoperative pulmonary complications: the role of the anesthesiologist. Anesthesiology 2000; 92: 1467-72 より引用）

だろう。特に肋間筋の損傷や胸郭変形を必然的に伴う胸部手術などではその影響は強くなる。

　また胸郭や腹部手術では，手術による直接の広い意味での胸郭損傷を考える必要がある（図1）。これには少なくとも3つの機序が考えられる。①手術により切開された肋間筋や腹筋群などの呼吸筋は，たとえ再縫合されたとしてもその収縮効率は低下する。②術後痛により呼吸運動は随意的に抑制される[22]。③内臓への刺激（例えば胆嚢牽引とか食道拡張など）が横隔運動神経の活動を抑制し呼吸筋の活動を低下させる。これは横隔膜の収縮下降を最小化するように働く。この神経反射性の呼吸筋活動の失調は迷走神経ブロックによっては一部しか抑制できないことから，複数の上行性経路が関与しているらしい[23]。このことは腹腔鏡や胸腔鏡手術により，呼吸筋の損傷や術後痛からの解放が行われたとしても，呼吸筋群の運動失調を完全に除去することはできないことを示している[24,25]。そのほかに横隔膜に近接する手術部の炎症性反応が横隔神経の呼吸性発火に影響することもあるらしい。術後早期の低酸素血症が体表手術よりも胸腹部や上腹部の手術で起こりやすいことや，術後早期の無気肺が下肢手術に比し開腹手術で高率に遷延するのもこうした機序に起因するであろう[26]。

　また開胸術による肺操作が気道のトーンや過敏性を上昇させるという報告があり[27]，

こうした状況下では気道分泌物や気道感染といった気道刺激が気管支痙攣を引き起こすきっかけとなりうる。それゆえ，喘息やCOPDのない患者に対しても気管支拡張薬の投与が術後呼吸管理に有用となる可能性はある[26]。

麻酔と無気肺

麻酔時の無気肺の成因の詳細については他項（基礎知識1．周術期呼吸管理に必要な呼吸管理の知識）にゆずり，あるいは成書を参照されたい[28]。ここでは無気肺と周術期呼吸合併症との相関について述べる。

開腹術によってFRCは約50％減少し術前肺容量への回復には1〜2週間要する[29]というBeecherの古典的研究以来，麻酔と無気肺との因果関係は周術期呼吸合併症の主要テーマのひとつであった。麻酔による無気肺の発生とその機序に関しては1980年代にスウェーデンHedenstierna一派のCTを用いた一連の研究で一挙に解明が進んだ[30]。全身麻酔の導入とほぼ同時に無気肺が発生するがそれは下側の肺に顕著に起こる。これは横隔膜の頭側への変位によるが，この変位は下側の横隔膜に限られ，上側の横隔膜の変位はさまざまである。Gunnarssonらによれば，肺機能検査が正常な23〜69歳の患者45人中39人に麻酔により無気肺が発生した。無気肺の程度に喫煙者と非喫煙者との間で差は見られず，年齢との相関もなかったという。麻酔中，肺内シャントと無気肺面積との間には，

シャント＝1.6×無気肺面積＋7　（r＝0.81，P＜0.001）

の相関が見られた。麻酔中の肺内シャントに対する加齢の影響はなかった。加齢につれてPa_{O_2}は低下したが，これは加齢に伴う換気血流分布のばらつきの増大や，換気血流比の低い領域への血流量増加によるものである。また健康者では麻酔導入とともにCT上の横隔膜頭側端位における肺断面積は有意に減少し，麻酔によるFRCの減少を示唆した。興味深いことに，COPD患者では麻酔による無気肺は起こらないし，それによる肺内シャントの増加もない[31]。この理由として，COPDでは気流制限による内因性PEEPが働くこと，そして覚醒時には腹筋群まで動員して行う努力性呼気が麻酔や筋弛緩によってなくなることによるのであろうと考えられている[32]。

麻酔導入時に高濃度酸素によるpreoxygenationを行わず低濃度酸素を吸入させたり[33]，呼気終末陽圧（positive end-expiratory pressure：PEEP）を付加した陽圧換気を用いることで[34]無気肺を回避することができるという。しかし気管挿管に手間取った場合の低酸素症の危険を冒してまで低濃度酸素投与を優先させることには疑問が残ろう。

無気肺や肺虚脱が肺炎につながるという観点からは，術後呼吸合併症を予防するのに間違いなくいいといえるのは，肺容量を多く保つということだけである。肺容量を多く保つことにより肺の拡張力を増やして無気肺を起こりにくくする。これを行うには間欠的陽圧呼吸（intermittent positive pressure breathing：IPPB），深呼吸訓練，インセンティブ・スパイロメトリー，呼吸理学療法などがあり，いずれの方法でも呼吸合併症の発症を半分以下に減らすことができる[35]。単純で安価でありかつ患者が客観的に目標を見ることができるという点でインセンティブ・スパイロメトリーの利点は大きい[17]。

1 硬膜外鎮痛と周術期呼吸合併症

　術後鎮痛に硬膜外鎮痛法が使われ始めて以来，硬膜外鎮痛法が術後肺合併症を減らすかということが話題であった。硬膜外鎮痛法の有用性については他項（臨床総論 5. 呼吸合併症予防のための術後鎮痛法）にゆずり，ここではあえてdevil's advocateの論点もあることを紹介したい。多くの論文は硬膜外ブロックに手放し的といっていいほど好意的であり，硬膜外ブロックは痛みを緩和しまた横隔膜の反射性抑制を解除することにより1回換気量や肺活量を増加させるという[36]。しかし，同時に硬膜外ブロックは他の呼吸筋を麻痺させ呼吸パターンに影響しうるし，横隔神経や迷走神経上行路を介する反射性抑制を制御することはできないだろう。事実，肺切除術後，胸部硬膜外ブロックにより1回換気量は増加したが，半数例で奇異呼吸が観察されている[37]。硬膜外鎮痛が術後呼吸合併症を減少させるか否かについては観察結果の解釈が難しい[38]。そもそも重度の呼吸合併症の発症が少ないため，対象数が限られた研究では結果の有効性に問題がある。その欠陥を克服するためにメタアナリシスを行い，術後無気肺の予防に硬膜外鎮痛の有効性を示した報告もあるが[39]，メタアナリシスの題材となった個々の研究の症例数の少なさに根本的な問題があるのでそれを使ったメタアナリシス自体の有効性にも疑義がありうる。事実，さらにコントロールされた研究では硬膜外鎮痛は痛みを軽減し安楽には有効であったが，術後呼吸合併症の発症には効果なく，かえって低血圧のリスクを増やしたとしている[40]。いずれにせよ，こうした硬膜外麻酔が術後呼吸合併症を減らすか否かについての賛否は，独立要因としては呼吸合併症発症に対する痛みの関与があまり大きくはないことを示唆しているのかもしれない。

2 呼吸機能検査の有用性

　術後呼吸合併症のリスクファクターとして，術野（胸部，腹部はもっともリスクが高い），喫煙，呼吸器疾患の罹患などが挙げられる。確かに肺機能検査は肺切除術後の呼吸機能の予測には役立つではあろうが，呼吸合併症発症を予測するのには無効である[41]とするのが趨勢である。事実1秒量は重症の呼吸器病を合併した喫煙患者においてさえ，術後呼吸合併症の独立したリスクファクターとはなりえなかった[38]。肺機能検査は術前の呼吸機能を改善するための評価指標として用いるべきであり[26]，決して術後呼吸合併症を予測する武器にはなりえないであろう。例えばスパイロメトリーやピークフローは喘息の状態を認識できないような喘息患者に対し，病態をモニターする意味で用いれば有用であろう。こうした意味で用いるのでなければ，術前のルーチンの肺機能検査は単なる医療資源の無駄遣いであろう[38)42]とまで極言する研究者たちもいる。同じように術前の安静時血液ガスもリスク評価に意味がないことが多い[26]。術後における肺酸素化や換気障害の原因は単一ではなく，術後低酸素血症の発症やその程度を，術前の安静時血液ガスから予測することは困難だからである。

喫煙と肺傷害

　喫煙が無気肺や肺炎など術後呼吸合併症の主たる要因のひとつになっていることに異論をはさむ余地はないであろう。必ずしも判然と分けられるわけではないが、喫煙そのものの影響と喫煙によってもたらされるCOPDなどの呼吸器系疾患による影響とを区別して考える必要がある。喫煙は肺での持続的な炎症状態を引き起こす。①杯細胞の過形成、②扁平上皮化生、③粘膜下粘液分泌腺の肥大、④平滑筋細胞と結合組織の増生、⑤粘液過分泌、そして⑥マクロファージやCD8＋T細胞を主とする炎症細胞浸潤である。それらは端的にいえば慢性的な炎症反応と気管支平滑筋および結合組織の過形成・肥厚（remodeling）であり、持続的喫煙の結果起こってくる慢性気管支炎などの病態と区別はつかず、程度の差だけであるといってもよいであろう[43]。

　喫煙者ではCOPDがなくとも、メタコリンなどムスカリン作動薬の吸入で誘発される下気道の過敏性[44]やアンモニア蒸気吸入で誘発される上気道の過敏性[45]は亢進している（図2）。それにもかかわらずカプサイシン[46]やクエン酸[47]の吸入で誘発される咳反射は減弱している。これは咳反射を司る感覚神経の神経ペプチドが枯渇していることを示唆しており、喫煙者では気道の過敏性がありながら気道防禦反射が低下しており、誤嚥につながりやすいことを意味する。また喫煙者では肺機能検査では異常を示さない程度の

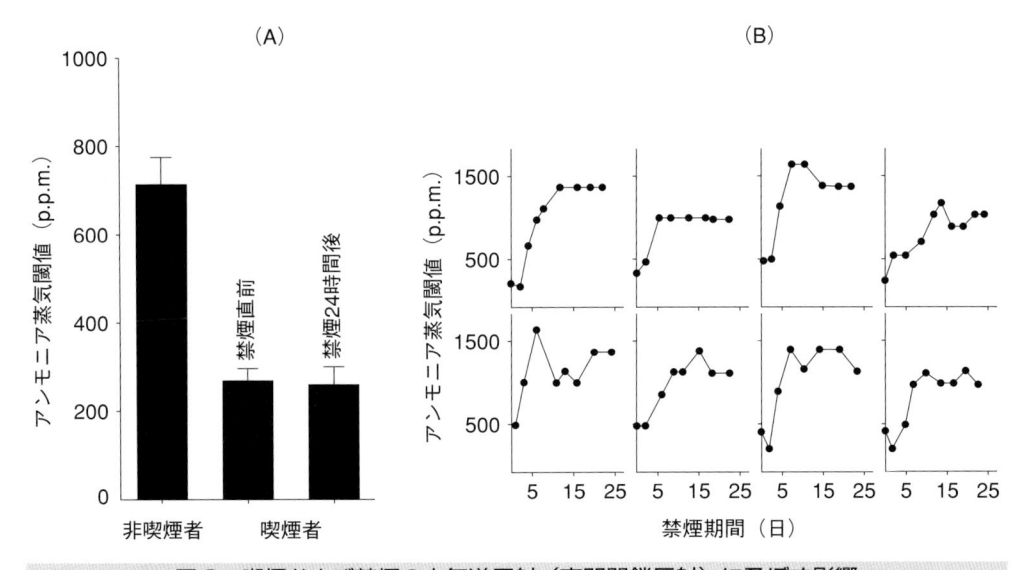

図2　喫煙および禁煙の上気道反射（声門閉鎖反射）に及ぼす影響
　アンモニア蒸気を吸入させて、声門閉鎖反射を引き起こすアンモニア蒸気の最小濃度で比較した。
　(A) 非喫煙者、そして喫煙者で禁煙直前および禁煙24時間後に測定した。喫煙者は非喫煙者に比べ有意にアンモニア閾値が低かった。
　(B) 喫煙者8名における禁煙後のアンモニア閾値の変化。大まかには禁煙後数日でアンモニア閾値は上昇して安定した。この結果から上気道の易刺激性に関するかぎり、1週間の禁煙でかなり回復するといえるかもしれない。
　（Erskine RJ, Murphy PJ, Langton JA. Sensitivity of upper airway reflexes in cigarette smokers: effect of abstinence. Br J Anaesth 1994; 73: 298-302 より引用）

軽度障害であっても，咳による線毛浄化力は低下している[48]。

ところでACE阻害薬は非喫煙者では咳反射を増強するが[49]，喫煙者において咳反射を回復するといわれており[50]，また高血圧患者や脳卒中後の患者でもACE阻害薬を服用している患者では肺炎の発症が少ないといわれており[51)52]，これを有利に使うべきであろう。

喫煙者の周術期肺合併症に対する麻酔の影響に関してはKotaniらの一連の研究がある[53)~55]。Kotaniらは，ラット[53]およびヒト[54]で麻酔そのものが引き起こす肺胞マクロファージの抗菌能の抑制を喫煙がどのように修飾するかを検討した。いずれにおいても喫煙は麻酔による抗菌能抑制をさらに悪化させることが示され，喫煙が術後肺合併症の大きな危険因子であることを示唆している。さらに彼らは術前の禁煙期間が手術・麻酔による肺胞マクロファージの抗菌能抑制にどう影響するかを検討した[55]。肺胞マクロファージの抗菌能の回復には約3カ月，サイトカインの炎症による遺伝子発現で示されるマクロファージの炎症調節反応の正常化には約6カ月要することが示された。これはタバコによる呼吸器への影響を除くための禁煙期間は数カ月とする諸家の臨床データ[56]と符合する。またKonradらは術前の肺機能検査に差がない喫煙者と非喫煙者において，麻酔終了時に気管支線毛の浄化能を測定したところ，喫煙者では有意に低下していた[57]。喫煙者における気管支線毛浄化能の低下が，喫煙そのものによるのか，それとも喫煙に麻酔が加わったために顕在化したのかはこの研究では明らかではないが，少なくとも喫煙者において肺炎など術後肺合併症の誘発因子として気管支線毛浄化能の低下が関与しているとはいえるだろう。

COPDと周術期呼吸合併症

患者側のリスクとしての呼吸器合併症ではCOPDがもっとも有力なものであろう。しかし重度の低肺機能の肺気腫患者に対し肺容量減量手術が安全に行われていることを考えると，肺機能試験で現れる呼吸機能，換気血流のアンバランスや呼吸筋の易疲労性といった生理的な機能の低下そのものが術後呼吸合併症に直接結びつくとするのは早計であろう。むしろ理学療法や気管支拡張薬，ステロイドなどによるbronchial toiletingや気道過敏性の沈静化，あるいは呼吸訓練による肺機能の改善や呼吸筋力回復を術前に十分に図っておくことが術後の呼吸合併症を防ぐ鍵を握る[26)58]。また在宅酸素療法の適応とまではならない低酸素症の患者でも，術前からの持続酸素投与は肺高血圧とそれに起因する心負荷を軽減させる。

肺水腫

肺水腫の機序を表1に示したが，周術期にはいずれの機序による肺水腫も起こりうる。肺胞にまで液漏出を見るような顕性の肺水腫の発症はまれだが，不顕性の血管外肺水分

表1　肺水腫の分類

機序	疾患例
肺毛細血管静水圧の増加 (high pressure edema)	僧帽弁狭窄，左心不全，肺静脈閉塞，過剰輸液，腎不全
肺毛細血管透過性の亢進 (permeability edema)	毒性物質の吸入，細菌性あるいはウイルス性肺炎，敗血症，DIC，誤嚥，放射線照射，酸素中毒，遠隔臓器の虚血と再灌流
リンパ管不全	珪肺，癌性リンパ管症，胸管閉塞
膠質浸透圧の低下	低蛋白血症（ネフローゼ，肝硬変など）
肺間質陰圧の増加	過膨張，胸水の急速な除去，上気道閉塞
混合型あるいは原因不明	高地肺水腫，神経原性肺水腫

〔北里大学医療衛生学部医療情報学研究室．内科学電子教科書，内科診断検査アクセス，呼吸器疾患．(http://bme.ahs.kitasato-u.ac.jp/qrs/) 2005 より改変引用〕

量の増加を来し肺酸素化の悪化を見ることは案外多いかもしれない．低蛋白血症時には血管周囲組織の蛋白質濃度も低くなるので，低蛋白血症は単独では必ずしも肺水腫の原因にはならないとする考えもあるが，現在支持は受けていないようである[59]．

　術数日後の回復期に，過量の輸液がいわゆるサード・スペースから体液の血管内への流入と重なって体液過剰となり肺水腫を引き起こしうる．Arieff は純然たる過剰輸液が原因で，なんの予兆もなく心停止で発見された肺水腫の数例を報告しているが[60] これはまれである．いまだに議論が分かれてはいるものの，術後の全身状態の回復に術中の十分な輸液が有用であるとの見解も支持をえており[61]，こうした術中の過量輸液そのものが引き起こしうる肺水腫を念頭に置くべきであろう．特に心や腎機能が低下した患者で輸液が相対的に過剰となり肺水分量の増加による肺酸素化の悪化を引き起こす可能性は低くないので注意が必要である．

　また経膀胱的前立腺摘除術で粘膜面より灌流液が大量に血流内に吸収され肺水腫を引き起こす，いわゆる水中毒は現在でもまれに見られるが，Arieff らの症例には内視鏡的な子宮内膜焼灼術の術後患者も含まれており，灌流洗浄しながら行う内視鏡手術では注意を要する．

1 陰圧性肺水腫，上気道閉塞と肺水腫

　アデノイド増殖症や扁桃肥大に対するアデノイド・扁桃切除術後には頻度こそ少ないが急激に肺水腫が起こりうる．これは突然気道閉塞が解除されることによる．考えられる機序のひとつに次のようなものがある[62]．術前はアデノイドや扁桃による気道狭窄があるために吸気時に強い胸腔内陰圧が発生し，これにより静脈還流が増し肺血流量を増大させる．気道閉塞のない健常な子供では吸気時の胸腔内圧は $-2.5～-10\,cmH_2O$ であるのに対し，気道閉塞のある子供では $-30\,cmH_2O$ に達し，強い陰圧は肺間質の気管支周囲や血管周囲へ及び，肺微小血管系の毛細管壁を破綻させる．これと同調して右心系へ

の灌流の増加は前負荷の増大を招き，漏れやすい毛細血管系のために肺胞腔への漏出を促進させる。ところが，気道閉塞があれば呼気時には胸腔内圧も肺胞内圧も陽圧となり肺への静脈還流や肺血流量を減少させ，また毛細血管圧-肺胞内圧格差を減らし，上述の機構に拮抗するように働く。アデノイドや扁桃切除により気道閉塞を解除することで，この呼気時の拮抗性機序が消失して気道内圧は低下する。さらに静脈還流が増加し，肺内静水圧は上昇してついには肺水腫となる。両心への容量負荷やドレナージとしての肺リンパ系を介する急速な除水が行われなければ状況を増悪させる。これを回避するためには，麻酔導入時には中等度の陽圧を気道内にかけ，循環系の順応が起こるのを待つことも一法である。同じようなことは喉頭蓋炎，喉頭痙攣，あるいは鼻腔パックによる人工的上気道閉塞[63]による気道閉塞でも起こりえ，ときには気道出血に至る[64][65]。

2 産科と肺水腫

産科疾患での肺水腫の発生は決して少なくない。ある施設の63,000例の妊娠・分娩例の調査では0.08％が肺水腫と診断された[66]。47％が分娩前，14％が分娩中，39％が分娩後に発症した。主たる発症因としては，子宮収縮抑制薬の使用（25.5％），心疾患を原疾患として持つ（25.5％），輸液過剰（21.5％），そして子癇前症（18％）である。早期産を防ぐために投与されるリトドリンやテルブタリンなどβ刺激薬や硫酸マグネシウムの子宮収縮抑制薬により（特に投与が長引くにつれて）肺水腫を発症することがある。発症率は10％近いとする報告さえある[67]。いくつかの要因が絡み合って発症するようである[68]。①水の過負荷はおそらくもっとも重要な要素である。リトドリンは抗利尿ホルモンやレニンの放出を促し，水とナトリウムの蓄積を引き起こす。リトドリン投与に大量の輸液（特に生理食塩水）を伴えば水負荷を増悪することになる。②β刺激作用による心拍数の持続的増加は，拡張期充満や収縮駆出時間を減らし，やがては心機能低下，心不全につながる。特に僧帽弁狭窄のような心疾患を有する患者では注意を要する。こうした薬物の投与が長期に及べば，褐色細胞腫患者で時折見られるカテコラミン心筋症と同じような病態を呈することもある。③リトドリンは補体活性化を介して血管内皮損傷を引き起こすといわれており，透過性亢進型の肺水腫につながる。また感染があればこれを増悪させる[69]。

子癇前症の診断が蛋白尿を伴う高血圧によってなされる（全身性浮腫を伴うこともそうでないこともある）ことから，子癇前症に合併する肺水腫の原因のひとつが後負荷の増大による左心機能低下であることは容易に分かる。しかし子癇前症に伴う肺水腫の原因も単一ではなく[70]，低蛋白血症や肺毛細血管内皮傷害による透過性亢進も重要な要因である。

誤嚥性肺炎

Aspirationという語は誤嚥とも吸引とも訳されるが，ここではより多く使われる誤嚥に

統一する。周知のように厳密にはaspiration pneumonitisとaspiration pneumoniaに区別される。Aspiration pneumonitisは薬物過量によって病院に運ばれた患者の約10%に発生し，全身麻酔の手術後3,000例に1例の割合で発症し，麻酔関連死の10～30%を占めるといわれている[71]。Pneumonitisでは酸吸引後，2相性の肺傷害の経過を示す。最初の相は，酸吸引後1,2時間でピークに達し，低pHの吸引物が肺胞毛細血管界面を形成する細胞を直接傷害することによる。第2相は吸引後4～6時間後にピークを迎え，好中球の肺胞や間質への浸潤といった急性炎症の病理像を取る。吸引後にTNFα，IL-8，シクロオキシゲナーゼ，リポキシゲナーゼ，活性酸素など一連の炎症性メディエータや炎症細胞，接着分子，酵素などによって肺傷害が引き起こされるが，その主体は好中球や補体である[72]。これら一連の病態は基本的にはいわゆる急性呼吸促迫症候群（acute respiratory distress syndrome：ARDS）/急性肺傷害（acute lung injury：ALI）と同じである。

　健康であれば，胃酸は細菌の増殖を妨げるから胃内容は無菌的である。それゆえ，胃内容の誤嚥後早い時期には細菌感染は肺傷害にはあまり関与しない。細菌感染が影響してくるのは肺傷害がある程度経過してからである。制酸剤，H_2遮断薬やプロトン・ポンプ・インヒビターを投与されている場合は病原となる微生物が胃内容に繁殖しうる[73][74]。また胃不全麻痺や小腸閉塞患者，あるいは経腸栄養を受けている患者では胃内にグラム陰性菌が繁殖しうる[74]～[76]。こうした患者では肺における炎症反応は胃内容に対する反応性の炎症と細菌感染との両方から起こってくる。

　症状は，喘鳴，咳や呼吸困難感，チアノーゼ，肺水腫，低血圧，低酸素血症から急速なARDSの進行そして死までとさまざまである。しかし咳や喘鳴しか示さないことも多いし，胸部X線では誤嚥を示すが動脈血酸素飽和度低下のみしか示さないいわゆるsilent aspirationのこともある。Warnerらによれば麻酔中に誤嚥した67患者のうち42人（67%）は何の症状も示さなかったが，4人は死に至ったという[71]。

1 加齢と誤嚥―咳反射と嚥下反射の障害

　誤嚥は咳反射，嚥下反射のいずれが障害されても起こりやすくなる。咳反射[77]や嚥下反射[78]は加齢とともに低下しそれが高齢者における誤嚥性肺炎の主たる原因であるといわれてきたが，最近日常生活能力の高い高齢者では，それらの防御反射は若い人と同じように保たれていることが分かってきた。しかし脳血管障害による痴呆症や肺炎の既往のある高齢者では，それらの反射は低下していることが分かっている[79]。健常人でさえも約半数が睡眠時に多かれ少なかれ肺炎の原因となりうる量の誤嚥をしているとする研究もあるほどである[80]。しかしながら誤嚥を起こしやすいかどうかを判定するのには，咳反射や咽頭（嘔吐）反射を評価するだけでは十分ではない。本来であれば透視ビデオによる嚥下検査や内視鏡検査を含めた包括的な嚥下機能の評価が必要となる[72]。

　また咳反射や嘔吐反射といった防御反射は意識レベルと密接に関連しているが，もともと嚥下機能に問題のない健常人において，ミダゾラムなどを前投薬に用いた場合，全身麻酔後，意識が十分に回復した後でも嚥下機能の低下は遷延する[81]ので，意識レベルのみに頼るべきではない。

2 筋弛緩の残存と嚥下障害

　四連反応比が0.6〜0.9とある程度の嚥下困難感，霧視，発語困難はあるが不快は感じない程度の軽い筋弛緩において，嚥下障害の程度は数倍になるという[82]。舌骨上筋群の機能低下が主たる原因だが嚥下障害の様式は①嚥下が始まるまで口腔内容物を保持できず咽頭へ漏出してしまう，②口腔内容物が誤って口蓋前庭へ進められてしまう，③嚥下活動終了後も内容物が咽頭に残存してしまう，の3つである。このうち約80％が口腔内容物の口蓋前庭への誤進入である。Sundmanら[82]の研究ではそれにもかかわらず声帯以遠への誤嚥は起こっていないが，これは麻酔・鎮静が行われていない健常成人での研究であり，麻酔直後患者では誤嚥の原因となるであろう。

3 気管内チューブ抜管後の誤嚥

　de Larminatら[83]によれば24時間以上気管挿管された患者では抜管後嚥下障害が生じ2，3日で回復し始めるが，それでも少量の口腔内容物に対する嚥下反射の回復には1週間ほどかかるという。留置された気管内チューブにより咽喉頭部粘膜にある化学性および機械性受容器が傷害されることが主たる原因であろうとされている。この嚥下障害は，気管挿管時間とは相関を示さず気管挿管時間が短くても安全ではないことを示唆している。また抜管後の誤嚥に対する加齢の影響はなかったという。

4 胃管と誤嚥

　上述de Larminatら[83]の研究では，気管内チューブ抜管後も引き続き留置されている胃管の誤嚥しやすさに対する影響はなかったという。しかし普通は3日以上胃管が留置されたり胃管に対する不快感が強いときには，胃管により輪状軟骨後壁に炎症を生じ[83]これが嚥下反射の低下を引き起こすといわれている。
　また脳卒中による嚥下障害患者においては経皮的胃瘻で留置されたチューブと経鼻胃管とでは，栄養補給の面からは胃瘻チューブの方が有意に効率的ではあるものの，誤嚥性肺炎の発生頻度には差がなかったという[85) 86)]。またそうした患者群では幽門より先にチューブ先端を留置しても，胃管留置と比べて誤嚥性肺炎の発生頻度には差がなかった[87) 88)]。これらの知見をそのまま周術期に当てはめることはできないが，病原性微生物の繁殖した口腔内容の誤嚥に対して，当然のことながら胃管は何の防御にもなっていないことを再認識しておくべきであろう[72]。

5 低酸素症と誤嚥

　低酸素症時には嚥下反射は抑制されるが高二酸化炭素血症では影響されないという[89]。術後早期の麻酔からの覚醒が完全とはいえない時期の十分な酸素化は誤嚥を防ぐという

6 換気力学と嚥下反射

気流抵抗負荷に比べ弾性抵抗負荷時には，嚥下は呼気から吸気への変わり目に行われるようになり，呼吸と嚥下との間の協調障害は大きくなり咳刺激も多くなる[90]。肺容量が増えるに従い嚥下反射は低下し（潜時が延びて）呼気相に起こるようになる[91]。持続気道陽圧（continuous positive airway pressure：CPAP）により嚥下回数は抑制され，嚥下反射も低下するという[92]。周術期の腹部や胸部圧迫あるいは呼吸管理が引き起こしうる気道防御反射への影響を考えておくべきである。

7 ラリンジアルマスク（laryngeal mask airway：LMA）と嚥下機能

LMAはカフが咽頭で膨らまされ咽頭部を圧迫することから，抜管後の咽頭機能，特に嚥下に対する影響が考えられる。持続的な咽頭伸展は上部・下部食道括約筋の反射性弛緩を引き起こす[93]ことから，その可能性が考えられる。しかしVannerらによればハロタン麻酔下ではLMA留置は上部食道括約筋の緊張を低下させず[94]，Valentineらによれば，気管挿管に比べLMAでは全麻中の下部食道内pHの低下はわずかである[95]。またSonらによれば，全麻周術期の食道蠕動の低下はLMAと気管挿管とで差はない[96]。これらのことからLMAによる麻酔中の持続的な咽頭圧迫が食道括約筋の反射性弛緩を引き起こす可能性はあるが，それが臨床上問題となるような胃食道逆流にまで至ることはないと思われる。

術前の上気道感染と周術期呼吸合併症

われわれ臨床医を悩ますものとして急性上気道感染がある。小児では平均して年に数回以上上気道感染を繰り返すといわれており[97]，手術を延期すべきか，また延期するとすればその期間をどうするか，ジレンマに陥らざるをえない。

Taitらの一連の研究によれば，確かに上気道感染によって気道過敏性は増すであろうが，喉頭痙攣や気管支痙攣の発症頻度には差はみられていない。息こらえ，一過性の低酸素症（酸素飽和度で90％以下），あるいは激しい咳などの術後呼吸合併症は確かに増えるが，それらは容易に治療可能であり，在院期間などの術後経過には差はみられなかった。こうしたことからTaitらは軽度から中程度の上気道感染症では，注意深く周術期管理を行いさえすればよく，社会的な影響までを考慮して一律に手術を延期すべきではないとしている。

1 上気道感染と気道過敏性

　ほとんどのウイルス性上気道感染は限局性であるが，感染後数週持続する気道過敏性を誘発する[97]。呼吸粘膜へのウイルスの侵入により分泌物や刺激性吸入麻酔薬に対し気道過敏性が誘発される。ウイルスによる上気道感染時の気管支収縮にはブラディキニン，プロスタグランジン，ヒスタミンやインターロイキンなど炎症性化学性メディエータが関与していることが分かっている。またアトロピンにより気道過敏性がブロックされることから迷走神経を介した神経反射もかかわっているらしい。正常時には迷走神経終末にあるムスカリンM_2受容体刺激によりアセチルコリン放出は抑制される。しかしウイルス感染時にはM_2受容体はウイルス由来のノイラミニダーゼによって抑制され，アセチルコリンが増加して気管支収縮を引き起こす。またタキキニンは気道の迷走神経の上行性C線維に存在して平滑筋収縮にかかわっており，正常時には中立型エンドペプチダーゼがタキキニンを不活性化する。ウイルス感染によりこのエンドペプチダーゼの活性が抑制され，気道平滑筋のタキキニンによる収縮反応が増強される。確かに上気道感染という言葉は病変が上気道に限局されているということなのだが，努力肺活量や1秒量そして最大呼気流量の低下といった肺機能異常を呈する。またライノウイルス感染時には肺拡散能は有意に低下する。さらにFRCの減少や肺内シャントの増加といった麻酔によって引き起こされる呼吸性変化はパラインフルエンザ感染によって増悪する。無呼吸時の動脈酸素化の低下は上気道感染によって促進される[98]ことも上気道感染時のFRC減少を示唆している。

　気道過敏性の上昇に対して，前述のごとくアトロピンやグリコピロレートなど抗コリン薬は確かにある程度有効ではあるが，いずれも気道過敏性を司るM_2およびM_3両受容体に対し選択性がない。アセチルコリン抑制に働く迷走神経M_2受容体を抑制することなく，気道平滑筋にあり気管支収縮を引き起こすM_3受容体を選択的にブロックする薬物が待たれるところである。またウイルス感染により失われる中立型エンドペプチダーゼを補充するようなリコンビナントの開発も有用であろう。さらに気管支拡張薬β_2刺激薬や抗コリン薬あるいはステロイドによる術前処置には賛否両論ある。

　上気道感染時の麻酔管理に関しては気道管理が問題となるが，できるだけ気道に刺激を与えない方がよく，できればフェイスマスク，次いでラリンジアルマスクがよく，気管挿管は呼吸系合併症が多くなる。麻酔薬についてはチオペンタールは避けた方がよくプロポフォールが勧められる。吸入麻酔薬ではセボフルランが勧められる。

おわりに

　さまざまの周術期呼吸合併症のうち，代表的なものいくつかに焦点を絞り深く掘り下げて解説した。肺塞栓症や肺水腫など重大な合併症の発症は多いものではない。しかし例えば一過性の低酸素症はなかば日常的ともいえるだろうが誤嚥を招く。日々の臨床においては重大な呼吸合併症に立ち向かう治療は無論大切なことではあるが，放置してお

けば重大な結果を招きうる軽微な合併症を回避することにこそ目が向けられるべきであろう。

■参考文献

1) Wong DH, Weber EC, Schell MJ, et al. Factors associated with postoperative pulmonary complications in patients with severe chronic obstructive pulmonary disease. Anesth Analg 1995; 80: 276-84.
2) Arozullah AM, Khuri SF, Henderson WG, et al. Development and validation of a multifactorial risk index for predicting postoperative pneumonia after major noncardiac surgery. Ann Intern Med 2001; 135: 847-57.
3) Smetana GW. Preoperative pulmonary evaluation. N Engl J Med 1999; 340: 937-44.
4) Rock P. Evaluation of perioperative management of the patient with respiratory disease. ASA Refresher course lectures 2003: 253; 1-6.
5) 小谷直樹. 生体侵襲が肺胞マクロファージに及ぼす影響. Anesthesia 21 Century 2005; 7: 1252-6.
6) Kotani N, Lin CY, Wang JS, et al. Loss of alveolar macrophages during anesthesia and operation in humans. Anesth Analg 1995; 81: 1255-62.
7) Kotani N, Hashimoto H, Sessler DI, et al. Expression of genes for proinflammatory cytokines in alveolar macrophages during propofol and isoflurane anesthesia. Anesth Analg 1999; 89: 1250-6.
8) Kotani N, Hashimoto H, Sessler DI, et al. Intraoperative modulation of alveolar macrophage function during isoflurane and propofol anesthesia. Anesthesiology 1998; 89: 1125-32.
9) Kotani N, Takahashi S, Sessler DI, et al. Volatile anesthetics augment expression of proinflammatory cytokines in rat alveolar macrophages during mechanical ventilation. Anesthesiology 1999; 91: 187-97.
10) 松浦壮吾, 白神豪太郎. 麻酔薬と気道繊毛活動. Anesthesia 21 Century 2005; 7: 1257-65.
11) Gelman S. The pathophysiology of aortic cross-clamping and unclamping. Anesthesiology 1995; 82: 1026-60.
12) Nielsen VG, Baird MS, McAdams ML, et al. Desflurane increases pulmonary alveolar-capillary membrane permeability after aortic occlusion-reperfusion in rabbits: evidence of oxidant-mediated lung injury. Anesthesiology 1998; 88: 1524-34.
13) Svensson LG, Crawford ES, Hess KR, et al. Experience with 1509 patients undergoing thoracoabdominal aortic operations. J Vasc Surg 1993; 17: 357-68, discussion 68-70.
14) Wiener-Kronish JP, Gropper MA. Halogenated anesthetics and the injured lung: clouds on the horizon? Anesthesiology 1998; 88: 1435-6.
15) Farber NE, Pagel PS, Waltier DS. Pulmonary pharmacology. In: Miller RD, editor. Miller's Anesthesia. 6th ed. New York: Churchill Livingstone; 2005. p.155-90.
16) Siafakas NM, Mitrouska I, Bouros D, et al. Surgery and the respiratory muscles. Thorax 1999; 54: 458-65.
17) Warner DO. Preventing postoperative pulmonary complications: the role of the anesthesiologist. Anesthesiology 2000; 92: 1467-72.
18) Warner DO, Warner MA. Human chest wall function while awake and during halothane anesthesia. II. Carbon dioxide rebreathing. Anesthesiology 1995; 82: 20-31.
19) Sugimori K, Kochi T, Nishino T, et al. Thoracic epidural anesthesia causes rib cage distortion in anesthetized, spontaneously breathing dogs. Anesth Analg 1993; 77: 494-500.
20) Warner DO, Warner MA, Ritman EL. Human chest wall function during epidural anesthesia.

Anesthesiology 1996; 85: 761-73.
21) Kochi T, Sako S, Nishino T, et al. Effect of high thoracic extradural anaesthesia on ventilatory response to hypercapnia in normal volunteers. Br J Anaesth 1989; 62: 362-7.
22) Vassilakopoulos T, Mastora Z, Katsaounou P, et al. Contribution of pain to inspiratory muscle dysfunction after upper abdominal surgery. A randomized controlled trial. Am J Respir Crit Care Med 2000; 161: 1372-5.
23) Ford GT, Grant DA, Rideout KS, et al. Inhibition of breathing associated with gallbladder stimulation in dogs. J Appl Physiol 1988; 65: 72-9.
24) Sharma RR, Axelsson H, Oberg A, et al. Diaphragmatic activity after laparoscopic cholecystectomy. Anesthesiology 1999; 91: 406-13.
25) Ayoub J, Cohendy R, Prioux J, et al. Diaphragm movement before and after cholecystectomy: A sonographic study. Anesth Analg 2001; 92: 755-61.
26) Rock P, Rich PB. Postoperative pulmonary complications. Curr Opin Anaesthesiol 2003; 16: 123-32.
27) Rock P, Freed AN, Nyhan DP, et al. Thoracotomy increases peripheral airway tone and reactivity. Am J Respir Crit Care Med 1995; 151: 1047-52.
28) 佐藤二郎. 肺におけるガス交換障害. 日本麻酔科学会監修. JSAリフレッシャーコース 2002～2004.東京: メディカルサイエンスインターナショナル; 2006. p.239-48.
29) Beecher HK. Effect of laparotomy on lung volume. Demonstration of a new type of pulmonary collapse. J Clin Invest 1933; 12: 651-8.
30) Tokics L, Hedenstierna G, Strandberg A, et al. Lung collapse and gas exchange during general anesthesia: effects of spontaneous breathing, muscle paralysis, and positive end-expiratory pressure. Anesthesiology 1987; 66: 157-67.
31) Gunnarsson L, Tokics L, Lundquist H, et al. Chronic obstructive pulmonary disease and anaesthesia: formation of atelectasis and gas exchange impairment. Eur Respir J 1991; 4: 1106-16.
32) Warner DO. Diaphragm function during anesthesia: still crazy after all these years. Anesthesiology 2002; 97: 295-7.
33) Rothen HU, Sporre B, Engberg G, et al. Atelectasis and pulmonary shunting during induction of general anaesthesia: can they be avoided? Acta Anaesthesiol Scand 1996; 40: 524-9.
34) Rusca M, Proietti S, Schnyder P, et al. Prevention of atelectasis formation during induction of general anesthesia. Anesth Analg 2003; 97: 1835-9.
35) Thomas JA, McIntosh JM. Are incentive spirometry, intermittent positive pressure breathing, and deep breathing exercises effective in the prevention of postoperative pulmonary complications after upper abdominal surgery? A systematic overview and meta-analysis. Phys Ther 1994; 74: 3-10, discussion 10-16.
36) Pansard JL, Mankikian B, Bertrand M, et al. Effects of thoracic extradural block on diaphragmatic electrical activity and contractility after upper abdominal surgery. Anesthesiology 1993; 78: 63-71.
37) Fratacci MD, Kimball WR, Wain JC, et al. Diaphragmatic shortening after thoracic surgery in humans. Effects of mechanical ventilation and thoracic epidural anesthesia. Anesthesiology 1993; 79: 654-65.
38) Warner DO, Warner MA, Offord KP, et al. Airway obstruction and perioperative complications in smokers undergoing abdominal surgery. Anesthesiology 1999; 90: 372-9.
39) Ballantyne JC, Carr DB, deFerranti S, et al. The comparative effects of postoperative analgesic therapies on pulmonary outcome: cumulative meta-analyses of randomized, controlled trials. Anesth Analg 1998; 86: 598-612.
40) Jayr C, Thomas H, Rey A, et al. Postoperative pulmonary complications. Epidural analgesia

41) Lawrence VA, Page CP, Harris GD. Preoperative spirometry before abdominal operations. A critical appraisal of its predictive value. Arch Intern Med 1989; 149: 280-5.
42) De Nino LA, Lawrence VA, Averyt EC, et al. Preoperative spirometry and laparotomy: blowing away dollars. Chest 1997; 111: 1536-41.
43) Global Initiative for Chronic Obstructive Lung Disease. Executive summary: Global strategy for the diagnosis, management, and prevention of COPD (http://www.goldcopd.org/) 2005.
44) Willemse BWM, Postma DS, Timens W, et al. The impact of smoking cessation on respiratory symptoms, lung function, airway hyperresponsiveness and inflammation. Eur Respir J 2004; 23: 464-76.
45) Erskine RJ, Murphy PJ, Langton JA. Sensitivity of upper airway reflexes in cigarette smokers: effect of abstinence. Br J Anaesth 1994; 73: 298-302.
46) Dicpinigaitis PV. Cough reflex sensitivity in cigarette smokers. Chest 2003; 123: 685-8.
47) Schmidt D, Jorres RA, Magnussen H. Citric acid-induced cough thresholds in normal subjects, patients with bronchial asthma, and smokers. Eur J Med Res 1997; 2: 384-8.
48) Bennett WD, Chapman WF, Gerrity TR. Ineffectiveness of cough for enhancing mucus clearance in asymptomatic smokers. Chest 1992; 102: 412-6.
49) Malini PL, Strocchi E, Fiumi N, et al. ACE inhibitor-induced cough in hypertensive type 2 diabetic patients. Diabetes Care 1999; 22: 1586-7.
50) Israili ZH, Hall WD. Cough and angioneurotic edema associated with angiotensin-converting enzyme inhibitor therapy. A review of the literature and pathophysiology. Ann Intern Med 1992; 117: 234-42.
51) Arai T, Yasuda Y, Toshima S, et al. ACE inhibitors and pneumonia in elderly people. Lancet 1998; 352: 1937-8.
52) Sekizawa K, Matsui T, Nakagawa T, et al. ACE inhibitors and pneumonia. Lancet 1998; 352: 1069.
53) Kotani N, Hashimoto H, Sessler DI, et al. Exposure to cigarette smoke impairs alveolar macrophage functions during halothane and isoflurane anesthesia in rats. Anesthesiology 1999; 91: 1823-33.
54) Kotani N, Hashimoto H, Sessler DI, et al. Smoking decreases alveolar macrophage function during anesthesia and surgery. Anesthesiology 2000; 92: 1268-77.
55) Kotani N, Kushikata T, Hashimoto H, et al. Recovery of intraoperative microbicidal and inflammatory functions of alveolar immune cells after a tobacco smoke-free period. Anesthesiology 2001; 94: 999-1006.
56) Warner DO. Perioperative abstinence from cigarettes: physiologic and clinical consequences. Anesthesiology. 2006; 104: 356-67.
57) Konrad FX, Schreiber T, Brecht-Kraus D, et al. Bronchial mucus transport in chronic smokers and nonsmokers during general anesthesia. J Clin Anesth 1993; 5: 375-80.
58) Nomori H, Kobayashi R, Fuyuno G, et al. Preoperative respiratory muscle training. Assessment in thoracic surgery patients with special reference to postoperative pulmonary complications. Chest 1994; 105: 1782-8.
59) Kirby RR. Perioperative fluid therapy and postoperative pulmonary edema: Cause-effect relationship? Chest 1999; 115: 1224-a-6.
60) Arieff AI. Fatal postoperative pulmonary edema: pathogenesis and literature review. Chest 1999; 115: 1371-7.
61) Grocott MPW, Mythen MG, Gan TJ. Perioperative fluid management and clinical outcomes in adults. Anesth Analg 2005; 100: 1093-106.

62) Ferrari LR, Gotta AW. Anesthesia for otolaryngologic surgery. In: Barash PG, Cullen BF, Stoelting RK, editors. Clinical Anesthesia. 5th ed. Philadelphia: Lippincott Williams & Wilkins; 2006. p.997-1012.
63) Eipe N, Choudhrie A. Nasal pack causing upper airway obstruction. Anesth Analg 2005; 100: 1861.
64) Dolinski SY, MacGregor DA, Scuderi PE. Pulmonary hemorrhage associated with negative-pressure pulmonary edema. Anesthesiology 2000; 93: 888-90.
65) McConkey P. Airway bleeding in negative-pressure pulmonary edema. Anesthesiology 2001; 95: 272.
66) Sciscione AC, Ivester T, Largoza M, et al. Acute pulmonary edema in pregnancy. Obstet Gynecol 2003; 101: 511-5.
67) Hankins GDV. Complications of beta-sympathomimetic tocolytic agents. In: Clark SL, Cotton DB, Hankins GDV, et al, editors. Critical care obstetrics. Boston: Blackwell Scientific; 1991. p.231-44.
68) Clesham GJ. Grand rounds: Hammersmith hospital (beta) adrenergic agonists and pulmonary oedema in preterm labour must be used with care. BMJ 1994; 308: 260-2.
69) Tatara T, Morisaki H, Shimada M, et al. Pulmonary edema after long-term beta-adrenergic therapy and cesarean section. Anesth Analg 1995; 81: 417-8.
70) Fujitani S, Baldisseri MR. Hemodynamic assessment in a pregnant and peripartum patient. Crit Care Med 2005; 33: S354-61.
71) Warner MA, Warner ME, Weber JG. Clinical significance of pulmonary aspiration during the perioperative period. Anesthesiology 1993; 78: 56-62.
72) Marik PE. Aspiration pneumonitis and aspiration pneumonia. N Engl J Med 2001; 344: 665-71.
73) Garvey BM, McCambley JA, Tuxen DV. Effects of gastric alkalization on bacterial colonization in critically ill patients. Crit Care Med 1989; 17: 211-6.
74) Bonten MJ, Gaillard CA, van der Geest S, et al. The role of intragastric acidity and stress ulcus prophylaxis on colonization and infection in mechanically ventilated ICU patients. A stratified, randomized, double-blind study of sucralfate versus antacids. Am J Respir Crit Care Med 1995; 152: 1825-34.
75) Spilker CA, Hinthorn DR, Pingleton SK. Intermittent enteral feeding in mechanically ventilated patients. The effect on gastric pH and gastric cultures. Chest 1996; 110: 243-8.
76) Bonten MJ, Gaillard CA, van der Hulst R, et al. Intermittent enteral feeding: the influence on respiratory and digestive tract colonization in mechanically ventilated intensive-care-unit patients. Am J Respir Crit Care Med 1996; 154: 394-9.
77) Erskine RJ, Murphy PJ, Langton JA, et al. Effect of age on the sensitivity of upper airway reflexes. Br J Anaesth 1993; 70: 574-5.
78) Pontoppidan H, Beecher HK. Progressive loss of protective reflexes in the airway with the advance of age. Jama 1960; 174: 2209-13.
79) 関沢清久. 加齢と呼吸反射. 呼と循 2002; 50: 669-72.
80) Gleeson K, Eggli D, Maxwell S. Quantitative aspiration during sleep in normal subjects. Chest 1997; 111: 1266-72.
81) D'Honneur G, Rimaniol JM, el Sayed A, et al. Midazolam/propofol but not propofol alone reversibly depress the swallowing reflex. Acta Anaesthesiol Scand 1994; 38: 244-7.
82) Sundman E, Witt H, Olsson R, et al. The incidence and mechanisms of pharyngeal and upper esophageal dysfunction in partially paralyzed humans: pharyngeal videoradiography and simultaneous manometry after atracurium. Anesthesiology 2000; 92: 977-84.
83) de Larminat V, Montravers P, Dureuil B, et al. Alteration in swallowing reflex after extubation

in intensive care unit patients. Crit Care Med 1995; 23: 486-90.
84) Friedman M, Baim H, Shelton V, et al. Laryngeal injuries secondary to nasogastric tubes. Ann Otol Rhinol Laryngol 1981; 90: 469-74.
85) Park RH, Allison MC, Lang J, et al. Randomised comparison of percutaneous endoscopic gastrostomy and nasogastric tube feeding in patients with persisting neurological dysphagia. BMJ 1992; 304: 1406-9.
86) Baeten C, Hoefnagels J Feeding via nasogastric tube or percutaneous endoscopic gastrostomy. A comparison. Scand J Gastroenterol Suppl 1992; 194: 95-8.
87) Strong RM, Condon SC, Solinger MR, et al. Equal aspiration rates from postpylorus and intragastric-placed small-bore nasoenteric feeding tubes: a randomized, prospective study. JPEN J Parenter Enteral Nutr 1992; 16: 59-63.
88) Spain DA, DeWeese RC, Reynolds MA, et al. Transpyloric passage of feeding tubes in patients with head injuries does not decrease complications. J Trauma 1995; 39: 1100-2.
89) Nishino T, Kohchi T, Honda Y, et al. Differences in the effects of hypercapnia and hypoxia on the swallowing reflex in cats. Br J Anaesth 1986; 58: 903-8.
90) Kijima M, Isono S, Nishino T. Coordination of swallowing and phases of respiration during added respiratory loads in awake subjects. Am J Respir Crit Care Med 1999; 159: 1898-902.
91) Kijima M, Isono S, Nishino T. Modulation of swallowing reflex by lung volume changes. Am J Respir Crit Care Med 2000; 162: 1855-8.
92) Nishino T, Sugimori K, Hiraga K, et al. Influence of CPAP on reflex responses to tracheal irritation in anesthetized humans. J Appl Physiol 1989; 67: 954-8.
93) Ingelfinger FJ. Esophageal motility. Physiol Rev 1958; 38: 533-84.
94) Vanner RG, Pryle BJ, O'Dwyer JP, et al. Upper oesophageal sphincter pressure during inhalational anaesthesia. Anaesthesia 1992; 47: 950-4.
95) Valentine J, Stakes AF, Bellamy MC. Reflux during positive pressure ventilation through the laryngeal mask. Br J Anaesth 1994; 73: 543-4.
96) Son Y, Park SK, Cheong YP, et al. Effect of laryngeal mask airway on esophageal motility during general anesthesia. J Clin Anesth 2002; 14: 518-23.
97) Tait AR, Malviya S. Anesthesia for the child with an upper respiratory tract infection: Still a dilemma? Anesth Analg 2005; 100: 59-65.
98) Kinouchi K, Tanigami H, Tashiro C, et al. Duration of apnea in anesthetized infants and children required for desaturation of hemoglobin to 95%. The influence of upper respiratory infection. Anesthesiology 1992; 77: 1105-7.

〈佐藤　二郎〉

臨床総論 3　周術期の人工呼吸管理の要点

はじめに

　周術期における呼吸器合併症は心合併症と同程度か，それ以上の頻度で生じている[1]。呼吸器合併症の併発は入院期間を延長し生命予後を悪化させる[2]。周術期の呼吸管理において，もっとも重要なことは呼吸不全を合併しないような管理を行うことである。そのためには患者の術前評価から手術手技など，あらゆる情報に精通していなければならない。

　現在はさまざまな症例を対象とした手術が行われており，それぞれの症例に適した呼吸管理が必要となる。予防的治療から軽症の術後呼吸不全に対しては非侵襲的人工呼吸管理（noninvasive positive pressure ventilation：NPPV）の有効性が示唆されてきている。また重篤化した呼吸不全は急性呼吸促迫症候群（acute respiratory distress syndrome：ARDS）となり，厳重な呼吸管理が必要である。これまで周術期の呼吸不全に対しては多数の研究が行われているが，実際に臨床に利用できる治療方法は限られたものである。しかし確実に呼吸管理は進歩し変わってきている。

患者評価

1 喫　煙

　喫煙が術後呼吸器合併症の危険因子となることは古くからいわれており，喫煙者は非喫煙者と比べ術後呼吸器合併症は1.4〜4.3倍もの発症率である[3]。喫煙者に術前禁煙をさせることは重要であるが，その時期が非常に重要であるとされている。手術前8週間以内の禁煙は喫煙を続けた場合と比べ，かえって合併症を増加させたと報告されている（喫煙者14.5％，8週間以内の禁煙者33％）[4]。このようなパラドキシカルな結果は禁煙による気道粘膜活性の快復により分泌物が増加すること，気道刺激の減少により咳嗽が減ることが原因であるとされている。よって呼吸器合併症を起こしやすい上腹部，胸部手術では術前に禁煙をさせる場合はできるだけ早期，約2カ月以上前からでなければならない。

2 全身状態

ASA分類は呼吸器合併症を予想するのに非常によい分類である。ASA分類でⅡ以上であればそのリスクは1.7倍になるといわれている。

3 年　齢

80歳以上の手術患者では30日死亡は6.2％であり，ASA分類Ⅱ以下の場合は1％以下である[5]。肺合併症の発症は年齢に依存しているわけではなく，慢性閉塞性肺疾患（chronic obstructive pulmonary disease：COPD）などの元から存在する合併症の状態に強く依存している。よって年齢だけで手術の適応を決める理由にならない[6]。

4 肥　満

肥満は術後呼吸器合併症の危険因子であるといわれているが，実際には明らかな関係は見出されていない。肥満患者における上腹部手術においては術後呼吸器合併症の発症は，わずか3.9％であるとする報告もある[7]。また腹腔鏡胆嚢的手術では肥満の存在はなんら影響を与えることはない[8]。肥満は術後呼吸器合併症を引き起こす有意な合併症ではない。

5 呼吸器疾患

COPD患者は2.7〜4.7倍の術後呼吸器合併症を引き起こす[6]。術前からの積極的な予防的治療が必要である。気管支拡張薬，理学療法，抗菌薬，禁煙，ステロイドなどを組み合わせた治療は術後呼吸器合併症を減少させる[9]。

6 手術部位と手術時間（表1）

胸部および上腹部手術などの横隔膜に達する手術は確実に呼吸器合併症を増やす。その発症率は10〜40％といわれている[6]。また3時間を超える手術も1.6〜5.2倍に増やす。

7 麻酔方法（表1）

脊髄くも膜下麻酔と硬膜外麻酔は全身麻酔に比べ術後呼吸器合併症の発症は少ない。特にCOPDなどの呼吸器合併症を持つ症例に対しては，全身麻酔8％に対し脊髄くも膜下麻酔と硬膜外麻酔は0％であったと報告されている[12]。筋弛緩薬の使用も術後呼吸器合併症の発症に関与している。パンクロニウムのような長時間作用性筋弛緩薬の使用は約3倍の発症率になる。それに対し中時間作用性のものは筋弛緩薬を使用しなかった場合と比

表1 手術部位，麻酔方法による術後呼吸器合併症

Risk factor	手術部位	研究	Unadjusted relative risk associated with factor
手術時間3時間以上	無選択	Kroenke et al[10], Pedersen et al[11], Tarhan et al[12]	1.6〜5.2
	胸部，腹部	Garibaldi et al[13]	3.6
全身麻酔	無選択	Gracey et al[14], Tarhan et al[12]	1.2〜∞
	胸部，腹部，血管	Christopherson et al[15], Yeager et al[16]	2.2〜3.0
術中パンクロニウム使用	無選択	Berg et al[17]	3.2

（Smetana GW. Preoperative pulmonary evaluation. N Engl J Med 1999; 340: 937-44 より改変引用）

べ発症率に差はない。一方でアトラクリウムやベクロニウムなどの中時間作用性のものはパンクロニウムのような長時間作用性筋弛緩薬と比較し差はなかったとする報告もある[18]。よってハイリスク患者に対してはパンクロニウムの使用は避けた方がよい。

8 胃管留置（経鼻減圧管留置）

ルーチンに用いる必要はない。腹部手術後にルーチンに経鼻減圧管留置を用いた場合と嘔気，嘔吐，消化管拡張の諸症状が出たときだけ選択的に留置した場合を比較すると，選択的留置が肺炎，無気肺の発症を減らし，消化管機能の回復を早め経口摂取を早期に開始できると報告されている[19][20]。よって呼吸器合併症の面からだけでなく，消化管機能の回復を早める点からも選択的留置が望ましい[21]。

予防的治療（表2，3）

Lung-expnasion maneuversは術後呼吸器合併症のもっとも主たる予防方法である。肺容量を増やし術後無気肺を予防する。何も行わなかった場合よりも圧倒的に術後呼吸器合併症を減らす[21]。

1 Deep-breathing exercise と incentive spirometry

これらの方法は術後呼吸器合併症を約50％減らすといわれている[22]。最近のメタアナライシスでは何も行わなかった場合と比較しdeep-breathing exerciseがオッズ比で0.44，incentive spirometryが0.43に達することがわかっている[23]。術後にいきなり，これらの方法を行っても患者は上手にできないことが多く，術前からしっかりとしたやり方をトレーニングしておくことは非常に重要である。

表2 術後呼吸器合併症の予防

術前	8週間以上の禁煙の推奨 COPD，喘息患者に対する気道閉塞の治療 呼吸器感染症に対する抗生剤使用および手術の延期 Lung expansion maneuversの教育
術中	3時間以下の手術時間制限 脊髄くも膜下麻酔または硬膜外麻酔の選択 パンクロニウムを使用しない 可能であれば胸腔鏡・腹腔鏡手術を選択 可能であれば上腹部，胸部手術に変わる低侵襲手術を選択
術後	Deep-breathing excerciseまたはincentive spirometryの使用 CPAPの使用 硬膜外ブロックによる鎮痛 肋間神経ブロックによる鎮痛

(Smetana GW. Preoperative pulmonary evaluation. N Engl J Med 1999; 340: 937-44より改変引用)

表3 術後呼吸器合併症予防のエビデンス

Risk reduction strategy	Strength of Evidence	Type of complication studies
術後 lung expansion	A	無気肺，肺炎，気管支炎，重度低酸素血症
選択的経鼻胃管挿入による腹部膨満の解除	B	無気肺，肺炎，誤嚥
短時間作用性筋弛緩剤	B	無気肺，肺炎，
Laparoscopy対開腹術	C	呼吸機能，無気肺，肺炎，すべての呼吸器合併症
禁煙	I	術後補助換気
術中腕神経ブロック	I	肺炎，術後低酸素，呼吸不全
術後硬膜外ブロック	I	無気肺，肺炎，呼吸不全
Immunonutrition	I	すべての感染症，肺炎，呼吸不全
完全静脈栄養または腸管栄養	D	無気肺，肺炎，呼吸不全
Right-heart catheterization	D	肺炎

A = good evidence that the strategy reduces postoperative pulmonary complications and benefit outweighs harm；B = at least fair evidence that the strategy reduces postoperative pulmonary complications and benefit outweighs harm；C = at least fair evidence that the strategy may reduce postoperative pulmonary complications, but the balance between benefit and harm is too close to justify a general recommendation；D = at least fair evidence that the strategy does not reduce postoperative pulmonary complications or harm outweighs benefit；I = evidence of effectiveness of the strategy to reduce postoperative pulmonary complications is conflicting, of poor quality, lacking, or insufficient or the balance between benefit and harm cannot be determined.

(Lawrence VA, Cornell JE, Smetana GW. Strategies to reduce postoperative pulmonary complications after noncardiothoracic surgery: Systematic review for the american colle of physicians. Ann Intern Med 2006; 144: 596-608より改変引用)

2 Intermittent positive-pressure breathing

有効な方法であるが，コストの面や煩雑さから，実際の臨床ではあまり用いられていない。

3 Continuous positive airway pressure（CPAP）

Deep-breathing exercise，incentive spirometryと同様に非常に有効である。特に自力でdeep-breathing exercise，incentive spirometryができないような患者に対しては第一選択として積極的に用いられるべきである。

術後呼吸不全

術後呼吸不全に至る原因はさまざまである。原因としては無気肺，細菌性肺炎，高度の手術侵襲，肺水腫などがあるが，重症呼吸不全に対する呼吸管理はほぼARDSの管理に準ずると考えてよい（表4）。

1 医原性肺損傷（ventilator-associated lung injury：VALI）

従来，呼吸管理の中心はいかにしてガス交換を良くするかが最優先に考えられてきた。つまりPa_{O_2}を上昇させ，Pa_{CO_2}を減少させることを目標にしてきた。しかし，最近の考え方としては，人工呼吸による肺損傷（医原性肺損傷）をできるだけ減らすよう，肺保護

表4 ARDSに対する人工呼吸管理方法

1. 経口気管挿管が第一選択
2. カフ上吸引付き気管チューブ
3. NPPVに慣れている施設では比較的全身状態が軽症で早期改善が期待できる症例にはNPPVを試みる
4. 積極的な体位変換（基本体位は半坐位）
5. 換気様式はプレッシャー・モード
6. 気道内圧は35 cmH$_2$O以下
7. 1回換気量は8〜10 ml/kg
8. 6 ml/kg以下にしない12 ml/kg以上にしない
9. 酸素化能の改善が得られるPEEPを加える
   Lower inflection point ＋ 2 cmH$_2$O
   5 cmH$_2$Oから開始し最高20 cmH$_2$O
10. 酸素化が悪い場合はリクルートメント手技を試みる
11. 二酸化炭素が蓄積しても気にしない（60 mmHgまでなら許容）
12. $F_{I_{O_2}}$1.0で管理が必要な状態が24時間以上続く場合は若年者ならECMOを考慮

呼気時　　　通常の量，圧による吸気時　　　過剰な量，圧による吸気時

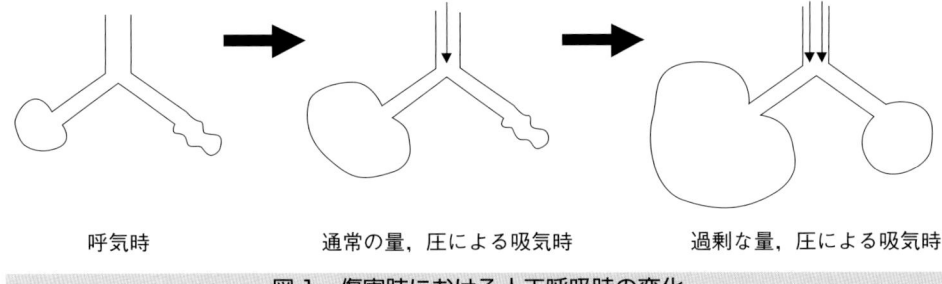

図1　傷害肺における人工呼吸時の変化

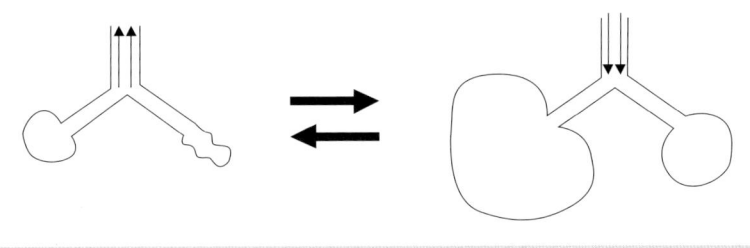

図2　過剰な量，圧による換気

が最優先に考えられている。通常の換気では，つぶれてしまった肺胞は開かない。そこでより高い圧をかけるとつぶれていた肺胞は拡張するが，正常肺胞は過膨張を引き起こす（図1）。また，つぶれている肺胞が拡張と虚脱を繰り返すと肺胞は障害を受ける（shear stress）（図2）。過剰な高い圧による陽圧換気は肺胞に圧損傷を引き起こす（barotrauma）。また圧がたとえ高くなくても高容量の1回換気量で換気を行えば障害を受けずに生き残った肺胞は過伸展による損傷を受ける（volutrauma）。さらに適切でない人工呼吸管理を行うと肺胞内のエンドトキシンやケミカルメディエータが血中へと移行し，多臓器不全を引き起こしやすくなる（biotrauma）[24]。よって適切な圧，適切な換気量，そして適切な呼吸器の設定は患者予後を改善させるのに非常に重要である。

2 肺保護戦略（lung protective strategy）

a. Low tidal volume ventilation

2000年にARDS networkが報告した低容量換気はあまりに有名である[25]。1回換気量6ml/kgと12ml/kgとで比較したこの研究は，1回換気量6ml/kgは生存率を有意に改善すると報告した。実は，この同時期に同様の研究が全部で5つ報告されている[25)～29)]。このうち，ARDS networkが報告した論文を含めた2つは低容量換気の有効性を述べている[25) 26)]。重症呼吸不全であるARDSに対し，本当に有効な治療方法が見出されたとすればたいへんな吉報である。しかし，残りの3つは両群間で有意差はなかったと報告している[27)～29)]。そこでEichackerらは，これら5つの論文のメタアナライシスを行った[30)]（図3）。その結果，判明したことは図にあるように有効であるとした2つの論文はコントロール群をtraditional tidal volumeと定義しているにもかかわらず，研究をスタートした時点でコントロール群の1回換気量を増加させ気道内圧を上昇させている。それに対し，有意差を

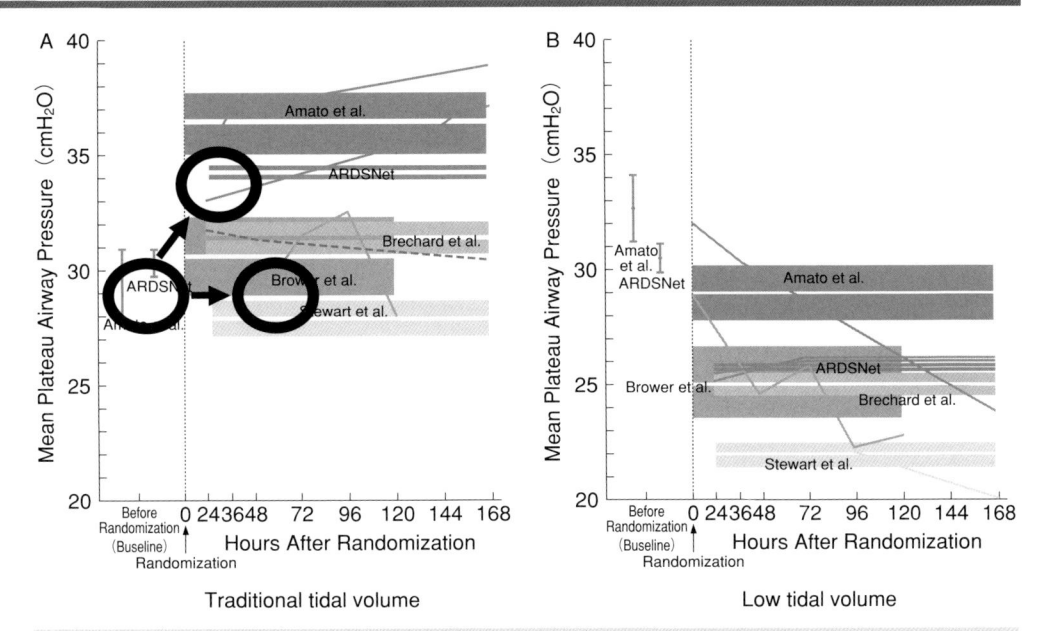

図3 Low tidal volume vs traditional tidal volume

(Eichacker PQ, Gerstenberger EP, Banks SM, et al. Meta-analysis of acute lung injury and adult respiratory distress syndrome trial testing low tidal volumes. Am J Respir Crit Care Med 2002; 166: 1510-4より改変引用)

認めなかった3つ論文では文字どおりコントロール群はtraditional tidal volumeのままで研究がスタートされていた。つまり1回換気量6ml/kgが死亡率を減少させたのではなく12ml/kgが死亡率を増加させていた，という結論となったのである。いずれにせよ，高い気道内圧，多い1回換気量での人工呼吸はよくないことが証明された。表5に基本的な換気設定を記す。

b. Permissive hypercapnia

上記のように重症呼吸不全に対し換気量をあまり増やさなければ，高二酸化炭素血症になることがある。従来であれば換気量を増加させ，Pa_{CO_2}の値を正常範囲内にし，pHをできるだけ7.4に近づけようとしていた。しかし，現在は高二酸化炭素血症は，ほとんど考慮しなくてもよいと考えられている。Hicklingらは重症呼吸不全に対し1回換気量を減らした場合に平均Pa_{CO_2}値が62 mmHgまで上昇したが，患者の症状が改善してきたと報告した[31]。現在の考え方としては表6にあるように，高二酸化炭素血症よりもVALIを防ぐことに重点をおく。

c. Open lung approach

肺胞は虚脱と拡張を繰り返すことにより障害を生じる（shear stress）。また過剰な肺胞の膨張も障害を引き起こす。よって適切な呼気終末陽圧（positive end-expiratory pressure：PEEP）設定を行うことにより，常に肺胞を開放させることは呼吸管理を行ううえで非常に重要である。

表5　基本的な換気設定

1)	気道プラトー圧	35 cmH$_2$O 以上にしない
	1回換気量	12 ml/kg 以上にしない
2)	気道プラトー圧	30〜35 cmH$_2$O 以下の場合
	1回換気量	8〜10 ml/kg
3)	2)の設定で気道プラトー圧	30〜35 cmH$_2$O 以上の場合
	1回換気量	6 ml/kg

表6　高二酸化炭素血症許容

Pa$_{CO_2}$ ≦ 50 mmHg	許容
51 ≦ Pa$_{CO_2}$ ≦ 60 mmHg	VILIの可能性あれば許容
Pa$_{CO_2}$ ≦ 60 mmHg	
pH ≦ 7.25	VILIの可能性あれば許容
pH < 7.25	アシドーシスよりもVILIがより危険であれば許容

　ARDS networkはhigh PEEPとlow PEEPによる呼吸管理を比較した[32]。換気設定はlow tidal ventilation（6 ml/kg），plateau-pressure＜30 cmH$_2$Oとした。結果，mean PEEP levelはlow PEEP群で8 cmH$_2$O，high PEEP群で13 cmH$_2$Oであり，生命予後に差はなかった。この研究ではF$_{IO_2}$＞0.5ならlow PEEP群はPEEP level 10〜14 cmH$_2$Oであったのに対しhigh PEEP群ではPEEP level 20 cmH$_2$Oと非常に高値であった。この研究からわかることは，著しく高いPEEP設定でも生命予後を悪化させないということである。最近は，従来のPEEP設定と比べ，PEEPをlower inflection point＋2 cmH$_2$Oに設定した場合（1回換気量5〜8 ml/kg），生存率を改善させたとする報告がある[33]（表7）。適切なPEEP設定により，肺胞を持続的に開放し酸素可能を改善，維持させることが重要である。

d. Recruitment maneuver

　重度の肺傷害では通常のPEEP levelでは肺胞を再開通させることができない場合がある。このような場合，虚脱に至った肺胞を再開通させるためには，比較的高い気道内圧が必要となる。一定の時間，高い圧をかけて気道，肺胞を再開通させる方法がrecruitment maneuverである。具体的には持続気道陽圧（continuous positive airway pressure：CPAP）35〜40 cmH$_2$Oを30〜60秒間行う。しかし循環動態に変化（低血圧，徐脈，不整脈）をもたらすことがあるので必ずICUで厳重なモニタリングのもと行わなければならない。Recruitment maneuverを行った場合，すばやい酸素化能の改善が得られるが，その効果は8時間後にはなくなると報告されている[34]。

　最近は，血行動態に影響を与えず，より効果的な方法として，3呼吸だけpeak pressureを50〜60 cmH$_2$Oにする方法が用いられる。もっとも重要な点はrecruitment maneuverを行い，いったん肺胞を再開通させた後に適切なPEEP設定を行うことにより持続的な肺胞

表7 Lower inflection point ＋ 2 cmH$_2$O の PEEP と tidal volume 5 ～ 8 ml/kg (Pflex/LTV) の換気設定の有効性

	Control	Pflex/LTV	p value
Peak plateau pressure (cmH$_2$O)	33	28	0.045
PEEP level (cmH$_2$O)	9.8	13.4	0.001
Ventilator-free days at day 28	6	10	0.008
No. of organ failures (post-pre randomization)	1.2	0.3	<0.001
ICU mortality (%)	54	32	0.04
Hospital mortality (%)	55	34	0.04

(ARIES network. A High positive end-expiratory pressure, low tidal volume ventilation strategy improves outcome in persistent acute respiratory distress syndrome: A randomized, controlled trial. Crit Care Med 2006; 34: 1311-8 より改変引用)

の開通を保つことである。

3 High-frequency oscillatory ventilation (HFOV)

従来の人工呼吸器とはまったく異なり、ピストンなどで振動波を作ることにより、換気を行う。解剖学的死腔量よりも少ない1回換気量で、換気回数5～40 Hz (300～2,400 breaths/min) の高頻度換気を行うことにより高い平均気道内圧で酸素化を保つ方法である。最近では recruitment maneuver と HFOV の組み合わせは速やかでかつ持続する酸素化能の改善が得られることが報告されている[35]。

現時点では、HFOV により死亡率が低下するという十分なエビデンスは得られていないが、理論的には高い平均気道内圧で吸気と呼気時の気道内圧に差があまりないことから、重症呼吸不全には、その効果がかなり期待されており、適切な症例が登録されるRCTが必要と思われる。

非侵襲的人工呼吸管理

ここで用いるNPPVとは非侵襲的陽圧人工呼吸全般を述べるもので、モードは主にCPAPとBilevel-PAP (pressure support) の2種類を含むものとする。

現在、さまざまな急性呼吸不全に対するNPPVの有効性が確認されている。中でも急性心原性肺水腫、COPD急性増悪、免疫不全に合併する呼吸不全に対しては従来の呼吸管理方法と比べ、圧倒的に死亡率を減少させることが判明し、NPPVが呼吸管理の第一選択となっている。術後症例においても、これら3病態に対してはNPPVの使用を検討すべ

きである．しかし注意しておかなければならないのは，術後患者は基礎疾患の増悪による呼吸不全の発症のみならず，手術侵襲による全身性炎症反応症候群（systemic inflammatory response syndrome：SIRS）の状態にあるということである．よって，基礎疾患に対する治療と同時にSIRDなどの炎症性病態に対する治療も必要である．

1 予防的使用

Lung-expansion maneuversは術後呼吸器合併症のもっとも主たる予防方法であり，CPAPは特に自力でdeep-breathing exercise，incentive spirometryができないような患者に対しては第一選択として積極的に用いられるべきである．

a. 冠動脈バイパス術（coronary artery bypass graft：CABG）

CABG後は肺水腫や無気肺の合併が起こりやすい．CPAP予防使用は無使用のグループと比べ1PODから2PODにかけて酸素可能の改善をもたらす[36]．特に肺活量（vital capacity）はCPAP群が260 mlの増加が認められたのに対し，コントロール群では342 mlの減少であった．さらに努力呼気肺活量（forced expiratory volume：FEV）はCPAP群が196 mlの増加に対し，コントロール群は142 mlの減少であった．

b. 胸部・腹部大動脈手術

胸部・腹部大動脈手術後のCPAP予防的使用も肺合併症を減らすことが報告されている[37]．$Pa_{O_2}/F_{I_{O_2}} < 100$，無気肺，肺炎，再挿管の割合は有意に低く，入院日数を減らす．

c. 食道癌手術

また呼吸器合併症を引き起こしやすい代表的な手術の食道癌手術後に対しても有効性が報告されている[38]．開胸・開腹，2領域リンパ節郭清の手術例に対し，一晩，挿管人工呼吸で管理し抜管後に予防的にCPAPを施行した場合，再挿管率は3％であったのに対しコントロール群では19％であった．また30日死亡率は3％に対し，コントロール群は11％であった．食道癌，胃癌などの上腹部または胸部での消化管再建が行われた場合，NPPVは一般的には禁忌とされている．しかし，実はNPPVの適応において禁忌とされている症例は証明されたものはなく，これまで臨床研究を行う際に除外症例として扱われてきた症例がそのまま禁忌症例として述べられているのである．食道癌や胃癌の症例に対しNPPVが禁忌となる証拠はない．ただし消化管の再建部に圧力がかかる可能性を排除するために減圧管は必ず留置すべきである．

2 術後呼吸不全に対する使用

a. 術後早期

術直後リカバリー室での呼吸不全に対するNPPVの使用は非常に有効であるとする報告がある[39]．この研究では連続手術症例4,622人中83人が対象となり，NPPVを1～2時

表8 上腹部予定手術後低酸素血症のCPAP治療

	Control (n = 104)	CPAP (n = 105)	RR	p value
Intubation	10	1	0.099	0.005
Pneumonia	10	2	0.19	0.02
Infection	11	3	0.27	0.03
Sepsis	9	2	0.22	0.03
Leakage	(6)	(1)		
Pneumonia	(3)	(1)		
Death in hospital	3	0		0.12

(Squadrone V, Coha M, Cerutti E, et al. Continuous positive airway pressure for treatment of postoperative hypoxemia. A randomized controlled trial. JAMA 2005; 293: 589-95 より改変引用)

表9 肺切除後急性呼吸不全のNPPV治療

	NPPV	Conventional	p value
気管挿管	21%	50%	0.035
院内死亡	13%	38%	0.045
120日目死亡			

(Auriant I, Jallot A, Herve P, et al. Noninvasive ventilation reduces mortality in acute respiratory failure following lung resection. Am J Respir Crit Care Med 2001; 164: 1231-5 より改変引用)

間使用した。あらゆる手術症例が対象となっており，腹部手術が1/3を占めていた。低酸素血症に対してはCPAP，高二酸化炭素血症を合併する場合にはBilevel-PAPを使用し，すべての症例にpH，Pa_{O_2}，Pa_{CO_2}の改善が認められ，またすべての症例をもとの病室へと帰すことができたと報告されている。

b. 上腹部手術

予定上腹部手術後の低酸素血症に対しCPAPを使用した場合，気管挿管，肺炎，感染症，敗血症の頻度は減少する（表8）[40]。院内死亡はCPAP群では，なかったのに対し，コントロール群では3例であった。研究対象症例は各群約100例であったが，その中でCPAP群は全例生存退院したことは，予定手術症例が対象となっていることを考えると臨床上，非常に大きなインパクトがある。

c. 肺手術

肺切除後の急性呼吸不全に対しNPPV（Bilevel-PAP）を施行した場合，酸素投与から状態が悪くなると気管挿管へと移行する従来の方法に比べ，気管挿管の率，院内死亡率を減少させることが報告されている（表9）[41]。また両肺移植後の呼吸不全に対するNPPV（Bilevel-PAP）治療は21人中18人に有効（86%）であり，全員生存退院したと報告されている[42]。

表10 実質臓器移植後の急性低酸素性呼吸不全に対するNPPV治療

	NPPV	Conventional	p value
気管挿管	20%	70%	0.002
ICU滞在日数	5.5日	9.0日	0.03
ICU死亡率	20%	50%	0.05

(Antonelli M, Conti G, Bufi M, et al. Noninvasive ventilation for treatment of acute respiratory failure in patients undergoing solid organ transplantation: A randomized trial. JAMA 2000; 283: 235-41 より改変引用)

表11 APACHE Ⅱ スコア

Pulmonary ALI/ARDS

NPPV 成功	15.1 ± 3.7	P = 0.025
気管挿管に移行	19.0 ± 4.9	

Extrapulmonary ALI/ARDS

NPPV 成功	18.5 ± 2.7	P = 0.055
気管挿管に移行	21.2 ± 4.1	

(竹田晋浩, 小野寺英貴, 寺嶋克幸, ほか. 集中治療室における非侵襲的陽圧換気（NPPV）の使用状況の推移. 日集中医誌 2006; 13: 41-8 より改変引用)

d. 臓器移植

　実質臓器移植後の急性低酸素性呼吸不全に対するNPPV（Bilevel-PAP）は非常に有効である[43]。元来，この状態の患者は非常に死亡率が高く，その死亡原因は感染症が圧倒的に多い。NPPVは気管挿管を減らし，ICU滞在日数，ICU死亡率を減少させる（表10）。特に気管挿管後にventilator-associated pneumoniaは全体の1/3の患者に合併し，全例死亡しており，二次的な感染症の予防は非常に重要である。NPPVは気管挿管を減らし，ventilator-associated pneumoniaの発症を防ぐ。臓器移植後の免疫低下状態では早期にNPPVを実行し，気管挿管をさせずに呼吸不全の管理を行うことが重要である。

e. 重症呼吸不全（ALI/ARDS）

　ARDSに対するNPPVの効果を検討したRCTは行われていない。NPPVの失敗する症例，状態を検討した報告ではARDSは要因のひとつであったと報告されている[44]。ARDSに対するNPPVの成功率は約50%であり，心原性肺水腫やCOPD急性増悪と比べ低い。しかし逆に考えるとARDSの半分の症例はNPPVで対応できるということである。ARDSの生存率は肺の状態だけでなく，全身状態に依存している[45]。NPPVの成功率も同様のことがいえ，APACHE Ⅱ scoreが低い方が成功率が高いことが報告されている（表11）[46]。よってARDSに対してはルーチンにNPPVを使用することは推奨されない。しかし前述されているように免疫不全に合併するARDSに対してはNPPVが第一選択の呼吸管理となる。ま

た，NPPVの経験を積み，よくトレーニングされた施設では比較的全身状態が軽症のSIRS程度のものや早期改善が期待できる症例には試す価値はある。

おわりに

手術症例に対するNPPVは有効性がかなり期待できる。しかし，術後症例は行われた手術がさまざまであり，その背景は多岐にわたる。術後の予防的使用や術後早期の呼吸不全に対してはNPPVは有効性を発揮すると思われるが，ARDSのような重篤化した呼吸不全には有効性はあまり期待できないと思われる。よって術後の呼吸管理はリスクの高い症例には術前からlung-expnasion maneuversのトレーニングを行い，術後しっかりとこの方法を行うことにより，呼吸器合併症の発症を防ぐことが重要である。そして呼吸不全の兆候が認められたら，できるだけ早期にNPPVを含めた適切な呼吸管理を行うことが，病状の早期改善をもたらし，重篤化させずに，その他の合併症を減少させ，しいては生命予後を改善させるもっとも効果的な治療方法である。

■参考文献

1) Lawrence VA, Hilsenbeck SG, Mulrow CD, et al. Incidence and hospital stay for cardiac and pulmonary complications after abdominal surgery. J Gen Intern Med 1995; 10: 671-8.
2) Lawrence VA, Dhanda R, Hilsenbeck SG, et al. Risk of pulmonary complications after elective abdominal surgery. Chest 1996; 110: 744-50.
3) Wightman JA. A prospective survey of the incidence of postoperative pulmonary complications. Br J Surg 1968; 55: 85-91.
4) Wolters U, Wolf T, Stutzer H, et al. ASA classification and perioperative variables as predictors of postoperative outcome. Br J Anaesth 1996; 77: 217-22.
5) Djokovic JL, Hedley-Whyte J. Prediction of outcome of surgery and anesthesia in patients over 80. JAMA 1979; 242: 2301-6.
6) Smetana GW. Preoperative pulmonary evaluation. N Engl J Med 1999; 340: 937-44.
7) Pasulka PS, Bistrian BR, Benotti PN, et al. The risks of surgery in obese patients. Ann Intern Med 1986; 104: 540-6.
8) Phillips EH, Carroll BJ, Fallas MJ, et al. Comparison of laparoscopic cholecystectomy in obese and non-obese patients. Am Surg 1994; 60: 316-21.
9) Stein M, Cassara EL. Preoperative pulmonary evaluation and therapy for surgery patients. JAMA 1970; 211: 787-90.
10) Kroenke K, Lawrence VA, Theroux JF, et al. Operative risk in patients with severe obstructive pulmonary disease. Arch Intern Med 1992; 152: 967-71.
11) Pedersen T, Eliasen K, Henriksen E. A prospective study of risk factors and cardiopulmonary complications associated with anaesthesia and surgery: risk indicators of cardiopulmonary morbidity. Acta Anaesthesiol Scand 1990; 34: 144-55.
12) Tarhan S, Moffitt EA, Sessler AD, et al. Risk of anesthesia and surgery in patients with chronic bronchitis and chronic obstructive pulmonary disease. Surgery 1973; 74: 720-6.
13) Garibaldi RA, Britt MR, Coleman ML, et al. Risk factors for postoperative pneumonia. Am J Med 1981; 70: 677-80.
14) Gracey DR, Divertie MB, Didier EP. Preoperative pulmonary preparation of patients with chronic obstructive pulmonary disease: a prospective study. Chest 1979; 76: 123-9.

15) Christopherson R, Beattie C, Frank SM, et al. Perioperative morbidity in patients randomized to epidural or general anesthesia for lower extremity vascular surgery. Anesthesiology 1993; 79: 422-34.
16) Yeager MP, Glass DD, Neff RK, et al. Epidural anesthesia and analgesia in high-risk surgical patients. Anesthesiology 1987; 66: 729-36.
17) Berg H, Viby-Mogensen J, Roed J, et al. Residual neuromuscular block is a risk factor for postoperative pulmonary complications: a prospective, randomised, and blinded study of postoperative pulmonary complications after atracurium, vecuronium, and pancuronium. Acta Anaesthesiol Scand 1997; 41: 1095-103.
18) Higgins JP, Thompson SG. Quantifying heterogeneity in a meta-analysis. Stat Med 2002; 21: 1539-58.
19) Nielsen PH, Jepsen SB, Olsen AD. Postoperative pleural effusion following upper abdominal surgery. Chest 1989; 96: 1133-5.
20) Ejlertsen T, Nielsen PH, Jepsen S, et al. Early diagnosis of postoperative pneumonia following upper abdominal surgery. A study in patients without cardiopulmonary disorder at operation. Acta Chir Scand 1989; 155: 93-8.
21) Lawrence VA, Cornell JE, Smetana GW. Strategies to reduce postoperative pulmonary complications after noncardiothoracic surgery: Systematic review for the american colle of physicians. Ann Intern Med 2006; 144: 596-608.
22) Brooks-Brunn JA. Postoperative atelectasis and pneumonia. Heart Lung 1995; 24: 94-115.
23) Thomas JA, McIntosh JM. Are incentive spirometry, intermittent positive pressure breathing, and deep breathing exercises effective in the prevention of postoperative pulmonary complications after upper abdominal surgery? A systematic overview and meta-analysis. Phys Ther 1994; 74: 3-16.
24) Murphy DB, Cregg N, Tremblay L, et al. Adverse ventilatory strategy causes pulmonary-to-systemic translocation of endotoxin. Am J Respir Crit Care Med 2000; 162: 27-33.
25) The ARDS network. Ventilation with lower tidal volumes as compared with traditional tidal volumes for acute lung injury and the acute respiratory distress syndrome. N Engl J Med 2000; 342: 1301-8.
26) Amato MB, Barbas CS, Medeiros DM, et al. Effect of a protective ventilation strategy on mortality in the acute respiratory distress syndrome. N Engl J Med 1998; 338: 347-54.
27) Brochard L, Roudot-Thoraval F, Roupie E, et al. Tidal volume reduction for prevention of ventilator induced lung injury in acute respiratory distress syndrome. The multicenter trial group on tidal volume reduction in ARDS. Am J Respir Crit Care Med 1998; 158: 1831-8.
28) Stewart TE, Meade MO, Cook DJ, et al. Evaluation of a ventilation strategy to prevent barotrauma in patients at high risk for acute respiratory distress syndrome. Pressure- and volume-limited ventilation strategy group. N Engl J Med 1998; 338: 355-61.
29) Brower RG, Shanholtz CB, Fessler HE, et al. Prospective, randomized, controlled clinical trial comparing traditional versus reduced tidal volume ventilation in acute respiratory distress syndrome patients. Crit Care Med 1999; 27: 1492-8.
30) Eichacker PQ, Gerstenberger EP, Banks SM, et al. Meta-analysis of acute lung injury and adult respiratory distress syndrome trial testing low tidal volumes. Am J Respir Crit Care Med 2002; 166: 1510-4.
31) Hickling KG, Henderson SJ, Jackson R, et al. Low mortality associated with low volume pressure limited ventilation with permissive hypercapnia in severe adult respiratory distress syndrome. Intensive Care Med 1990; 16: 372-7.
32) ARDS network. Higher versus lower positive end-expiratory pressures in patients with the acute respiratory distress syndrome. N Engl J Med 2004; 351: 327-36.

33) ARIES network. A High positive end-expiratory pressure, low tidal volume ventilation strategy improves outcome in persistent acute respiratory distress syndrome: A randomized, controlled trial. Crit Care Med 2006; 34: 1311-8.
34) Brower RG, Morris A, MacIntyre N, et al. Effects of recruitment maneuvers in patients with acute lung injury and acute respiratory distress syndrome ventilated with high positive end-expiratory pressure. Crit Care Med 2003; 31: 2592-7.
35) Ferguson ND, Chiche JD, Kacmarek RM, et al. Combining high-frequency oscillatory ventilation and recruitment maneuvers in adults with early acute respiratory distress syndrome: The treatment with oscillation and an open lung strategy trial pilot study. Crit Care Med 2005; 33: 479-86.
36) Matte P, Jacquet L, Van Dyck M, et al. Effects of conventional physiotherapy, continuous positive airway pressure and non-invasive ventilatory support with bilevel positive airway pressure after coronary artery bypass grafting. Acta Anaesthesiol Scand 2000; 44: 75-81.
37) Kindgen-Milles D, Muller E, Buhl R, et al. Nasal-continuous positive airway pressure reduces pulmonary morbidity and length of hospital stay following thoracoabdominal aortic surgery. Chest 2005; 128: 821-8.
38) Fagevik Olsen M, Wennberg E, Johnsson E, et al. Randomized clinical study of the prevention of pulmonary complications after thoracoabdominal resection by two different breathing techniques. Br J Surg 2002; 89: 1228-34.
39) Battisti A, Michotte JB, Tassaux D, et al. Non-invasive ventilation in the recovery room for post-operative respiratory failure: a feasibility study. Swiss Med Wkly 2005; 135: 339-43.
40) Squadrone V, Coha M, Cerutti E, et al. Continuous positive airway pressure for treatment of postoperative hypoxemia. A randomized controlled trial. JAMA 2005; 293: 589-95.
41) Auriant I, Jallot A, Herve P, et al. Non-invasive ventilation reduces mortality in acute respiratory failure following lung resection. Am J Respir Crit Care Med 2001; 164: 1231-5.
42) Rocco M, Conti G, Antonelli M, et al. Non-invasive pressure support ventilation in patients with acute respiratory failure after bilateral lung transplantation. Intensive Care Med 2001; 27: 1622-6.
43) Antonelli M, Conti G, Bufi M, et al. Non-invasive ventilation for treatment of acute respiratory failure in patients undergoing solid organ transplantation: A randomized trial. JAMA 2000; 283: 235-41.
44) Antonelli M, Conti G, Moro ML, et al. Predictors of failure of noninvasive positive pressure ventilation in patients with acute hypoxemic respiratory failure: multi-canter study. Intensive Care Med 2001; 27: 1718-28.
45) Takeda S, Ishizaka A, Fujino Y, et al, Multi-Center Clinical Trial Committee, Japanese Society of Respiratory Care Medicine. Time to change diagnostic criteria of ARDS: Toward the disease entity-based subgrouping. Pulm Pharmacol 2005; 18: 115-9.
46) 竹田晋浩, 小野寺英貴, 寺嶋克幸ほか. 集中治療室における非侵襲的陽圧換気（NPPV）の使用状況の推移. 日集中医誌 2006; 13: 41-8.

（竹田　晋浩）

臨床総論 4　肺塞栓症のメカニズムと予防

はじめに

　肺塞栓症は静脈系で形成された塞栓（血栓，脂肪，空気）が肺動脈で閉塞することにより発症する。肺塞栓症の主な病態は塞栓による低酸素血症と肺高血圧症である。低酸素血症は非閉塞部への血流再分布と神経液性因子による気管支攣縮による換気血流不均等により，肺高血圧症は塞栓による機械的閉塞，神経液性因子の放出および低酸素性血管収縮による肺血管抵抗の増大により発生する。低酸素血症と肺高血圧症が急激で激烈であると，心筋虚血による心筋収縮力の低下，肺血流の低下，右室拡張による左室拡張末期容積の減少などから心拍出量の低下を来し，ショック状態や循環虚脱となる（図1）。

　肺組織は，肺動脈，気道，気管支動脈から酸素供給を受けることから，肺動脈の血栓塞栓では必ずしも組織壊死を来さない。したがって，肺梗塞は急性肺塞栓症の約10〜15％に発症し，出血性梗塞となる。

　もっとも一般的に認められる肺塞栓症は，主に骨盤や下肢に形成された深部静脈血栓が剥離して肺動脈に血栓塞栓として閉塞することで発症する。肺血栓塞栓症と深部静脈血栓症は一連の疾患として静脈血栓塞栓症と呼ばれている。まれな肺塞栓としては，骨折後の脂肪塞栓，妊婦の羊水塞栓，手術中の空気塞栓などがある。

　呼吸管理という視点から見ると，低酸素血症と肺高血圧症を合併する重症肺血栓塞栓症は通常の呼吸管理単独では治療が非常に困難であり，死亡率が高い疾患である。高濃度酸素投与は低酸素血症と肺高血圧症に対し有効であるが，過度の陽圧呼吸や呼気終末陽圧は肺高血圧症をさらに悪化させるおそれがあり，両刃の剣となるからである。その意味で重症肺血栓塞栓症は治療よりも予防が重要になる。

　本項では肺血栓塞栓発症のメカニズムとその予防について解説する。

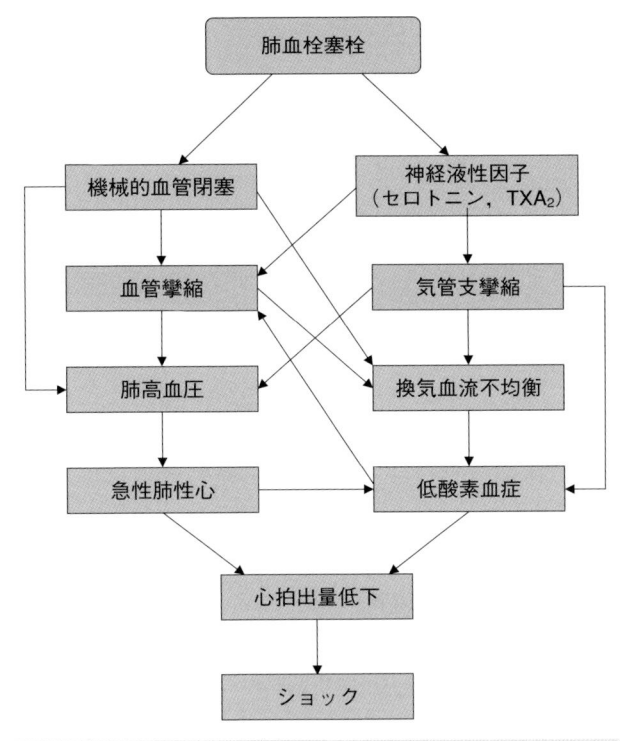

図1 急性肺塞栓症の病態生理
（循環器病の診断に関するガイドライン．肺血栓塞栓症および深部静脈血栓症の診断・治療・予防に関するガイドライン（2002-2003年度合同研究班報告）．Circ J 2004; 68: 1079-134 より一部改変引用）

発症のメカニズム

1 深部静脈血栓の形成

肺血栓塞栓症は深部静脈血栓の形成がその始まりである。そしてその形成された深部静脈血栓が剝離，遊離して肺動脈に血栓塞栓として閉塞すると肺血栓塞栓症が発症する。

a. 成因

19世紀半ば，病理学者であるウイルヒョウは静脈血栓の成因として，静脈内皮障害，血流のうっ滞，血液凝固能の亢進の3つを挙げた。現在もこの考え方は一般に認められており，危険因子は後天性（環境要因）と先天性（遺伝要因）のものがある。1人の患者においては，患者背景としての危険因子のもとで，イベント危険因子が発生し，そのイベントにさらに増強危険因子が加わることになる。それぞれの危険因子は強さが異なることから，各症例での深部静脈血栓症のリスクはそれぞれの危険因子を加味して総合的に判断する（表1～3）。

4. 肺塞栓症のメカニズムと予防

表1　静脈血栓症の3大成因別の危険因子

	後天性	先天性
1. 血流のうっ滞	長期臥床，肥満，妊娠，心肺疾患（うっ血性心不全，慢性肺性心など），全身麻酔，下肢麻痺，下肢ギプス包帯固定，下肢静脈瘤	
2. 静脈内皮障害	各種手術，外傷，骨折，中心静脈カテーテル留置，カテーテル検査・治療，血管炎，抗リン脂質抗体症候群，高ホモシスティン血症	高ホモシスティン血症
3. 血液凝固能の亢進	悪性腫瘍，妊娠，各種手術，外傷，骨折，熱傷，薬物（経口避妊薬，エストロゲン製剤など），心筋梗塞，感染症，ネフローゼ症候群，炎症性腸疾患，骨髄増殖性疾患，多血症，発作性夜間血色素症，抗リン脂質抗体症候群，脱水	アンチトロンビン欠損症，プロティンC欠損症，プロティンS欠損症，プラスミノゲン異常症，異常フィブリノゲン血症，Ⅶ因子欠乏，組織プラスミノゲン活性化因子インヒビター増加，トロンボモジュリン異常，活性化プロティンC抵抗性，プロトロンビン遺伝子の点変異

表2　危険因子（背景，イベント，増強）の具体例

危険因子の種類	危険因子
背景因子	高齢，血栓性素因，静脈血栓症の既往，肥満，ホルモン療法，心肺疾患，炎症性腸疾患
イベント因子	手術，骨盤・下肢骨折，多発外傷，脊髄損傷，妊娠・出産，リスクのある内科疾患（脳卒中，心筋梗塞など）
増強因子	悪性腫瘍，長期臥床・麻酔時間，中心静脈カテーテル挿入，感染症，下肢ギプス固定

b. 好発部位

　深部静脈血栓はその血栓部位から，末梢型（下腿型），中枢型（腸骨型・大腿型）および鎖骨下静脈型に分類される。

1）末梢型血栓

　腓骨静脈，ヒラメ静脈から膝窩静脈以下に限局する血栓で，遠位型とも呼ばれる。致死性肺血栓塞栓症の剖検では下腿限局型である腓骨静脈血栓，ヒラメ静脈血栓，後脛骨静脈血栓が多く認められる。このようなヒラメ筋を中心とした下腿に一次血栓（遠位血栓）が形成され，それが伸展し大腿部の浮遊血栓となり，剥がれて肺血栓塞栓症を起こすという推論がある。

表3 危険因子の強さ

重度危険因子 （オッズ比＞10）	骨折（股関節，下肢）* 股関節または膝関節置換術* 大手術* 重症外傷* 脊髄損傷*
中等度危険因子 （オッズ比2〜9）	膝関節内視鏡手術* 中心静脈挿入* 化学療法 心不全または呼吸不全 ホルモン療法 悪性疾患* 経口避妊薬治療 麻痺性脳卒中 妊娠，産褥* 静脈血栓塞栓症の既往 血栓性素因
軽度危険因子 （オッズ比＜2）	ベッド安静＞3日* 坐位での不動（自動車や飛行機での長期旅行） 肥満 妊娠，分娩前期* 静脈瘤

*：手術との関連が深い危険因子

(Anderson FA Jr, Speucer FA. Risk factors for venous thromboembolism. Circulation 2003; 107: 19-16より一部改変引用)

2）中枢型血栓

膝窩静脈を含む中枢側にある中枢型は近位型とも呼ばれ，さらに部位により骨盤内の腸骨型と大腿型に分類される。これまでのわが国の下肢の深部静脈血栓症の報告は腸骨型や大腿型で左肢発症が多い。その理由は以下のように考えられている。中枢型血栓の多くは血流がうっ滞しやすい末梢に向かって伸展する。その間中枢側は器質化して剥離しにくくなり，中枢側での血流うっ滞が増強される。左肢は解剖学的に動脈による圧迫がさらに加わる。そのため中枢型血栓は特に左脚で深部静脈血栓症の症状（患肢の腫脹や発赤）が出現し，発見されやすいと考えられる。

中枢型血栓に新たに血栓が形成され，遊離すると，血栓のサイズが大きいため重篤な肺血栓塞栓症を発症するおそれがある。

3）鎖骨下静脈型

小児や若年者に多く認められる一次性のものと胸郭出口症候群やカテーテル留置などの二次性のものがある。

4. 肺塞栓症のメカニズムと予防

表4 肺塞栓症重症度分類

クラス	症状と所見	血液ガス		肺動脈閉塞（%）	血行動態
I	なし	Pa$_{O_2}$ Pa$_{CO_2}$	80〜90 35〜40	<20	正常
II (minor)	不安 過換気	Pa$_{O_2}$ Pa$_{CO_2}$	<80 <35	20〜30	頻脈
III (major)	呼吸困難 循環虚脱	Pa$_{O_2}$ Pa$_{CO_2}$	<65 <30	30〜50	右房圧上昇 mPAP 　>20mmHg
VI (massive)	呼吸困難 ショック	Pa$_{O_2}$ Pa$_{CO_2}$	<50 <30	>50	mPAP 　>25mmHg

（Greenfield LJ, Langham MR. Surgical approaches to thromboembolism. Br J Sur 1984; 71: 968-70，循環器病の診断に関するガイドライン．肺血栓塞栓症および深部静脈血栓症の診断・治療・予防に関するガイドライン（2002-2003年度合同研究班報告）Circ J 2004; 68: 1079-134より一部改変引用）

c. 深部静脈血栓症の症状

深部静脈血栓症の80％は無症状である。中枢側での血流うっ滞が強く，持続する場合，患部の皮膚チアノーゼ，腫脹，疼痛を伴うことがある。慢性期の局所症状は血栓後症候群と呼ばれ，患部の静脈瘤，色素沈着，皮膚炎，湿疹，難治性皮膚潰瘍などが見られる。器質化した静脈血栓は局所での癒着が強く，剥離して肺血栓塞栓症を引き起こすことはまれである。

d. 肺血栓塞栓症の発症状況

下肢および骨盤内の深部静脈血栓が剥離して肺動脈で閉塞し発症する。静脈血栓剥離の機序として，体動，歩行，排便などによる急激な血流の増加や直接的な静脈血栓への機械的圧迫が挙げられる。

周術期肺塞栓症の発症時期を調べた報告では，安静時は29〜35.2％と少なく，運動時（起床，離床，歩行時，トイレ時）が多い[1,2]。NakamuraらやYamadaらの内科疾患患者を含む報告では，排便・排尿が22％〜53％と離床後の排便・排尿時の危険性が強調されている[3,4]。

e. 肺血栓塞栓症の症状・徴候

肺血栓塞栓症も深部静脈血栓症と同じく肺血管が閉塞しても，呼吸循環動態の変化を来さないかぎり無症状のことが多い。これは肺循環の特殊性に起因する。肺血管では局所での血栓溶解作用が強く，微小血栓塞栓は短時間で溶解される。そのため，症状の発現が少ない。肺血管床の20％以上の急性閉塞が起こると初めて軽度な症状や兆候（不安，過換気，低酸素血症，頻脈，呼吸困難，冷汗，胸痛，咳など）が出現し，50％以上の急性閉塞で，失神，低血圧，ショック，心停止を来す（表4）[5]。

黒岩らの調査における発症時の症状・兆候を頻度順に示すと，SpO_2低下73％，冷汗・胸痛・呼吸困難47％，低血圧29％，ショック17％，失神15％，心停止14％，$ETCO_2$低下11％（複数回答あり）であった[6]。

　慢性期では労作時呼吸困難，咳・血痰，右心不全症状などを来す。

　これらの肺血栓塞栓症の症状・徴候は非特異的なもので確定診断には有用ではない。致死的肺塞栓症の70％は剖検で初めて診断されたという報告がある[7]。

予 防

1 予防法

　肺血栓塞栓症は発症のメカニズムで示したように深部静脈血栓形成が発端となる。したがって，肺血栓塞栓症の予防戦略は深部静脈血栓形成の阻止がもっとも重要な第一予防ラインとなる。2番目の予防ラインは，第一予防ラインを突破し形成された深部静脈血栓に対する拡大や剥離の阻止である。最終予防ラインは，遊離する血栓を捕捉し肺循環への流入を阻止するいわゆる水際作戦である。

a. 第一予防ライン：血栓形成の成因（血液うっ滞，血管内皮損傷，凝固亢進）の軽減

　血液うっ滞に対する予防法は早期離床・運動療法，弾性ストッキング，間欠的空気圧迫法が挙げられる。血管内皮損傷に対する有効な予防法は明らかではないが，手術中の臓器組織への愛護的操作，創部汚染予防，重症感染症予防は一般的な予防対策として挙げられる。凝固亢進に対する予防法には抗凝固療法がある。これらの予防法を理学療法と薬物療法に分けて述べる。

1）理学療法

　下半身の静脈血液が重力に抗して心臓へ戻る機構は3つ（足底ポンプ，筋肉ポンプ，呼吸ポンプ）のポンプ作用と静脈弁による逆流防止が重要な役割を担っている。理学療法は主としてこれらのポンプ作用を促進させる。

a）運動療法

　歩行は足底部の圧迫（足底ポンプ），下腿の筋肉収縮（筋肉ポンプ），呼吸運動（呼吸ポンプ）の3つのポンプが働く生理的な血液うっ滞改善法である。したがって，周術期は可能なかぎり，早期離床・早期歩行を開始する。

　離床が困難でもベッド上で足関節を屈曲・伸展する運動療法は下腿筋ポンプが働き，深部静脈の血流を増加させる。他動的運動よりも自動的運動の方が血流増大作用が大きい。負荷抵抗を付けながらの運動でさらに血流が増加する。静脈血栓の好発部位であるヒラメ静脈の血流は足関節の屈曲運動で増加する。

b) 弾性ストッキング

弾性ストッキングは，浅部静脈を圧迫して静脈血を深部静脈へ移動させることで深部静脈血流を増加させることから，弱い静的な足底および筋肉ポンプといえる。タイプは膝下までのハイソックスタイプと大腿までのストッキングタイプがある。患者ごとにサイズが合ったものを選択することが重要なポイントである。

弾力包帯は弾性ストッキングと異なり，サイズを選択する必要はないが，圧迫圧差を均等に巻きつけるには技術が必要である。一般的には弾性ストッキングの方が弾力包帯より確実で効果がある。

合併症として，弾性ストッキングも弾力包帯も静脈還流障害や動脈血行障害がある。着用時には足指の色調の変化や痺れがないかを定期的にチェックする。

c) 間欠的空気圧迫法

下肢にカフ状のものを装着して間欠的に空気を挿入し，下肢を圧迫する方法である。圧迫部位により足底または筋ポンプ作用を発揮する。弾性ストッキングとは異なり，より自然歩行に近い動的なポンプ作用を示す。また，線溶系を活性化する作用があるという報告もある[8]。ただし，大腿静脈の血流の増加作用は足関節の能動的な屈曲・伸展運動の方が間欠的空気圧迫法より大きい[9]。

合併症として，総腓骨神経圧迫による神経麻痺，区画症候群がある。また，圧迫によって既存の深部静脈血栓を剥離させ，肺血栓塞栓症を引き起こすおそれがあるので，深部静脈血栓症の患者には禁忌である。また，装着時に深部静脈血栓がすでに形成されているおそれがある患者〔骨折・外傷患者，長期臥床（3日以上）患者，下肢腫脹患者など〕には，なんらかのスクリーニング（d-ダイマー測定や下肢エコー検査など）を行うのが好ましい。スクリーニングができない場合，患者および家族への装着による危険性を含めた十分なインフォームドコンセントが必要である。うっ血性心不全患者や動脈血行障害患者への装着は，それぞれの症状を増悪させるおそれがあるので禁忌である。

2) 薬理療法

a) 未分画ヘパリン

①低用量ヘパリン

未分画ヘパリン5,000単位を2〜3回/day皮下注する方法である。欧米では有効性が明らかにされている[10)〜12]。凝固機能の検査を必要とせず，ほとんどの施設で実施可能であり，簡便で安価な方法である。しかし，合併症として出血があることから，脳外科手術，脊椎手術，眼科手術では術後止血が十分であることを確認後に投与する。また，未分画ヘパリン投与中は創部出血，ドレーン出血など全身の止血状態を常にチェックすることが重要である。

硬膜外麻酔のチューブ挿入中では脊髄硬膜外血腫の合併を少なくするため，未分画ヘパリンの用量を減量するのも一法である（2,500単位×2〜3回/day皮下注）[10]。

②用量調節未分画ヘパリン

活性化部分トロンボプラスチン時間（activated partial thromboplastin time：APTT）を目標値（正常値の上限）で維持するように，未分画ヘパリンの皮下注を行う方法である。

具体的には初回は未分画ヘパリン約3,500単位を皮下注して，以後，投与4時間後のAPTTを目標値で維持するように，8時間ごとに前回投与量±500単位を皮下注する。この方法はヘパリンの効果（抗凝固作用）に対する副作用（出血）を最小にする方法である。頻回のAPTTの測定が必要となるので，煩雑であるのが欠点である。

未分画ヘパリンのその他の副作用として，ヘパリン起因性血小板減少症がある。1週間以上の投与で発生頻度が高くなる。

b）用量調節ワルファリン

ワルファリン内服でプロトロンビン時間の国際標準比（international normalized ratio of prothrombin time：PT-INR）を目標値に維持する方法である。欧米では目標値はPT-INR 2.0〜2.5であるが，わが国ではPT-INR 1.5〜2.5が推奨されている[10)][12)]。ワルファリンの内服から効果発現まで3〜5日を要するので，未分画ヘパリンの投与を先行させる。

低分子量ヘパリンおよびフォンダパリヌックスは欧米では抗凝固薬として静脈血栓塞栓症の予防に推奨されているが，わが国ではまだ承認されていない[10)][11)]。したがって附録として記載する。

附1）低分子量ヘパリン

低分子量ヘパリンは糖鎖が短いためアンチトロンビンⅢと結合するがトロンビンとは結合しないため，抗Xa/Ⅱ活性比が高いことから出血性合併症が少ない。さらに，ヘパリン起因性血小板減少症の発生率も少ない。欧米のガイドラインでは中リスクの症例に対し3,400単位以下1日1回，それ以上リスク患者に対しては3,400単位以上の投与が勧められている[11)]。

附2）フォンダパリヌックス

合成ペンタサッカライドであるフォンダパリヌックスは抗Xa阻害作用が強く，欧米のガイドラインでは人工股関節置換術や人工膝関節置換術において推奨されている[11)]。わが国の臨床試験でも同様に手術において静脈血栓塞栓症の予防に有効であることが報告されている[13)][14)]。

b. 第二予防ライン：形成された深部静脈血栓の剥離を回避し，血栓の拡大防止と縮小化・消失を目指す

深部静脈血栓が認められれば，肺血栓塞栓症の有無を検索する。肺血栓塞栓症の確定診断は肺動脈造影，ヘリカルCT，肺血流シンチなどで行う。肺血栓塞栓症が認められれば，肺血栓塞栓症の治療を優先する。肺血栓塞栓症が認められなければ，深部静脈血栓の剥離を回避しながら，血栓の拡大防止と縮小化・消失を図る。

1）保存療法・理学療法

深部静脈血栓を認めた場合，従来は高圧迫圧30〜40mmHgの弾性ストッキングや弾力包帯を着用し，安静のもとで抗凝固療法を行う保存療法が一般的であった。しかし，最近では以下に述べる抗凝固療法とともに，適時，ベッド上で足首運動などの運動・理学療法を加えるようになった。その方が血栓の拡大を防ぎ，肺血栓塞栓症へのリスクが少ないことが理由である[15)]。局所所見や凝固・線溶系のマーカーの推移を見ながら早期か

表5　第二予防ライン：抗凝固療法

静脈血栓塞栓症の診断レベル	処置および治療
確定診断前	・投与前の血算，PT，APTTの測定 ・ヘパリン投与禁忌のチェック ・画像診断の指示，ヘパリン5,000単位ボーラス投与を考慮
確定診断後	・ヘパリン80単位/kg再ボーラス投与，維持量18単位/kg/hrの開始 ・APTTを6時間ごとにチェック，治療域内（正常値1.5〜2.0）に維持 ・3〜5日間で血小板数をチェック ・ワルファリン5mg，初日から開始，INRに基づいて投与量を調節 ・併用療法で投与後4〜5日でINR＞2.0になれば，ヘパリン投与を中止 ・ワルファリンの抗凝固療法（INR 2.0〜3.0）を少なくとも3カ月持続

未分画ヘパリンの皮下注法：12時間ごとに250単位/kg投与し，6〜8時間ごとのAPTTで治療域を維持する。
PT = prothrombin time, APTT = Activated partial thromboplastin time
（Hyers TM, Agnelli G, Hull RD, et al. Antithrombotic therapy for venous thromboembolic disease. Sixth ACCP Consensus Conference on Antithrombotic Therapy. Chest 2001; 119: 176S-193Sより一部改変引用）

ら運動・理学療法を慎重に行うというものである。しかし常に肺血栓塞栓症への対策を怠らないようにすることは言うまでもない。

2）抗凝固療法（表5）

一般的に血栓形成後の2〜3時間のごく新しい血栓がもっとも遊離しやすく，3日以上経た限局性の静脈血栓は遊離しがたい。また，血栓形成刺激（炎症反応，内膜損傷，凝固亢進状態，静脈うっ血など）が持続していると中枢側に血栓が進展し，血栓塞栓となりやすい。

a）未分画ヘパリン

新鮮血栓と考えられる場合は，出血のおそれがないことを確認して，ただちに未分画ヘパリンによる抗凝固療法を開始する。未分画ヘパリン5,000単位のボーラス投与に引き続いて，未分画ヘパリンの持続静脈内投与を開始する。最初4〜6時間ごとにATPPを測定し，投与量を調節しながら，24時間以内にAPTTを正常の1.5〜3.0倍に維持する[16]。

b）ワルファリン

ワルファリン経口投与が可能であれば，未分画ヘパリン投与しながらワルファリン投与を開始する，未分画ヘパリンとワルファリン投与を併用する理由は，ワルファリン投与初期はかえって凝固亢進状態となるためである。ワルファリンの効果が発現すれば未分画ヘパリン投与を中止する。PT-INRを2.0〜3.0に維持する[16]。

3）部位別の予防法の実際

a）末梢型血栓

腓骨静脈，ヒラメ静脈から膝窩静脈以下に限局する血栓で，遠位型とも呼ばれる。末梢型血栓は局所症状が少ない。部位や大きさから弾性ストッキングのみとするのか，未

臨床総論

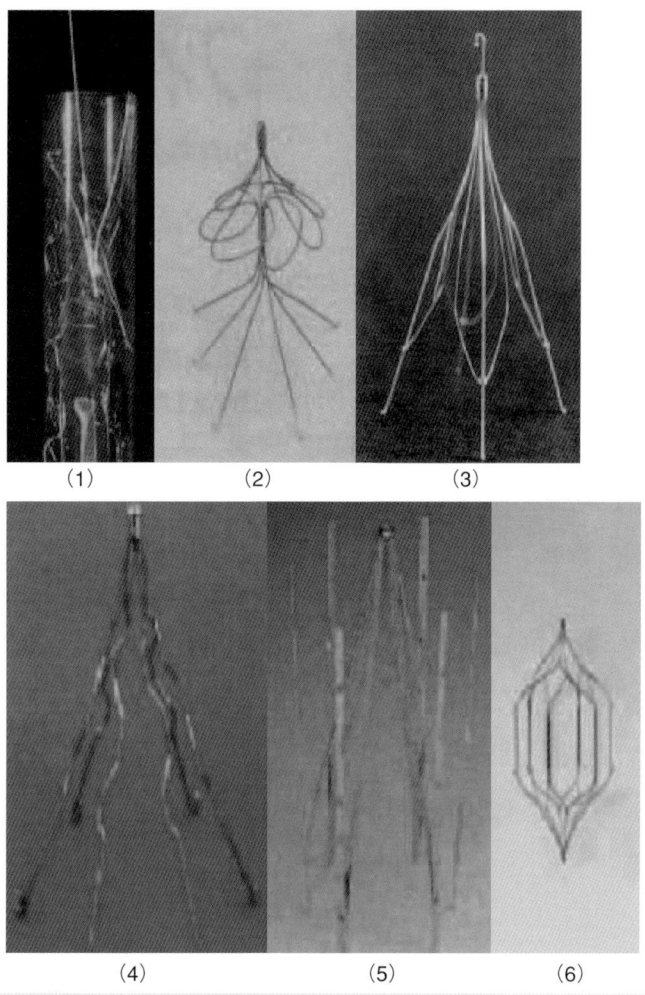

図2 永久留置型静脈内血栓除去フィルタ
わが国で使用可能な各種の永久型フィルタ：(1) Bird's Nest, (2) Simon Nitinol, (3) Guenther Tulip, (4) Greenfield, (5) Celsa LGM, (6) TrapEase
（丹羽明博. 急性肺塞栓症の治療：下大静脈フィルター. CLINICIAN 2005; 538: 57-60, 69-70より一部改変引用）

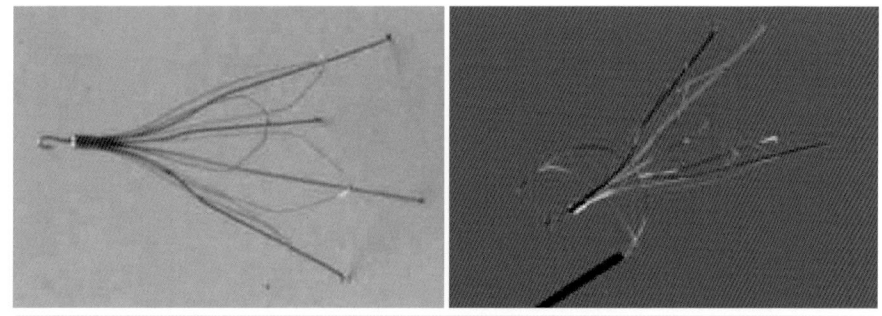

図3 回収可能な血栓除去フィルタ
Guenther Tulip（Cook社製）は回収可能タイプで，挿入10日以内では右の写真のようにフック部分をワイヤーで引っ掛けて回収することができる（Cook社提供）

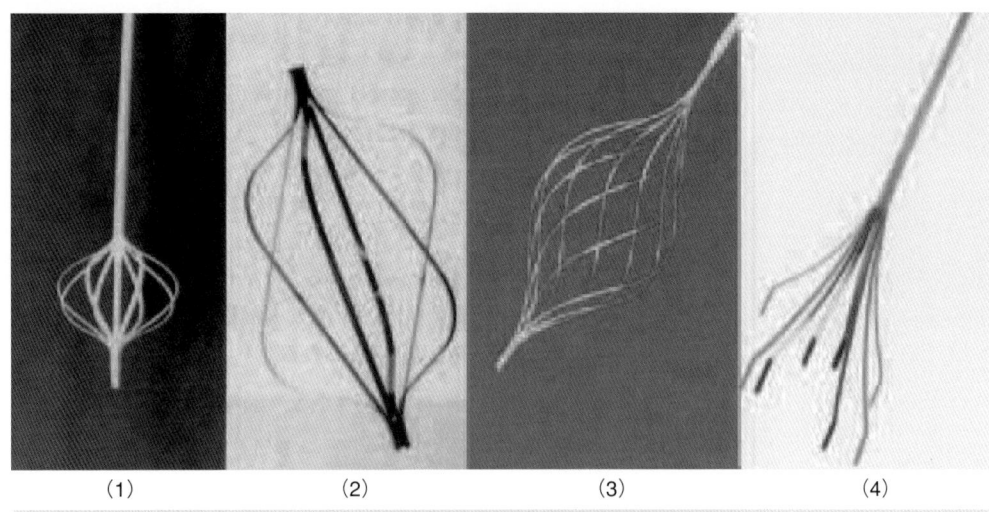

図4 わが国で使用可能な各種の一時型フィルタ
(1) Neuhaus Protect, (2) Anther, (3) Guenther temporary, (4) Tepofilter Ⅱ
(丹羽明博. 急性肺塞栓症の治療: 下大静脈フィルター. CLINICIAN 2005; 538: 57-60, 69-70より一部改変引用)

分画ヘパリンによる抗凝固療法と理学療法を併用するのかの判断は，循環器内科，止血血栓科など専門診療科と十分協議して行う。

b）中枢型血栓

前述したように血栓のサイズが大きく，遊離すると重篤な肺血栓塞栓症となるおそれがあるが，一方では早期の血管壁の器質化とともに遊離することが少ないともいわれている。血栓の形状や症状から，未分画ヘパリンの抗凝固療法ほか，症状に応じて線溶療法や手術療法や次に述べる下大静脈フィルタ挿入などを選択する。

c. 第三の予防ライン：遊離血栓を捕捉し肺循環への流入を阻止する下大静脈フィルタ

下大静脈フィルタは下大静脈に挿入し一時的または永久に留置することで下肢からの剝離した静脈血栓を捕捉し，肺血栓塞栓症の発生を予防する。急性肺血栓塞栓症や深部静脈血栓症を発症し，治療のための抗凝固療法が禁忌で急性肺血栓塞栓症の再発や発症の危険性が高い症例が適応となる。

下大静脈フィルタには2つのタイプ（永久留置型，一時留置型）がある。

永久留置型フィルタはフィルタを挿入カテーテルから切り離すタイプである。一度留置されると除去は困難である。Bird's Nest, Simon Nitinol, Guenther Tulip, Greenfield, Celsa LGM, TrapEaseなどがある。このうちGuenther Tulipは埋没後10日以内であれば抜去可能でretrievable type（回収可能タイプ）と呼ばれている（図2，図3）。

一時留置型フィルタはフィルタがカテーテルに接続されているので抜去可能である。リスクが高い時期に一時的に挿入するのに適している。Neuhaus Protect, Antheor, Guenther temporary, Tempofilter Ⅱなどがある（図4）。

2つのタイプの適応について表に示す。ただし，下大静脈フィルタの有効性は必ずしも

表6　永久留置型静脈内血栓除去フィルタの適応

Class I
急性肺血栓塞栓症や深部静脈血栓症を有する症例のうち
　①出血性疾患や重症外傷受傷後などの抗凝固療法禁忌例
　②抗凝固療法の合併症ないし副作用発現例
　③十分な抗凝固療法にもかかわらず肺血栓塞栓症再発や深部静脈血栓症の拡大を認める例
　※一定期間が過ぎれば抗凝固療法が可能となる病態に対しては，適応を慎重にする

Class IIa
　①浮遊血栓を有する急性肺血栓塞栓症例
　②重症急性肺血栓塞栓症例
　③急性肺血栓塞栓症発症後肺高血圧が持続する例
　④心肺機能が低下した深部静脈血栓症例
　⑤血栓形成のハイリスク疾患で，日常生活動作の向上が期待できない症例

表7　一時留置型静脈内血栓除去フィルタの適応

数週間，急性肺血栓塞栓症が予防できればよい病態が適応の原則である

Class I
　なし

Class IIa
　なし

Class IIb
　①抗凝固療法中の急性肺血栓塞栓症例
　②深部静脈血栓症のカテーテル治療時
　③一時的に抗凝固療法禁忌状態となる肺血栓塞栓症や深部静脈血栓症例
　④肺血栓塞栓症や深部静脈血栓症例に対する肺動脈血栓除去術，血栓溶解術を施行する際の予防的使用
　※エビデンスの集積によりClass IIaとなる可能性がある

確立しているとはいえない（表6，7）[17) 18)]。
　永久留置型か一時留置型かの選択は両者の特性を理解して選択する。1～2週間以内に抗凝固療法が可能であれば，一時留置型が好ましい。

2 肺血栓塞栓症/深部静脈血栓症（静脈血栓塞栓症）予防ガイドライン

a. わが国の予防ガイドラインの特徴

　このガイドラインは，日本人成人（18歳以上）入院患者の肺血栓塞栓症/深部静脈血栓症（静脈血栓塞栓症）の一次予防のために作成された。したがって，手術時すでに肺血栓塞栓症/深部静脈血栓症（静脈血栓塞栓症）が認められる場合の二次的予防は含まれていないことから，前述した第一予防ラインに相当する[10)]。
　また，このガイドラインのもとになるデータは十分なエビデンスに基づくものではないので，今後このガイドラインをたたき台として定期的な改訂を加える必要がある。
　具体的な実施に当たっては，このガイドラインに基づき，その施設の実情に合った独

4. 肺塞栓症のメカニズムと予防

表8 各領域の静脈血栓塞栓症のリスクの階層

リスクレベル	一般外科	泌尿器科	婦人科	産科	整形外科	脳神経外科	重度外傷脊髄損傷
低リスク	60歳未満の非大手術 40歳未満の大手術	60歳未満の非大手術 40歳未満の大手術	30分以内の小手術	正常分娩	上肢の手術	開頭術以外の脳神経外科手術	
中リスク	60歳以上,あるいは危険因子のある非大手術 40歳以上,あるいは危険因子がある大手術	60歳以上,あるいは危険因子のある非大手術 40歳以上,あるいは危険因子がある大手術	良性疾患手術(開腹,経腟,腹腔鏡) 悪性疾患で良性疾患に準じる手術 ホルモン療法中の患者に対する手術	帝王切開術(高リスク以外)	脊椎手術 骨盤・下肢手術 (股関節全置換術,膝関節全置換術,股関節骨折手術を除く)	脳腫瘍以外の開頭術	
高リスク	40歳以上の癌の大手術	40歳以上の癌の大手術	骨盤内悪性腫瘍根治術 静脈血栓塞栓症の既往あるいは血栓性素因のある良性疾患手術	高齢肥満妊婦の帝王切開術 静脈血栓塞栓症の既往あるいは血栓性素因のある経腟分娩	股関節全置換術 膝関節全置換術 股関節骨折手術	脳腫瘍の開頭術	重度外傷,運動麻痺を伴う完全脊髄損傷
最高リスク	静脈血栓塞栓症の既往あるいは血栓性素因のある大手術	静脈血栓塞栓症の既往あるいは血栓性素因のある大手術	静脈血栓塞栓症の既往あるいは血栓性素因のある大手術	静脈血栓塞栓症の既往あるいは血栓性素因のある帝王切開術	「高リスク」の手術を受ける患者に,静脈血栓塞栓症の既往や血栓性素因が存在する場合	静脈血栓塞栓症の既往や血栓性素因のある脳腫瘍の開頭術	重度外傷,運動麻痺を伴う不完全脊髄損傷

臨床総論

表9　各リスクレベル別推奨予防法

リスクレベル	推奨予防法
低リスク	早期離床および積極的な運動
中リスク	弾性ストッキングあるいは間欠的空気圧迫法
高リスク	間欠的空気圧迫法あるいは低用量未分画ヘパリン
最高リスク	（低用量未分画ヘパリン＋間欠的空気圧迫法）あるいは（低用量未分画ヘパリン＋弾性ストッキング）*

*（低用量未分画ヘパリン＋間欠的空気圧迫法）あるいは（低用量未分画ヘパリン＋弾性ストッキング）の代わりに，用量調節未分画ヘパリンや用量調節ワルファリンを選択してもよい．

低用量未分画ヘパリン：8時間もしくは12時間ごとに未分画ヘパリン5,000単位を皮下注射する．

用量調節未分画ヘパリン：最初に約3,500単位の未分画ヘパリンを皮下注射し，投与4時間後のAPTTが正常上限となるように，8時間ごとに未分画ヘパリンを前回投与量±500単位で皮下注射する．

用量調節ワルファリン：ワルファリンを内服し，PT-INRが1.5～2.5となるように調節する．

自のマニュアを各施設が作成し，そのマニュアルに従って危機管理の一環として病院全体で実践することが推奨されている．

b. リスク分類と推奨される予防法

主な診療科および疾患に対するガイドラインの概略を示す（表8，9）．

1）一般外科，泌尿器科

手術の大きさ，年齢，危険因子をもとに4段階のリスクレベルに分類している．わが国は，同じ手術では，欧米のリスク分類と比して1段階発生率が低いため，このガイドラインでは欧米より1段階低いリスク群に分類されている．

大手術とは，すべての開腹術およびその他45分以上要する手術を対象とし，麻酔法や出血量や手術手技を参考として総合的に判断する．経尿道的手術では疾患の種類や手術時間を参考にしてリスク分類する．

2）婦人科手術

原則として一般外科手術のリスク分類に準ずる．婦人科特有の危険因子は，巨大子宮筋腫，卵巣癌手術，骨盤内高度癒着手術，卵巣過剰刺激症候群，ホルモン補充療法などである．危険因子の大きさによりリスク評価を1ランク上げる場合もある．また，これらの危険因子を持つ患者では，二次血栓の危険がある．

3）産科領域

帝王切開自体がリスク因子となる．産科特有の危険因子は，抗リン脂質症候群，長期ベッド上安静（重症妊娠悪阻，卵巣過剰刺激症候群，切迫早流産，重症妊娠中毒症，前置胎盤，多胎妊娠など）である．長期安静臥床後に帝王切開を行う場合には，婦人科と

同様に二次血栓予防のため，術前に深部静脈血栓のスクリーニングも必要である。
　ワルファリンは催奇形性のため妊娠中は原則として用いない。

4）整形外科

　人工股関節全置換術，人工膝関節全置換術，股関節骨折手術は単独で高リスク群である。股関節骨折では，受傷直後より深部静脈血栓症が発生する可能性があることから，早期手術が理想であるが，それが困難な場合はできるかぎり早期から予防法を施行することを推奨する。また，長期臥床後の手術で術後から間欠的空気圧迫器を装着する場合には，深部静脈血栓症のスクリーニングを可能であれば行う。
　脊髄くも膜下手術では，抗凝固薬による血腫で神経麻痺が発生する可能性があることから，予防的な抗凝固療法は施行すべきでない。術中からの間欠的空気圧迫器の装着が勧められている。

5）脳神経外科手術

　脳神経外科手術で特有な危険因子は，麻痺，大量ステロイド投与，利尿薬投与による脱水などがある。脊椎手術と同様に，抗凝固薬の投与は避け，間欠的空気圧迫装置や弾性ストッキングで代用する。

6）重度外傷，脊髄損傷，熱傷

　重度外傷は多発骨折，頭部外傷による意識障害，脊髄損傷による運動麻痺，骨盤複雑骨折などさまざまな危険因子が加わるため，高リスク群である。
　抗凝固薬の投与は再出血により主要臓器損傷の危険があることから，間欠的空気圧迫器や弾性ストッキングで代用する。
　脊髄損傷患者では知覚障害があることから，長期の間欠的空気圧迫装置の装着は皮膚の潰瘍形成の危険があるので避ける。
　熱傷患者では，脱水，長期臥床，中心静脈カテーテル留置などの危険因子がある。

3 脊髄くも膜下麻酔・硬膜外麻酔および術後硬膜外鎮痛と抗凝固療法

　脊髄くも膜下麻酔・硬膜外麻酔および術後硬膜外鎮痛は全身麻酔と比較して周術期の静脈血栓塞栓症の発生頻度を50％前後低下させる[19)20)]。
　脊髄くも膜下麻酔や硬膜外麻酔において凝固異常がないかぎり，脊髄硬膜外血腫は非常にまれな合併症である。しかし，まれではあるがいったん発症すると積極的治療にもかかわらず，不可逆的な神経学的後遺症を残すおそれがある重大な合併症である。脊髄硬膜外血腫の発生時期は，カテーテル挿入による持続硬膜外麻酔では，カテーテル挿入時だけでなく抜去時にも見られる[10)]。
　凝固異常がない場合，刺入時に血管を損傷すると脊髄硬膜外血腫の相対的危険度は11倍となる。治療量の未分画ヘパリンを用いる場合，血管を損傷しなければ相対危険度は3倍であるが血管を損傷すると相対危険度は112倍になる[21)]。

静脈血栓塞栓症の予防のための未分画ヘパリン投与は低用量である場合，脊椎・硬膜外麻酔は禁忌でない[12]。したがって，第一予防ラインでの未分画ヘパリン投与は脊髄くも膜下麻酔・硬膜外麻酔および術後硬膜外鎮痛のもとで行ってもよい。ただし，針やカテーテルの刺入や抜去は未分画ヘパリンの作用がもっとも少ないときに行う。第二予防ラインでの抗凝固療法中の脊髄くも膜下麻酔・硬膜外麻酔は，脊髄硬膜外血腫の危険性が高くなるため避ける。

脊髄くも膜下麻酔・硬膜外麻酔では，凝固異常が認められない場合でも脊髄硬膜外血腫が合併することがあるので，脊髄硬膜外血腫の早期発見のために，少なくとも麻酔覚醒時とカテーテル抜去時は必ず神経障害の有無を確認する。第一予防ラインでの未分画ヘパリン投与中は定期的に神経学的検査を続行する。脊椎硬膜外血腫が疑わしい場合は速やかにCT検査またはMRI検査を行い，できるだけ早期に確定診断を行い，除圧手術の可否を決定する。

おわりに

肺塞栓症は周術期の呼吸管理においてまれに遭遇する疾患であるが，いったん発症すると重篤なことが多く，適切かつ迅速な診断治療を行わないと死亡率も高い。発症時は非特異的症状をまず疑うことがキーポイントとなる。それ以上に重要なのは予防である。発症のメカニズムを理解し，病院全体で予防に取り組むことが求められている。

■参考文献

1) 謝　宗安, 池田みさ子, 谷藤泰正. 全国アンケート調査からみた周術期肺塞栓. 麻酔 1999; 48: 1144-9.
2) 黒岩政之, 古家　仁, 瀬尾憲正ほか. 本邦における周術期肺塞栓症の発症頻度とその特徴: 2002年度周術期肺血栓塞栓症発症調査報告―. （社）日本麻酔科学会肺血栓塞栓症予防ガイドライン作成作業部会報告―. 麻酔 2004; 53: 454-63.
3) Nakamura M, Fujioka H, Yamada N, et al. Clinical characteristics of acute pulmonary thromboembolism in Japan: Results of a multicenter registry in the Japanese Society of Pulmonary Embolism Research. Clin Cardiol 2001; 24: 132-8.
4) Yamada N, Nakamura M, Ishikura K, et al. Triggers of acute pulmonary thromboembolism developed in hospital, with focusing on toilet activities as triggering acts. Int J Cardiol 2005; 98: 409-11.
5) Greenfield LJ, Langham MR. Surgical approaches to thromboembolism. Br J Sur 1984; 71: 968-70.
6) 黒岩政之, 古屋　仁, 瀬尾憲正ほか. 2003年周術期肺血栓塞栓症アンケート調査結果からみた本邦における発症頻度とその特徴―. （社）日本麻酔科学会肺塞栓症研究ワーキンググループ報告―. 麻酔 2005; 54: 822-8.
7) Goldhaber SZ, Hennekens CH, Evans DA, et al. Factors associated with correct antemortem diagnosis of major pulmonary embolism. Am J Med 1982; 73: 822-6.
8) Comerota AJ, Chouhan V, Harada RN, et al. The fibrinolytic effects of intermittent pneumatic compression: mechanism of enhanced fibrinolysis. Ann Surg 1997; 226: 306-13.
9) 久保田倍生, 佐藤亜紀, 瀬尾憲正ほか. 間欠式空気圧迫装置（IPC），弾性ストッキングによる血流改善効果試験. Therapeutic Research 2004; 25: 1202-3.

10) 肺血栓塞栓症/深部静脈血栓症予防ガイドライン作成委員会. 肺血栓塞栓症/深部静脈血栓症（静脈血栓塞栓症）予防ガイドライン. 東京: メディカルフロントインターナショナル; 2004.
11) Geerts WH, Pineo GF, Heit JA, et al. Prevention of venous thromboembolism. The seventh ACCP conference on antithrombotic and thrombolytic therapy. Chest 2004; 126: 338s-400s.
12) Geerts WH, Heit J, Clagett G, et al. Prevention of venous thromboembolism. Chest 2001; 119: 132s-175s.
13) 冨士武史, 藤田 悟. 待機的膝関節全置換術後の静脈血栓症の予防に対するFondaparinux Sodiumの有用性－プラセボを対照とした多施設共同無作為化二重盲検用量設定試験－. 日整会誌2006; 80: S430.
14) 冨士武史, 藤田 悟. 待機的股関節全置換術後の静脈血栓症の予防に対するFondaparinux Sodiumの有用性－プラセボを対照とした多施設共同無作為化二重盲検用量設定試験－. 日整会誌2006; 80: S495.
15) Partsch H, Blattler W. Compression and walking versus bed rest in the treatment of proximal deep venous thrombosis with low molecular weight heparin. J Vasc Surg 2000; 32: 861-869.
16) Hyers TM, Agnelli G, Hull RD, et al. Antithrombotic therapy for venous thromboembolic disease. Sixth ACCP Consensus Conference on Antithrombotic Therapy. Chest 2001; 119. 176S-193S.
17) 循環器病の診断に関するガイドライン. 肺血栓塞栓症および深部静脈血栓症の診断・治療・予防に関するガイドライン（2002-2003年度合同研究班報告）. Circ J 2004; 68: 1079-134.
18) Decousus H, Leizorovicz A, Parent F, et al. A clinical trial of vena caval filters in the prevention of pulmonary embolism in patients with proximal deep-vein thrombosis: Prevention du Risque d'Embolie Pulmonaire par Interruption Cave Study Group. N Engl J Med 1998; 338: 409-15.
19) Rodgers A, Walker N, Schug S, et al. Reduction of postoperative mortality and morbidity with epidural or spinal anaesthesia: results from overview of randomized trials. BMJ 2000; 321: 1493-7.
20) Moraca RJ, Sheldon DG, Thirlby RC. The role of epidural anesthesia and analgesia in surgical practice. Ann Surg 2003; 238: 663-73.
21) Stafford SM. Impaired haemostasis and regional anaesthesia. Can J Anaesth 1996; 43: R129-41.

（瀬尾　憲正）

臨床総論
5 呼吸合併症予防のための術後鎮痛法

はじめに

　周術期，特に術後の呼吸器系の状態に関与する因子として，術後痛の及ぼす影響は決して無視できない。術後痛は手術創部，挿入されたチューブ類やドレーンなどに起因する急性痛である。痛みの発生や強さ，性質および持続に関して，もっとも影響を及ぼす因子は手術の部位や手術時間，手術の種類や侵襲度などで，術中に生じた損傷の程度の影響が大きい。術後に生じる痛みとしては，安静時に自発的に生じる痛み（rest pain），咳嗽や深呼吸，体動などに誘発されて生じたり，増悪する痛み（episodic pain），周術期に同一体位を長時間にわたって保持するための圧迫や拘縮による痛みなどで構成される。一般的に，手術の種類としては，開胸術や開腹術などの術後痛は高度とされ，呼吸器系に及ぼす影響が大きいとされている。しかし，整形外科領域の下肢手術においても，術後痛の影響から高齢者では呼吸機能の低下が認められており，痛みそのものが直接呼吸器系に悪影響を及ぼす危険性が示されている[1]。したがって，周術期の呼吸合併症の発生頻度を減少させる重要な要素のひとつとして，術後急性期の疼痛の適切なコントロールを考える必要がある。本項では，呼吸合併症を予防するための役割を中心として，術後鎮痛法について述べる。

術後痛の病態

1 時期による術後痛の分類

　通常，術後痛は術直後の痛みと考えられているが，厳密には次の3期に分けられる。

a. 手術直後の時期

　手術による組織損傷に起因する神経原性と炎症に伴った侵害受容性の機序による末梢性の痛みで，通常の術後痛と考える時期である。

b. 中期術後痛の時期

　術直後の痛みに対する集中的な鎮痛法が取りやめられ，痛みに対する配慮が払われなくなる時期であるが，患者の活動性は増加することから，歩行などの運動によって痛みが増強する。しかも，術後のリハビリテーションが開始される時期でもあり，安静時には問題とならなかった痛みも増強する。また，神経原性と炎症による痛み刺激は中枢神経系で過敏性を形成し，痛みの遷延を招くことがある。

c. 後期術後痛の時期

　急性の術後痛は侵害受容性と考えられているが，一部の患者では早い時期から術後痛に神経因性の要素が加わる。これらの患者は慢性疼痛症候群に陥る危険性があり，手術が誘引となって術後に形成された神経因性疼痛と考えられる。こうした例には集中的かつ効果的な疼痛管理が必要となり，これらの機序による疼痛の発現を減少できる可能性がある[2]。

2 術後痛に影響を及ぼす因子

　術後痛の発現，程度，性質，持続期間などにはさまざまな因子が関与している。主要な因子としては，手術にかかわる要素，生理的および心理的な患者の要素，術前の医学的な準備状態，手術に関係する重篤な合併症，周術期の麻酔管理，そしてもっとも重要である術後管理の質などの影響が大きい[3]。

a. 手術に関連する因子

　術後痛に影響を及ぼす手術に関連する因子には，手術の部位，種類，手術時間，切開の種類，術中に起こった損傷の総量などがある。これまでの臨床研究の報告によると，術後痛の発生頻度が多く，また程度が激しい術式としては，開胸術，開腹術，腎臓手術，広範囲の脊椎手術，主要な関節の手術，四肢の大きな骨の手術などの大手術がしめされている（表1）。

　これらの手術の中でも，開胸術，開腹術，腎臓手術などでは，深呼吸や咳嗽，広範囲な体動などは創部に緊張がかかるような動きとなることから，疼痛は著しく増強する。したがって，切開の種類も術後痛には大きく影響を及ぼし，腹壁では横切開の方が肋間神経の損傷が少ないため，術後の疼痛は軽度である。胆嚢の手術の場合も，肋骨下切開の方が正中切開より術後痛は軽度となる。また，主要な関節や脊椎の手術では，創部の痛みに加えて，反射性の筋攣縮や筋運動による激痛の持続が認められる。こうした反射性の筋攣縮による痛みは，直腸手術の後にも発生する。

b. 患者自身に関連する因子

　術後痛の発生頻度や程度に影響を及ぼす患者サイドの因子としては，身体的，心理的および情緒的な要素，人格的，社会的，文化的および対人的な要素，さらには患者自身

表1　手術部位による術後痛の強さと持続期間

手術部位	安静時痛 中等度	安静時痛 高度	体動時痛 中等度	体動時痛 高度	中等度から高度な痛みの持続期間
開胸術（肋間）	25〜35	45〜65	20〜30	60〜70	4（3〜7）
開胸術（胸骨）	40〜50	30〜40	20〜30	60〜70	8（5〜12）
上腹部開腹術	20〜30	50〜75	20〜30	60〜70	4（3〜7）
下腹部開腹術	30〜40	35〜55	40〜50	50〜60	2（1〜4）
腎臓手術	10〜15	70〜85	30〜40	60〜70	5（3〜7）
椎弓切除術	30〜40	40〜50	30〜40	60〜70	6（5〜9）
股関節置換・再建術）	30〜40	40〜50	20〜30	70〜80	3（2〜6）
膝関節置換術	25〜30	55〜65	30〜40	60〜70	3（2〜6）
肩,肘関節置換・再建術	25〜35	45〜60	30〜40	60〜70	3（2〜6）
関節釘固定術	40〜50	15〜30	10〜20	15〜25	3（2〜6）
手,足観血的整復術	15〜20	65〜70	40〜50	50〜60	3（2〜6）
手,足の移植・切断術	20〜30	50〜60	20〜30	30〜40	2（1〜4）
非観血的整復術	40〜50	15〜30	15〜20	25〜35	2（0.5〜3）
四肢血管手術	35〜40	20〜35			2（1〜3）
膀胱・前立腺手術	15〜20	65〜75			2（0.5〜4）
肛門部手術	25〜30	50〜60			2（1〜5）
顔面手術	25〜35	35〜55			2（1〜6）
頭頸部手術	35〜45	5〜15			1（0.5〜3）
腹壁ヘルニア手術	35〜45	15〜25	40〜50	25〜35	1.5（1〜3）
乳房切断術（拡大）	40〜50	10〜30	50〜60	20〜35	1.5（1〜3）
皮膚移植術	30〜40	40〜55			2.5（1〜1.5）

（Modig J. Respiration and circulation after total hip replacement surgery. A comparison between parenteral analgesics and continuous lumbar epidural block. Acta Anaesthesiol Scand 1976; 20: 225-36 より改変引用）

の痛みに関するこれまでの経験などがある。術前ならびに術後の不安や懸念,恐怖の程度の影響は大きく,入院による不安やストレスは術後痛の程度に強く相関する[4]。入院によるストレスを構成している要素としては,不慣れな環境や家族からの分離,他者からの孤立,情報の不足,疼痛にまつわる不快な経験などが挙げられる。さらに,術後には見慣れない機器や点滴類などに囲まれて悩まされ,予想外の新しい不快な感覚を経験することとなり,さらに不安感や警戒心が増強して混乱する。こうした状態は,疼痛閾値を低下させ,痛みを強く認知させる。

c. 周術期の麻酔管理の関与

術前,術中および術後の麻酔管理は術後痛の発生に対して,直接的にも間接的にも影

響を及ぼす．麻酔操作に伴う直接的な損傷に起因する痛みや，不適切な麻酔管理が間接的に手術時間の延長や手術に伴う組織損傷を増加させる結果となり，術後痛の増強につながる．

3 術後痛の病態生理

手術直後の痛みは，手術部位を中心とした皮膚や深部組織の侵害受容器が刺激されて起こる侵害受容性疼痛が中心であり，手術部位によって体性痛（somatic pain）と内臓痛（visceral pain）がさまざまな割合で混在している．

a. 侵害受容性疼痛

手術手技に伴う，皮膚や神経組織を含む種々の組織の切開によるダメージ，創部への温度や化学的な刺激，内臓組織や体性組織への持続的な牽引や操作などにより起こった組織損傷性疼痛が，急性期の術後痛の重要な役割を果たしている．手術部位では，末梢神経の終末である侵害受容器から，化学的，機械的および熱刺激が入力され，痛み刺激となって脊髄後角へと伝達される．しかし，それに引き続いて起こる，手術部位における炎症性疼痛の機序の関与が術後痛にはきわめて重大な影響を及ぼすと考えられている．組織損傷が起こると，局所で急性炎症反応が誘発され，ダメージを受けた組織や炎症性細胞（多核白血球，肥満細胞，血小板）から種々の疼痛関連化学メディエータが放出され，炎症性疼痛の機序が加わる．これらの内因性発痛物質には，ブラジキニン，セロトニン，ヒスタミン，サブスタンスP，プロスタグランジン（PGE_2，PGI_2），ロイコトリエン，神経成長因子（NGF），各種サイトカイン（TNF-α，インターロイキン），H^+，K^+，グルタミン酸，一酸化窒素（NO）などが含まれている．これらの疼痛関連物質は生成されて放出され，混在した状態となっており，"chemical mediator soup"と呼ばれている．これらの疼痛関連物質に対するチャネルや受容体の感受性は増大して，発現性にも増加が起こる．また，それぞれの作用および相互作用によって炎症反応を増悪させ，侵害受容器を活性化して感作させる．

このように，急性期の術後痛においては，侵害受容性疼痛が中心的役割を果たしていると考えられてきたものの，侵害受容性が関与することには間違いないが，さらに，炎

表2 術後痛が遷延する原因

侵害受容性疼痛の持続	感染
	血腫
	神経の圧迫，牽引などの刺激
	筋・筋膜性疼痛
神経因性疼痛	複合性局所疼痛症候群（CRPS）
	神経痛
	エントラップメントニューロパシー
	求心路遮断性疼痛
心因性疼痛	

症性や内臓性，神経因性などのメカニズムの関与も否定できない（表2）。

b. 末梢性の感作

手術による切開部位には，機械的および熱刺激に対する一次性痛覚過敏が発現し，1週間近く持続する[5]。さらに，切開部位に発生する痛みには一次性のみならず，二次性痛覚過敏も関与していると考えられている[6]。しかし，切開部位近位に起こる持続性の痛みに関しては，一次性痛覚過敏の役割の方が大きいと推測されている[7]。二次性痛覚過敏に関与する切開部位遠位では，切開痛での脊髄後角におけるニューロン活動は，少しの変化しか観察されず，末梢での侵害受容器の感作の影響が大きいと考えられている[8]。こうした手術部位の侵害受容性終末に発現する感作については，前述の炎症性疼痛関連物質の持つ多様な機能によることは明らかである。そして，これらの伝達物質は脊髄においても，シナプス前での侵害受容伝達の調整や，シナプス後でのニューロンの興奮性の調整に影響を及ぼすことから，中枢性の感作にも関与する。

c. 中枢性の感作

手術中の侵害刺激により誘導される，脊髄における疼痛情報の伝達機構の変化が術後痛を増強させると考えられている。一次求心線維の感作に加えて，炎症により脊髄後角ニューロンの興奮性が増大する。この伝達機構の変化には求心性C線維の関与が大きく，組織損傷に伴いC線維からの入力が繰り返し増大すると，脊髄後角ニューロンの活性化閾値は低下，反応性はしだいに増大し（wind-up），受容野の刺激に対するニューロンの反応は増大して（allodynia, hyperalgesia），脊髄後角ニューロンに対応する末梢受容野が拡大するなどの変化が生じる。こうした脊髄における情報伝達機構の可塑性の変化には，N-methyl-D-aspartate（NMDA）受容体が重要な役割を果たすと考えられており[9][10]，臨床的にもNMDA受容体拮抗薬であるケタミンを用いることにより，術後痛の軽減が図られている[11]。しかし，ラットの切開痛モデルの実験では，NMDA受容体ではなく，non-NMDA受容体を介する中枢性の感作が重要な疼痛機序と示唆されている[12][13]。これらの違いは，痛みの質や量的な条件の差異に起因していると考えられる。また，内臓痛の遷延に関しては，内臓痛の伝達機構における，中枢性の感作の関与が示唆されている[14]。

4 手術後の慢性痛

術後痛は急性痛であり，前述のように侵害受容性の要素が大きいと考えられるが，手術に伴って末梢神経の損傷が起こった場合には，神経因性の要素も加わってくる。術後痛の中でも神経因性の要素が大きい場合には慢性痛に移行する危険性が大きくなると考えられる。急性期の術後痛にみられる末梢性および中枢性の感作が続けば，術後慢性痛に陥る危険性が存在している。高頻度に術後慢性痛（chronic postsurgical pain syndrome）を続発する手術手技としては，肺や心臓に対する開胸術，乳房切断術，胆嚢摘出術，四肢の切断術などが報告されている[15]〜[17]。これらの手術に伴って末梢神経が切断されると，切断された遠位側にはwaller変性が起こる。一方，近位断端では再生が起こり，多くの側

芽が生じる。正常に再生すれば，側芽のひとつが標的組織に到達して，他の側芽は消失する。ところが，再生過程が障害されると，側芽は増殖したSchwann細胞や結合組織と一塊となり，有痛性の神経腫を形成する。神経腫からは自発的にも発火が起こるが，機械的や化学的刺激によっても異常なインパルスを生じる[18]。また，側芽にはα受容体が発現し，ノルエピネフリンに対する感受性も獲得し，痛みを増大させる。こうした神経損傷に起因する変化はしだいに拡大し，後根神経節でも活動性の亢進が起こり，慢性的な神経因性疼痛の機序が形成される[19]。このように，術後慢性痛の主な機序は末梢神経や神経叢の損傷に起因する神経因性疼痛と考えられている。

開胸術の後に発現する慢性痛は，開胸術後疼痛症候群（post-thoracotomy pain syndrome）と呼ばれ，手術創にそった神経因性疼痛の特徴的な症状である，異痛（allodynia）や灼熱痛，刺痛などが認められ，日常生活が障害されることもある[15)16]。乳房切除術後にも，高頻度に慢性痛が発現し，乳房切除術後疼痛症候群（post-mastectomy pain syndrome）と呼ばれる，神経因性疼痛の特徴を持った症状が認められるが，心理的な因子の関与も大きく，慎重な対応を必要とする[17]。しかし，これらの胸部に発生する慢性痛は，痛みのために日常生活に支障を来すことはあるが，呼吸機能に大きな影響を及ぼすことは少ない。

5 術後痛による反射的生体反応

手術による局所の組織損傷に起因する疼痛刺激は，一次求心線維を伝達して脊髄後角に至り，その伝達がさまざまに調節され，さらに上位へと伝達される。その一部は同じ分節および近傍の分節の前角ならびに前側角に到達し，分節的な反射性反応（reflex response）を引き起こす。分節的な反射性反応に伴い，骨格筋の緊張は著明に増大することから，胸壁のコンプライアンスは著しく減少する。また，筋緊張に伴って疼痛刺激が生成され，反射路が形成される。交感神経の刺激は，心拍数や1回拍出量増加の原因となり，心仕事量と心筋の酸素消費量を増加させ，胃腸と尿路系の筋緊張を減少させる。

脊髄より上位の術後痛による反射性反応の影響は，全身的な交感神経機能の亢進や視床下部を刺激する結果，さらなる心拍出量の増加，血圧の上昇，心仕事量の増加，酸素消費量の増加などを来す。もっとも重要な影響は異化ホルモン分泌の増加で，カテコールアミン，コルチゾール，ACTH，ADH，グルカゴン，アルドステロンなどが増加する。また，同時に同化ホルモンである，インスリンやテストステロンの分泌は減少する[20]。これらの内分泌反応は，代謝系に影響を及ぼし，血糖値や血漿中cyclic AMP，遊離脂肪酸，ケトン体，血中乳酸レベルなどを上昇させ，全身的な代謝と酸素消費量を増加させる。このような内分泌と代謝への影響の大きさや持続期間については，組織損傷の程度が関与しており，生化学的な変化が数日間は持続する[21]。手術侵襲はまた，免疫能も低下させ，非特異的免疫反応による顆粒球の増加や走化性の低下，食細胞能の増加，ならびにBおよびTリンパ球，単球の機能低下を引き起こす。

術後の覚醒した状態では，大脳皮質における術後痛に対する反応も生じる。脳の最上位へ到達した侵害刺激は，痛みに対する統合や認識および認知に関与する複雑なシステ

表3　術後痛による生体反応

呼吸系	肺メカニックス 　　肺気量の減少 　　　　FVC，IC，FRC，FEV₁，PIFRなどの減少 　　横隔膜機能の低下 ガス交換 　　換気血流比の不均衡 　　動脈血酸素分圧の低下
循環系	交感神経緊張の増大 　　不整脈，頻脈 　　高血圧 　　心仕事量増加 　　心筋酸素消費量の増加 凝固能の亢進 静脈うっ滞
消化器系	消化器運動の低下 　　イレウス
神経内分泌反応	異化（カタボリック）ホルモンの分泌亢進 　　ACTH，コルチゾール，ADH，成長ホルモン，カテコールアミン，グルカゴン，アンギオテンシンⅡ，アルドステロン，IL-1，IL-6，TNFなど上昇 同化（アナボリック）ホルモンの分泌減少 　　インスリン，テストステロンなど低下

ムを活性化し，運動反応と同時に不安や恐怖を引き起こし，視床下部の反応を著しく増大させる。この不安によるコルチゾールやカテコールアミンの分泌は，侵害刺激によって視床下部が直接刺激されることによる反応より大きい。さらに，不安や心理的なストレスは大脳皮質性に関与して，血液の粘性や凝固性，線維素溶解性を高め，血小板凝集を促す可能性もある（表3）。

術後痛の呼吸系を中心とした生体に及ぼす影響

　術後痛が呼吸系に及ぼす影響は，肺気量の減少となって現れ，拘束性のパターンとなり，最大吸気量（inspiratory capacity：IC）と肺活量（vital capacity：VC）の著明な減少，そして軽度ではあるが，重要な意味を持つ機能的残気量（functional residual capacity：FRC）の減少を示す。術後痛の影響がもっとも大きく現れるのは，上腹部や胸郭に手術が及ぶ場合であり，上腹部手術の術後では，VCは術前のほぼ40％にまで減少し，術後5～7日で60～70％に回復する。下腹部手術の術後では，肺気量の減少は軽度であり，体表や四肢の手術後では，わずかな変化のみである[22)23)]。また，腹腔鏡下の手術と開腹術の比較では，努力肺活量（forced vital capacity：FVC）と1秒量（FEV₁）の減少は腹腔鏡下で少なく，FRCは両者で減少したものの，開腹術の方で程度が大きかった[24)]。上腹部

の術後痛は，開腹術の方が大きく，反射性に呼気時の腹筋や下部肋間筋の緊張を亢進させ，そのために肺気量が減少する[25]。さらに，横隔膜の機能の低下も関与して，胸郭呼吸が主となることから[26]，肺気量の減少を生じる[27]。また，術後痛による換気運動の制限が生じると，最大呼気流速（peat expiratory flow rate：PEFR）も減少し，反射的に咳嗽や十分な深呼吸が阻害されることから，分泌物が気道に貯留しやすくなり，末梢気道の閉塞による無気肺が起こり，それに続く低酸素血症や肺炎，高二酸化炭素血症を引き起こすことになる。

　術後の患者に起こる呼吸機能の低下には，主に横隔神経の活動性の低下およびそれに起因する横隔膜の機能低下，ならびに術後の痛みと脊髄反射弓に反応した肋間および腹部筋肉の緊張の亢進が中心となり，さらに複数の要因が組み合わさって関与している[28]。胸郭や腹部の筋肉の反射的な不随意収縮は，結果的には換気血流比の異常を生じる。さらに，痛みによる交感神経系の緊張の亢進は消化管運動を低下させ，術後の機能的な麻痺性イレウスを増悪させる。イレウスのために腹部の膨満が増強すると，横隔膜の運動は制限され，呼吸機能の低下につながる。また，痛みの発現や増強に対する恐怖心から，患者は深い呼吸や咳嗽を避けるようになる。さらに，損傷された肋間神経の中枢側が刺激されると，反射的に呼吸運動が阻害される。本来，痛みは延髄の呼吸中枢を刺激して，換気を促進させるが，前述のような胸壁のコンプライアンスの低下や種々の呼吸を抑制する要因が重なり，結果的には肺気量の減少を来し，ガス交換の障害を生じることとなる。

　術後痛により生じる呼吸機能の低下に強く影響を及ぼす因子としては，手術部位，痛みの強さ，分節的な反射による反応，筋肉や他の組織の損傷などが指摘されており，全身麻酔による胸腔内や腹腔内の手術の後では，拘束型の呼吸パターンを示し，著明なICとVCの減少と，軽度ではあるものの，より重要な意味を持つFRCの減少が示されている[29]。FRCの減少は術後24～48時間に最大となり，合併症のない，リスクの良い患者ではほぼ1週間で正常に回復する[30]。FRCとクロージングキャパシティ（CC）の関係は，術後の呼吸機能に重大な影響を及ぼす。通常は，FRCはCCより多く保たれ，1回換気により肺胞単位を通して空気が分布する。しかし，術後はFRCが著明に減少するが，CCは変化しないので，痛みが激しい場合には1回換気量が十分にCCを超えず，主な肺胞単位に十分な空気流量が供給されず，無気肺を生じる。痛みが軽度な場合には，十分にCCを超える最大吸気流量（peak inspiratory flow rate：PIFR）が得られるが，最大吸気時にのみ肺胞単位での酸素化が行えることから，換気血流比の異常を来し，術後低酸素血症の要因となる。また，胸部や腹部の術後痛の影響による全肺気量の減少が結果的にはFRCの減少となり，胸腔内圧と重力の関係，肺の局所部位によっては，肺内外圧差が陰圧となることから，末梢気道を狭窄させたり，閉塞させることになる。こうした変化は，肺全体としては換気血流比の低下につながり，ガス交換の障害から低酸素血症を生じる。さらに，気道の再開通が障害された場合には，臨床的には無気肺となる。そして，痛みによる咳嗽の制限や気道の線毛の活動性の低下が加わることにより，無気肺に陥る危険性はさらに増大する。こうした病的な変化は，高齢者や肥満，喫煙者などで急激に，しかも高度に起こりやすくなる[26]。また，術前に呼吸系の合併症を有する患者では，こう

表4 術後痛の術後経過への影響

痛みおよび不快感
肺合併症の危険性の増加
  呼吸運動の制限→肺胞換気量の減少
  咳嗽，深呼吸の制限→喀痰の貯留
循環器系合併症の危険性の増大
  血圧・心拍数の上昇→心筋酸素消費量の増加→虚血性心疾患の合併
  血液粘度・血小板凝集の亢進→DVT，肺塞栓症の危険性の増加
創傷治癒の遅延
術後イレウスの合併
尿量の減少
運動機能回復の遅延
離床の遅延
術後慢性痛

した経過による呼吸機能の低下がさらに重篤となる。開腹術の場合，正中切開は他の肋骨下切開などに比べ，呼吸機能の低下がより重篤となりやすくなる[31]。胸部や上腹部の手術後の横隔膜の機能低下には，脊髄弓反射を介する横隔神経機能の阻害が関与しており，横隔膜の収縮性の低下は術後5日～1週間に及ぶこともあり，その間はFRCも減少することがある[32)33]。

術後痛の呼吸系に及ぼす影響は，手術部位が胸部や腹部以外の場合でも発生する。整形外科の下肢の手術後にも，呼吸機能の低下は起こる危険性がある。高齢者の股関節全置換術後の痛みをペンタゾシンで管理したところ，術前は82 mmHgあったPaO_2が術後1日目，2日目には，それぞれ68，70 mmHgと低下し，3日目には67 mmHgまで低下した[1]。痛みのために呼吸数は多くなっているが，1回換気量（tidal volume：TV）は減少しており，均等な換気が行われず，閉鎖した肺胞が増加して，換気血流比の異常が低酸素血症を引き起こすと推測されている。また，放射線診断において腹部膨満による横隔膜の挙上が確認されており，術後痛による消化管運動の抑制が，間接的に呼吸機能の低下に関与していると考えられる。このように，四肢の主要な手術においても，術後痛の管理が適切でない場合には，呼吸機能の低下により低酸素血症が発生する危険性があり，高齢者においては特に注意を要する。

術後痛により引き起こされる呼吸機能の低下は，ただちに呼吸合併症の発生につながるわけではないが，低酸素血症が虚血性心疾患の誘因となったり，無気肺から感染を併発して肺炎になる危険性が生じるため，術後痛が適切に管理されない場合には，呼吸系合併症の発生頻度が高くなる可能性は否定できない（表4）。

術後疼痛管理が呼吸機能などに及ぼす効果

術後に起こる呼吸機能の低下のさらなる悪化を避けるためには，術後痛の適切なコントロールによって，患者のより深い呼吸を可能にして1回換気量とFRCを増加させ，さ

らに効果的な咳嗽をして1秒率の増加を促すことが必要である。

　胸部硬膜外鎮痛法を用いて，上腹部手術の術後痛を取り除くことによる肺気量への影響を検討した報告では[34]，痛みがある状態ではFRCとVCが術前のそれぞれ78％および37％に減少していたが，除痛によってFRCとVCは84％と55％に増加した。この結果は，術後痛の存在と術後のFRCの減少の程度との相関を示しており，除痛によるFRCの増加の結果，FRCとCCの比率は正常化され，換気時の末梢気道の閉塞を防ぎ，また，効果的な深い呼吸と咳嗽の増加は気道の分泌物を除去して，無気肺の発生を避けることができる。胸部硬膜外鎮痛法の効果は心臓手術の術後にも認められ，FEV_1とPEFRおよび酸素輸送などの改善が報告されている[35]。また，胸部硬膜外鎮痛法には，上腹部手術後に起きる横隔膜機能の低下を部分的に改善させることも認められており[36]，胸壁や内臓痛からの求心性刺激に対する反射性の横隔神経の阻害を抑制する作用と推測されている[26]。

　しかし，開胸術後の胸部硬膜外鎮痛法では，横隔膜機能の低下を十分には改善できなかった[37]。また，硬膜外鎮痛法によって横隔膜機能を改善させるには，オピオイドではなく，局所麻酔薬を用いることが必要との指摘もある[38][39]。局所麻酔薬を用いた硬膜外鎮痛法では，オピオイドの全身投与による鎮痛法に比べ，高齢者における断続的な酸素飽和度低下の発生率は著しく少なく[40]，Pa_{O_2}も硬膜外鎮痛法の方が著明に高く，呼吸系合併症や感染症の発生頻度も著しく低かった[41]。しかし一方で，硬膜外鎮痛法により患者の快適さは増すが，呼吸系合併症の発生頻度に関しては減少せず[42]，オピオイドと局所麻酔薬の併用による硬膜外鎮痛でも，鎮痛作用は改善されるものの，呼吸系の合併症の発生頻度には影響を及ぼさず，術後の回復期間もオピオイドの全身投与と同様であるとの報告もある[43]。また，開胸術後のオピオイドの硬膜外投与と全身投与の比較では，鎮痛作用は硬膜外投与が優れていたが，呼吸機能に関しては大きな差異は認められなかった[44]。異なる7種類の鎮痛法を比較したメタアナリシスでは[45]，オピオイドの硬膜外投与は全身投与に比べて無気肺の発生頻度を減少させた。また，局所麻酔薬による胸部硬膜外鎮痛法では，オピオイドの全身投与に比べて，著明にPa_{O_2}を上昇させ，呼吸系の感染症やすべての合併症の発生頻度を著しく減少させた。肋間神経ブロックはオピオイドの全身投与と比較して，無気肺や全体的な合併症の発生頻度を減少させる傾向にあった。他の鎮痛法では，明らかな呼吸系の改善は認められていないが，ハイリスク患者においては，局所麻酔薬による胸部硬膜外鎮痛法で呼吸系の予後は著名に改善し，術後肺炎や呼吸不全の発生頻度は減少し，酸素化も良好であった。しかし，リスクの低い患者では，胸部硬膜外鎮痛法は静注PCAに比べて呼吸系予後に対する改善度は軽微であった。

　高位の胸部硬膜外鎮痛に関しては，気管支系の交感神経を遮断することから，気管支痙攣の誘発を懸念する考えもあるが，胸部硬膜外ブロックにより肺を支配する交感神経を含む，$C_4 \sim T_8$の遮断によっても，気道抵抗は変化しないばかりか，アセチルコリンの吸入による誘発反応まで減弱させることから，治療効果も示唆された[46]。しかし，同量の局所麻酔薬を静脈内投与した場合にも，誘発反応の減弱がみられることから，この作用は，局所麻酔薬の全身的な作用に関連するものと推測されている。

　術後疼痛管理の効果として，呼吸系の予後に関しては改善するものの，生理的な肺気量の変化への作用は明らかでなく，代表的な呼吸機能の検査である，FVCやFEV，PEFR

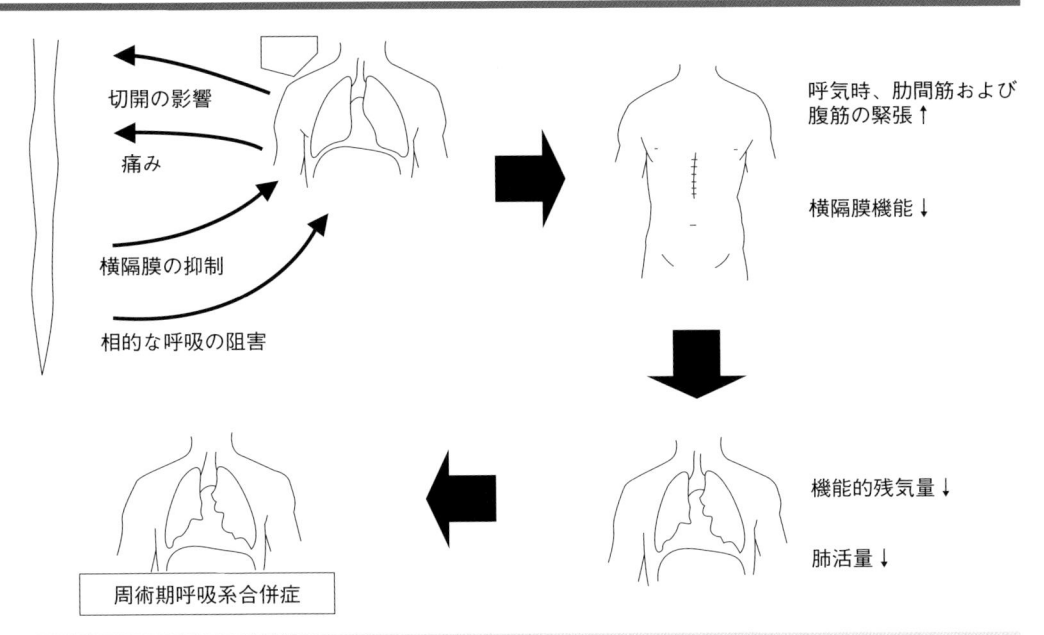

図1 呼吸系合併症の発生機序に及ぼす術後疼痛の影響
(Liu S, Carpenter RL, Neal JM. Epidural anesthesia and analgesia. Their role in postoperative outcome. Anesthesiology 1995; 82: 1474-506 より改変引用)

などが呼吸系の予後の予測因子としては十分に機能していない可能性も示唆されている[47]。呼吸系合併症を予測するには，むしろ，呼吸力学にそった測定である，横隔膜の活動性，呼吸筋の収縮状態，吸気流量の指標などが呼吸機能の低下をより正確に表すことも推測される。また，硬膜外鎮痛を用いることにより，呼吸系の合併症が減少することは明らかであり，その要因としては著明な鎮痛作用の増強も考慮する必要がある。良好な除痛効果により，意識状態は明瞭となり，呼吸系合併症の要因の一部である，咳嗽や深呼吸，体位の変換などが十分に可能となることも関与している（図1）。

術後鎮痛法の実際

臨床的には，さまざまな術後鎮痛法が施行されており，もっとも一般的な方法はオピオイドの全身投与である。この方法でもっとも重要なことは，個々の患者の痛みを取り除くのに必要な投与量を設定することである。その点では，従来から頻用されてきた，一定量を間欠的に筋肉内もしくは静脈内に投与する方法は，個人差が大きい術後の痛み

表5 アプローチ部位による術後鎮痛法

末梢組織	局所麻酔薬，NSAIDs，オピオイド
末梢神経系	局所麻酔薬による末梢神経ブロック
中枢での神経遮断	硬膜外およびくも膜下鎮痛法（局所麻酔薬，オピオイド，α_2作動薬）
中枢神経系	オピオイド（全身投与）

5. 呼吸合併症予防のための術後鎮痛法

表6　各種の術後鎮痛法

オピオイドの全身投与	筋肉注射 静脈注射 　間欠的投与 　持続投与 　PCIA 皮下注射 持続静注，PCIAおよび皮下注法での投与量 　モルヒネ20〜40 mg/day 　フェンタニル0.5〜1 mg/day
硬膜外・脊髄くも膜下鎮痛法	硬膜外投与およびPCEA（オピオイド） 　モルヒネ3〜5 mg/day 　モルヒネ＋ブピバカイン（0.125〜0.25％） 　フェンタニル0.3〜0.5 mg/day 　フェンタニル＋局所麻酔薬 　オピオイド＋クロニジン5〜20 μg/hr 　オピオイド＋ケタミン 持続硬膜外投与（局所麻酔薬） 　ブピバカイン0.25〜0.5％，2〜5 ml/hr 　ロピバカイン0.2％，4〜6 ml/hr
非ステロイド性抗炎症薬（NSAIDs）	静注薬 　フルルビプロフェン（ロピオン®） 坐剤 　ジクロフェナック（ボルタレン®） 　インドメサシン（インダシン®）
局所麻酔法	神経ブロック 　ブピバカイン0.25〜0.5％，5〜10 ml

に対して，個々の患者に満足すべき鎮痛作用を提供することに限界があった。この欠点を改善して，多くの患者に満足できる鎮痛効果が得られる投与量の設定を可能にしたのが静注による自己調節鎮痛（patient-controlled analgesia：PCA）である（表5，6）。

1 静注-PCA（PCIA）

　術後疼痛管理にPCIAの使用が可能になったのは，プログラミングが可能なシリンジポンプの充実によるところが大きく，欧米では1980年代以降に急速に普及しており[48]，わが国でもここ10年間で使用が拡大している。当初は，疼痛管理における臨床研究の手段として利用されてきたが[49]，最近では術後疼痛管理の領域で急速な進歩を遂げている。術後痛にPCIAを用いる利点は，オピオイドの血中濃度の変動を減少させることによる影響が大きく，鎮痛作用に必要なレベルを維持できるとともに，不必要な副作用の発現を防止できることである。また，患者が自ら疼痛治療の管理をしているという意識を持つ意味も大きく関与している。PCIAを用いた術後疼痛管理が患者の術後経過に及ぼす影響については，無作為化試験のメタアナリシスで従来の方法と比較したところ，実質的な

表7 Patient-controlled analgesia（PCA）の長所

患者の満足度の向上
他の方法より優れた鎮痛効果
患者のニーズに合わせた投与量の調節が可能
患者の制御下
突出痛への迅速な対応
薬物投与に関する労力の節約
早期の活動が可能

除痛効果が軽度に優れていたのみであっても，患者の満足度はきわめて高く，実際のオピオイドの使用量は少なかったが，副作用の発現頻度には明らかな差は認められず，入院期間にも差は見られなかった[50]。PCIAの呼吸機能に及ぼす効果については，オピオイドの筋肉内投与などと比較して，鎮痛作用は著明に改善するものの，FEV_1やFRC，PEFRなどには明らかな改善は認められないとの報告が多く[51)52)]，呼吸合併症の発生の減少など，術後経過を改善させる効果は軽微と考えられている[53]。また，患者の満足度のほかは，従来の筋注法とほとんど差が見られなかったとする報告もあり[54]，呼吸系合併症の予防という見地からは十分に有効な鎮痛法とは考え難い可能性が高い。

実際にPCIAを施行するには，使用するオピオイドを選択し，基礎持続投与の有無および投与量，1回投与量，ロックアウト時間，上限投与量などを設定する。わが国で用いられているオピオイドは，モルヒネもしくはフェンタニルであるが，作用時間が短く，調節性が高いことから，フェンタニルを用いる例が増加している。基礎持続投与については，作用時間の長いモルヒネでは鎮痛作用および副作用などの有無による大きな差異はなく，必要としないとの考え方が多い[55)56)]。フェンタニルでは少量の基礎持続投与を行うことによって良好な鎮痛作用が得られるとの意見もあるが[57]，鎮痛作用には大差は生じず，むしろ総投与量が増加して，副作用の発現が増加するとの報告もあり[58)59)]，いずれのオピオイドにおいても，基礎持続投与を併用する利点は著明ではないと考えられる。1回投与量は，モルヒネが0.5～2mg，フェンタニルは10～20μgが一般的である。ロックアウト時間については，薬物の投与から最大効果が得られる時間まで待つ必要があり，モルヒネが5～10分，フェンタニルは3～6分が適当とされている。時間当たりの上限投与量は，モルヒネが10mgまで，フェンタニルは120～300μgが安全と考えられている。

PCIAの安全性については，多くの報告で認められているが，オピオイドの投与に付随した副作用の発生は完全には避けられない。呼吸抑制などの重篤な副作用の発生はまれであるが，発現には高齢者，循環血液量減少，投与量の増加，基礎持続投与などの因子が関与していると推測され[60]，これらの因子を含む症例には注意を要する（表7）。

2 硬膜外鎮痛法

オピオイドの全身投与による術後疼痛管理は，PCIAを用いることによって患者の満足度が向上したものの，患者の術後経過を改善させる効果については，前述のように必ずしも長所が見出せなかった。一方，メタアナリシスにより，硬膜外鎮痛法は局所麻酔薬

5. 呼吸合併症予防のための術後鎮痛法

表8 硬膜外鎮痛法の術後経過に及ぼす効果

中枢神経系	術後の認知の改善
	脳血管障害の減少
心血管系	心筋梗塞の減少*
	移植血管の開通性の改善*
	深部静脈血栓の減少*
呼吸系	肺感染症の減少*
	肺塞栓症の減少*
	呼吸抑制の減少*
	低酸素血症の減少
	気管挿管時間の短縮*
ストレス反応	カテコラアミン値の低下*
消化器系	イレウスの減少*
腎臓	急性腎不全の減少*
術後経過	入院期間の短縮*
	周術期死亡率の減少

*は著明，他は可能性

の単独投与もしくはオピオイドとの併用で，鎮痛作用はオピオイドの全身投与より優れていることが明らかであり[61]，術後のイレウスや呼吸系合併症の発生を減少させる[62]。ハイリスク症例に対する腹腔内の大手術においても，硬膜外鎮痛法による術後経過の著明な改善は認められなかったが，呼吸系合併症の発生頻度は減少している[63)64]。このように，硬膜外鎮痛法は術後の予後を改善させる可能性が高く，特に呼吸系合併症の発生を減少させることが期待できる。また，硬膜外鎮痛法の利点として，静脈還流を改善させることにより深部静脈血栓の発生率が減少し，肺塞栓症の合併も減少させることが明らかとなっている[65]（表8）。

硬膜外鎮痛法に用いられる薬液には，局所麻酔薬，オピオイドの単独投与，局所麻酔薬とオピオイドの混合液の3種類がある。しかし，オピオイドの単独投与では，全身投与と比較して鎮痛作用や合併症の点からも優位性は認められない[61]。

硬膜外鎮痛法が優れた鎮痛作用を示す主要な要因として，局所麻酔薬による痛み刺激の中枢神経系への入力の遮断が考えられている。しかも，前述のように，横隔膜機能を含めた呼吸機能の改善作用を期待する場合は，局所麻酔薬の投与は不可欠となる。また，オピオイドを併用することにより鎮痛作用はさらに強化されることから[66]，局所麻酔薬の濃度の低下が可能となり，筋力低下や交感神経遮断による循環動態の変動などの局所麻酔薬による好ましくない作用を減少できる。現在，局所麻酔薬では運動神経遮断作用の弱い，ロピバカインとブピバカインが好まれ，併用されるオピオイドとしてはフェンタニルもしくはモルヒネが用いられている。薬液の注入方法としては，疼痛時もしくは一定時間での間欠注入，持続注入およびPCAを応用したPCEAの3種類があり，PCEAの方が持続注入より著しく少ない薬液投与量で，同程度の良好な鎮痛作用が得られる[67)68]。また，PCEAは基礎持続投与を併用した方が鎮痛作用は強く，咳嗽時の痛みも軽減できる[69]。硬膜外カテーテルの位置は，手術部位に対応させることで鎮痛作用が良好となるため[70)71]，適した位置での留置が重要である。

3 その他の鎮痛法

　手術創部への浸潤麻酔については，小手術には有効であるが，開腹術のような大手術では効果的な鎮痛作用は得られない[72]。また，開胸術後の肋間神経ブロックは，短時間の鎮痛作用は優れているが，その後は追加の鎮痛法を必要としており，硬膜外鎮痛法と併用することによって長所が見出せる[73]。整形外科領域の術後には，手術部位に応じて局所浸潤麻酔，末梢神経ブロック，神経叢（腕・腰）ブロックなどが施行される[74]。これらは，強力な鎮痛作用が得られるものの持続時間が限られるため，持続注入とPCAの併用によって良好な鎮痛作用が得られる[75]。しかし，呼吸機能への影響などについての詳細な検討は，現状では不十分である。

　術後痛には，前述のように，炎症性疼痛の関与が大きいと考えられ，非ステロイド性抗炎症薬（nonsteroidal anti-inflammatory drugs：NSAIDs）の作用が注目されている。NSAIDsの併用により疼痛は25〜50％軽減し，咳嗽時などの疼痛を軽減することが確認されている[76)77]。NSAIDs単独での鎮痛作用には限界があるので，他の鎮痛法と併用することより，鎮痛作用の増強が期待される。

　また，炎症性疼痛への関与が重要であるシクロオキシゲナーゼ2（COX-2）の選択的阻害薬を術後痛に用いることにより，消化器障害の発生頻度や血小板機能への影響を減少できることが指摘されている[78]。NMDA受容体拮抗薬のケタミンやα_2-アドレナリン作動薬のクロニジンなども他の鎮痛法と併用されるが，術後経過への影響については十分な検討がされていない。

術後疼痛管理と呼吸管理

　術後疼痛管理，なかでも硬膜外鎮痛法の大きな利点には，呼吸管理や入院に要する費用が大幅に削減できるという経済的な効果も挙げられる。ハイリスク患者を硬膜外鎮痛法で管理したところ，気管チューブの抜去が早期に可能となり，術後の合併症が減少し，入院費用も著明に減少している[79]。胸部と腹部の癌患者に対する術後について，硬膜外鎮痛法とPCIAを比較したところ，硬膜外鎮痛法では機械的人工換気とICU在室の期間が短縮され，入院費用が減少している[80]。患者の状態とともに，手術の種類によっても硬膜外鎮痛法の効果は異なっており，種々の開腹手術で検討したところ，腹部大血管術後症例では気管挿管の期間とICU在室日数が著明に短縮した[81]。しかし一方では，待機的な心臓手術の術後において，PCEAとPCIAを比較したところ，硬膜外鎮痛法では抜管が早く，肺炎の発生頻度が低い傾向はあったものの，肺気量には大差はなく，回復状態も類似していた[82]。また，腹部大血管手術後においても，PCEAを用いることにより，気管挿管の時間は短縮されたが，ICU在室日数や入院期間短縮などの効果は見出せなかった[83]。

　このように，術後鎮痛法の種類によっては，呼吸系合併症の発生頻度が著明に変化す

る可能性は少ないとの報告も数多くみられる[84)85)]。しかし，いずれも鎮痛作用においては，硬膜外鎮痛法の方が良好であることを認めており，手術の種類や高齢者などのリスクが高い症例では，呼吸系合併症の発生頻度が低下する可能性がある。したがって，術後疼痛管理によって，呼吸系合併症発生率の減少を図るためには，硬膜外鎮痛法がもっとも適していると推測でき，その効果はリスクの高い症例ほど著明に現れると考えられる。

■参考文献

1) Modig J. Respiration and circulation after total hip replacement surgery. A comparison between parenteral analgesics and continuous lumbar epidural block. Acta Anaesthesiol Scand 1976; 20: 225-36.
2) Hayes C, Molloy AR. Neuropathic pain in the perioperative period. Int Anesthesiol Clin 1997; 35: 67-81.
3) Bonica JJ.Postoperative pain. In: Bonica JJ, editor. The management of pain. 2nd ed. Philadelphia: Lea & Fibiger; 1990. p.461-80.
4) Volicer BJ. Hospital stress and patient report s of pain and physical status. J Human Stress 1978; 4: 28-37.
5) Pogatzki EM, Raja SN. A mouse model of incisional pain. Anesthesiology 2003; 99: 1023-7.
6) Zahn PK, Pogatzki EM, Brennan TJ. Mechanisms for pain caused by incisions. Reg Anesth Pain Med 2002; 27: 514-6.
7) Zahn PK, Brennan TJ. Primary and secondary hyperalgesia in a rat model for human postoperative pain. Anesthesiology 1999; 90: 863-72.
8) Zahn PK, Brennan TJ. Incision-induced changes in receptive field properties of rat dorsal horn neurons. Anesthesiology 1999; 91: 772-85.
9) Pedersen JL. Inflammatory pain in experimental burns in man. Dan Med Bull 2000; 47: 168-95.
10) Petersen KL, Rowbotham MC. A new human experimental pain model: the heat/capsaicin sensitization model. Neuroreport 1999; 10: 1511-6.
11) McCartney CJ, Sinha A, Katz J. A qualitative systematic review of the role of N-methyl-D-aspartate receptor antagonists in preventive analgesia. Anesth Analg 2004; 98: 1385-400.
12) Brennan TJ, Vandermeulen EP, Gebhart GF. Characterization of a rat model of incisional pain. Pain 1996; 64: 493-501.
13) Zahn PK, Pogatzki EM, Brennan TJ. Mechanisms for pain caused by incisions. Reg Anesth Pain Med 2002; 27: 514-6.
14) Sarkar S, Aziz Q, Woolf CJ, et al. Contribution of central sensitisation to the development of non-cardiac chest pain. Lancet 2000; 356: 1154-9.
15) Bruce J, Drury N, Poobalan AS, et al. The prevalence of chronic chest and leg pain following cardiac surgery: a historical cohort study. Pain 2003; 104: 265-73.
16) Hazelrigg SR, Cetindag IB, Fullerton J. Acute and chronic pain syndromes after thoracic surgery. Surg Clin North Am 2002; 82: 849-65.
17) Jung BF, Ahrendt GM, Oaklander AL, et al. Neuropathic pain following breast cancer surgery: proposed classification and research update. Pain 2003; 104: 1-13.
18) Govrin-Lippmann R, Devor M. Ongoing activity in severed nerves: source and variation with time. Brain Res 1978; 159: 406-10.
19) Woolf CJ, Salter MW. Neuronal plasticity: increasing the gain in pain. Science 2000; 288: 1765-9.

20) Kehler H. The endocrine-metabolic response to postoperative pain. Acta Anaesthesiol Scand Suppl 1982; 74: 173-5.
21) Bessman FP, Renner VJ. The biphasic hormonal nature of stress. In: Cowley RA, Trump BF, editors. Pathophysiology of Shock, Anoxia and Ischemia. Baltimore: Williams & Wilkins; 1982. p.60-5.
22) Ali J, Weisel RD, Layug AB, et al. Consequences of postoperative alterations in respiratory mechanics. Am J Surg 1974; 128: 376-82.
23) Alexander JI, Spence AA, Parikh RK, et al. The role of airway closure in postoperative hypoxaemia. Br J Anaesth 1973; 45: 34-40.
24) Putensen-Himmer G, Putensen C, Lammer H, et al. Comparison of postoperative respiratory function after laparoscopy or open laparotomy for cholecystectomy. Anesthesiology 1992; 77: 675-80.
25) Duggan J, Drummond GB. Activity of lower intercostal and abdominal muscle after upper abdominal surgery. Anesth Analg 1987; 66: 852-5.
26) Manikian B, Cantineau JP, Bertrand M, et al. Improvement of diaphragmatic function by a thoracic extradural block after upper abdominal surgery. Anesthesiology 1988; 68: 379-86.
27) Ford GT, Whitelaw WA, Rosenal TW, et al. Diaphragm function after upper abdominal surgery in humans. Am Rev Respir Dis 1983; 127: 431-6.
28) Liu S, Carpenter RL, Neal JM. Epidural anesthesia and analgesia. Their role in postoperative outcome. Anesthesiology 1995; 82: 1474-506.
29) Craig DB. Postoperative recovery of pulmonary function. Anesth Analg 1981; 60: 46-52.
30) Meyers JR, Lembeck L, O'Kane H, et al. Changes in functional residual capacity of the lung after operation. Arch Surg 1975; 110: 576-83.
31) Parkhouse J, Lambrechts W, Simpson BR. The incidence of postoperative pain. Br J Anaesth 1961; 33: 345-53.
32) Simonneau G, Vivien A, Sartene R, et al. Diaphragm dysfunction induced by upper abdominal surgery. Role of postoperative pain. Am Rev Respir Dis 1983; 128: 899-903.
33) Dureuil B, Viires N, Cantineau JP, et al. Diaphragmatic contractility after upper abdominal surgery. J Appl Physiol 1986; 61: 1775-80.
34) Wahba WM, Don HF, Craig DB. Post-operative epidural analgesia: effects on lung volumes. Can Anaesth Soc J 1975; 22: 519-27.
35) Stenseth R, Bjella L, Berg EM, et al. Effects of thoracic epidural analgesia on pulmonary function after coronary artery bypass surgery. Eur J Cardiothorac Surg 1996; 10: 859-65.
36) Pansard JL, Mankikian B, Bertrand M, et al. Effects of thoracic extradural block on diaphragmatic electrical activity and contractility after upper abdominal surgery. Anesthesiology 1993; 78: 63-71.
37) Fratacci MD, Kimball WR, Wain JC, et al. Diaphragmatic shortening after thoracic surgery in humans. Effects of mechanical ventilation and thoracic epidural anesthesia. Anesthesiology 1993; 79: 654-65.
38) Kiya T, Fujimura N, Okanuma M, et al. Effect of continuous extradural infusion of bupivacaine on diaphragmatic function after upper abdominal surgery. Masui 2003; 52: 500-4.
39) Fujimura N, Namba H, Tsunoda K, et al. Epidural buprenorphine does not improve diaphragmatic function after upper abdominal surgery. Masui 1996; 45: 428-32.
40) Catley DM, Thornton C, Jordan C, et al. Pronounced, episodic oxygen desaturation in the postoperative period: its association with ventilatory pattern and analgesic regimen. Anesthesiology 1985; 63: 20-8.
41) Cuschieri RJ, Morran CG, Howie JC, et al. Postoperative pain and pulmonary complications: comparison of three analgesic regimens. Br J Surg 1985; 72: 495-8.

42) Jayr C, Mollie A, Bourgain JL, et al. Postoperative pulmonary complications: general anesthesia with postoperative parenteral morphine compared with epidural analgesia. Surgery 1988; 104: 57-63.
43) Jayr C, Thomas H, Rey A, et al. Postoperative pulmonary complications. Epidural analgesia using bupivacaine and opioids versus parenteral opioids. Anesthesiology 1993; 78: 666-76.
44) Shulman M, Sandler AN, Bradley JW, et al. Postthoracotomy pain and pulmonary function following epidural and systemic morphine. Anesthesiology 1984; 61: 569-75.
45) Ballantyne JC, Carr DB, deFerranti S, et al. The comparative effects of postoperative analgesic therapies on pulmonary outcome: cumulative meta-analyses of randomized, controlled trials. Anesth Analg 1998; 86: 598-612.
46) Groeben H, Schwalen A, Irsfeld S, et al. High thoracic epidural anesthesia does not alter airway resistance and attenuates the response to an inhalational provocation test in patients with bronchial hyperreactivity. Anesthesiology 1994; 81: 868-74.
47) Lawrence VA, Dhanda R, Hilsenbeck SG, et al. Risk of pulmonary complications after elective abdominal surgery. Chest 1996; 110: 744-50.
48) Bollish SJ, Collins CL, Kirking DM, et al. Efficacy of patient-controlled versus conventional analgesia for postoperative pain. Clin Pharm 1985; 4: 48-52.
49) Graves DA, Foster TS, Batenhorst RL, et al. Patient-controlled analgesia. Ann Intern Med 1983; 99: 360-6.
50) Ballantyne JC, Carr DB, Chalmers TC, et al. Postoperative patient-controlled analgesia: meta-analyses of initial randomized control trials. J Clin Anesth 1993; 5: 182-93.
51) Ellis R, Haines D, Shah R, et al. Pain relief after abdominal surgery: a comparison of i.m. morphine, sublingual buprenorphine and self-administered i.v. pethidine. Br J Anaesth 1982; 54: 421-8.
52) Welchew EA. On-demand analgesia. A double-blind comparison of on-demand intravenous fentanyl with regular intramuscular morphine. Anaesthesia 1983; 38: 19-25.
53) Walder B, Schafer M, Henzi I, et al. Efficacy and safety of patient-controlled opioid analgesia for acute postoperative pain. A quantitative systematic review. Acta Anaesthesiol Scand 2001; 45: 795-804.
54) Snell CC, Fothergill-Bourbonnais F, Durocher-Hendriks S. Patient controlled analgesia and intramuscular injections: a comparisons of patient pain experiences and postoperative outcomes. J Adv Nurs 1997; 25: 681-90.
55) Hansen LA, Noyes MA, Lehman ME. Evaluation of patient-controlled analgesia (PCA) versus PCA plus continuous infusion in postoperative cancer patients. J Pain Symptom Manage 1991; 6: 4-14.
56) Parker RK, Holtmann B, White PF. Patient-controlled analgesia. Does a concurrent opioid infusion improve pain management after surgery? JAMA 1991; 266: 1947-52.
57) Peng PW, Sandler AN. A review of the use of fentanyl analgesia in the management of acute pain in adults. Anesthesiology 1999; 90: 576-99.
58) Fleming BM, Coombs DW. A survey of complications documented in a quality-control analysis of patient-controlled analgesia in the postoperative patient. J Pain Symptom Manage 1992; 7: 463-9.
59) Etches RC. Respiratory depression associated with patient-controlled analgesia: a review of eight cases. Can J Anaesth 1994; 41: 125-32.
60) White PF, Parker RK. Is the risk of using a "basal" infusion with patient-controlled analgesia therapy justified? Anesthesiology 1992; 76: 489.
61) Block BM, Liu SS, Rowlingson AJ, et al. Efficacy of postoperative epidural analgesia: a meta-analysis. JAMA 2003; 290: 2455-63.

62) Holte K, Kehlet H. Effect of postoperative epidural analgesia on surgical outcome. Minerva Anestesiol 2002; 68: 157-61.
63) Rigg JR, Jamrozik K, Myles PS, et al. Epidural anaesthesia and analgesia and outcome of major surgery: a randomised trial. Lancet 2002; 359: 1276-82.
64) Peyton PJ, Myles PS, Silbert BS, et al. Perioperative epidural analgesia and outcome after major abdominal surgery in high-risk patients. Anesth Analg 2003; 96: 548-5.
65) Moraca RJ, Sheldon DG, Thirlby RC. The role of epidural anesthesia and analgesia in surgical practice. Ann Surg 2003; 238: 663-73.
66) Kopacz DJ, Sharrock NE, Allen HW. A comparison of levobupivacaine 0.125％, fentanyl 4 microg/mL, or their combination for patient-controlled epidural analgesia after major orthopedic surgery. Anesth Analg 1999; 89: 1497-503.
67) Silvasti M, Pitkanen M. Patient-controlled epidural analgesia versus continuous epidural analgesia after total knee arthroplasty. Acta Anaesthesiol Scand 2001; 45: 471-6.
68) Standl T, Burmeister MA, Ohnesorge H, et al. Patient-controlled epidural analgesia reduces analgesic requirements compared to continuous epidural infusion after major abdominal surgery. Can J Anaesth 2003; 50: 258-64.
69) Komatsu H, Matsumoto S, Mitsuhata H, et al. Comparison of patient-controlled epidural analgesia with and without background infusion after gastrectomy. Anesth Analg 1998; 87: 907-10.
70) Kahn L, Baxter FJ, Dauphin A, et al. A comparison of thoracic and lumbar epidural techniques for post-thoracoabdominal esophagectomy analgesia. Can J Anaesth 1999; 46: 415-22.
71) Brodner G, Mertes N, Buerkle H, et al. Acute pain management: analysis, implications and consequences after prospective experience with 6349 surgical patients. Eur J Anaesthesiol 2000; 17: 566-75.
72) Dahl JB, Moiniche S, Kehlet H. Wound infiltration with local anaesthetics for postoperative pain relief. Acta Anaesthesiol Scand 1994; 38: 7-14.
73) Wurnig PN, Lackner H, Teiner C, et al. Is intercostal block for pain management in thoracic surgery more successful than epidural anaesthesia? Eur J Cardiothorac Surg 2002; 21: 1115-9.
74) Peng PW, Chan VW. Local and regional block in postoperative pain control. Surg Clin North Am 1999; 79: 345-70.
75) Borgeat A, Schappi B, Biasca N, et al. Patient-controlled analgesia after major shoulder surgery: patient-controlled interscalene analgesia versus patient-controlled analgesia. Anesthesiology 1997; 87: 1343-7.
76) Pavy T, Medley C, Murphy DF. Effect of indomethacin on pain relief after thoracotomy. Br J Anaesth 1990; 65: 624-7.
77) Power I, Bowler GM, Pugh GC, et al. Ketorolac as a component of balanced analgesia after thoracotomy. Br J Anaesth 1994; 72: 224-6.
78) Schug SA. The role of COX-2 inhibitors in the treatment of postoperative pain. J Cardiovasc Pharmacol 2006; 47: S82-6.
79) Yeager MP, Glass DD, Neff RK, et al. Epidural anesthesia and analgesia in high-risk surgical patients. Anesthesiology 1987; 66: 729-36.
80) de Leon-Casasola OA, Parker BM, Lema MJ, et al. Epidural analgesia versus intravenous patient-controlled analgesia. Differences in the postoperative course of cancer patients. Reg Anesth 1994; 19: 307-15.
81) Park WY, Thompson JS, Lee KK. Effect of epidural anesthesia and analgesia on perioperative outcome: a randomized, controlled Veterans Affairs cooperative study. Ann Surg 2001; 234: 560-9.

82) Hansdottir V, Philip J, Olsen MF, et al. Thoracic epidural versus intravenous patient-controlled analgesia after cardiac surgery: a randomized controlled trial on length of hospital stay and patient-perceived quality of recovery. Anesthesiology 2006; 104: 142-51.
83) Norris EJ, Beattie C, Perler BA, et al. Double-masked randomized trial comparing alternate combinations of intraoperative anesthesia and postoperative analgesia in abdominal aortic surgery. Anesthesiology 2001; 95: 1054-67.
84) Lewis KS, Whipple JK, Michael KA, et al. Effect of analgesic treatment on the physiological consequences of acute pain. Am J Hosp Pharm 1994; 51: 1539-54.
85) Kehlet H. Effect of postoperative pain treatment on outcome-current status and future strategies. Langenbecks Arch Surg 2004; 389: 244-9.

(村川　和重，森山　萬秀，柳本富士雄)

臨床総論

6 周術期におけるCHDFの応用

はじめに

　持続的血液濾過透析（continuous hemodiafiltration：CHDF）は，膜面積の小さな血液濾過器（ヘモフィルタ）と専用のコンソールを用いて，患者のベッドサイドで24時間連続して濾過と透析を行う血液浄化法である。1977年Kramerらは，うっ血性心不全患者に膜面積の小さなヘモフィルターを用いて動-静脈間（A-V）の圧較差を利用して除水（濾過）を行う持続的動静脈血液濾過（continuous arterio-venous hemofiltration：CAVH）の有用性を報告した[1]。その後，血液浄化用二腔カテーテル（FDLカテーテル）をバスキュラーアクセスとしてローラーポンプを用いて静脈-静脈（V-V）で体外循環を行い，さらに溶質の除去効率を上げるためにヘモフィルタの中空糸の外側に滅菌した電解質液を流して透析も同時に行う血液濾過透析（hemodiafiltration）へと発展してきた[2]。現在，各種のCHDF用ヘモフィルタが市販され，またCHDF専用コンソールも各種市販されている。今日CHDFは，重症患者に対する持続的腎補助療法（continuous renal replacement therapy：CRRT）として救急・集中治療領域で広く普及している。本項では，CHDFの周術期における有用性と呼吸不全に対する治療法としての有効性について，われわれのデータを示して解説する。

CHDFの特徴と施行方法

　CHDFは，3～4時間で施行する間欠的血液透析（intermittent hemodialysis：IHD）と比較して，緩徐に除水および溶質の除去を行うことが特徴であり，通常のIHD施行時にみられるような除水に伴う血圧低下や，急激な浸透圧変化に伴う不均衡症候群などの発症はまれである。不均衡症候群とは，血液中の溶質が急激に除去されることにより，血漿浸透圧は急激に低下するが間質や細胞内に存在する溶質はそれほど変化しないため，血液と間質あるいは細胞内に浸透圧較差を生じ，その結果，間質の浮腫を来して嘔気・嘔吐などの脳圧亢進症状や循環血液量の減少による血圧低下などの症状を呈する病態である。CHDFによる溶質の除去効率はIHDに比し1/10程度（われわれの通常の操作条件でクレアチニンクリアランスは20ml/min程度）であり，溶質の除去が緩徐であるため浸

透圧較差を生じることは少なく，不均衡症候群を来すことはほとんどない。一方で，CHDFの溶質の除去効率自体は低いが，24時間連続して行うため体内に広く分布する物質の除去効率はIHDよりむしろ優れており，持続的に施行することで尿素窒素（urea nitrogen：UN）やクレアチニンをかなり低いレベルで維持できる。また，濾過量を調整することにより水分バランスを自由にコントロールでき，体液バランスの維持が容易である。さらにCHDFではIHDに使用される通常の透析器（ダイアライザ）よりも膜孔径の大きなヘモフィルタを使用し，中〜大分子量物質の除去に優れた濾過の原理を使用しているため，体内に蓄積した代謝産物のみならず各種の病因物質の除去が期待できる。CHDFの体外循環量は通常のIHDよりも少なくFDLカテーテルを用いてV-Vで施行することから，循環動態に与える影響が少なくショック患者でも施行可能である。特にIHDが施行困難な小児においても安全に施行でき，小児に対する急性血液浄化法の第一選択といえる。

　図1に，われわれが施行しているCHDFのフローダイアグラムと施行条件を示した。バスキュラーアクセスは，内頸静脈または大腿静脈からの挿入を原則とする。安定した血流を得るためには内頸静脈が望ましい。鎖骨下静脈は長期間の留置により静脈の狭窄を来す可能性があるため，通常使用しない。成人では10〜12Frの血液浄化用ダブルまたはトリプルルーメンカテーテルを使用している。従来，乳児や小児に対しては適切なカテーテルがなかったため，A-Vで施行することが多かったが，この方法では十分な血流量が得られず安定した血液浄化を行うことが困難であった。最近小児用二腔カテーテル（6〜7Fr）が市販され，内頸静脈穿刺で挿入することにより，新生児や乳児でも十分な血流量で安定した血液浄化が行えるようになった[3]。

　CHDFに使用するヘモフィルタは，現在ポリメチルメタクリル酸塩（polymethyl methacrylate：PMMA）膜，ポリアクリルニトリル（polyacrylnitrile：PAN）膜，セルローストリアセテート（cellulose triacetate：CTA）膜，ポリスルフォン（polysulfone：PS）膜などの各種の膜素材で作られたものが市販されているが，それぞれに特徴がある。PMMA膜ヘモフィルタは，後述するように各種サイトカインを主に吸着の原理で効率よく除去可能であり，われわれは重症病態に対するCHDFには通常PMMA膜ヘモフィルタを用いている。エチレンビニルアルコール（ethylene vinyl alcohol：EVAL）膜やCTA膜は抗血栓性に優れているため，出血傾向のある患者や周術期の患者で抗凝固薬を用いずにCHDFを施行する際に使用している。

　CHDF専用のベッドサイドコンソールは各種市販されている。これらのコンソールは，血液ポンプや濾液，透析液用ローラーポンプ，抗凝固剤注入用シリンジポンプはもとより，濾液や透析液，補充液の計量機能を備え，さらに気泡センサーや圧力監視装置などの安全装置を備えている。これらのCHDF専用ベッドサイドコンソールを使用することが，安全にCHDFを施行するためには不可欠である。

　抗凝固薬は，ヘパリンを長時間使用すると出血傾向が問題となるため，通常メシル酸ナファモスタット（フサン®）を使用する。活性凝固時間（activated coagulation time：ACT）をモニタリングしながら150〜170secとなるように注入量を調節している。しかし，凝固能の亢進した患者では頻回のヘモフィルタや回路内凝固を来し，しばしば交

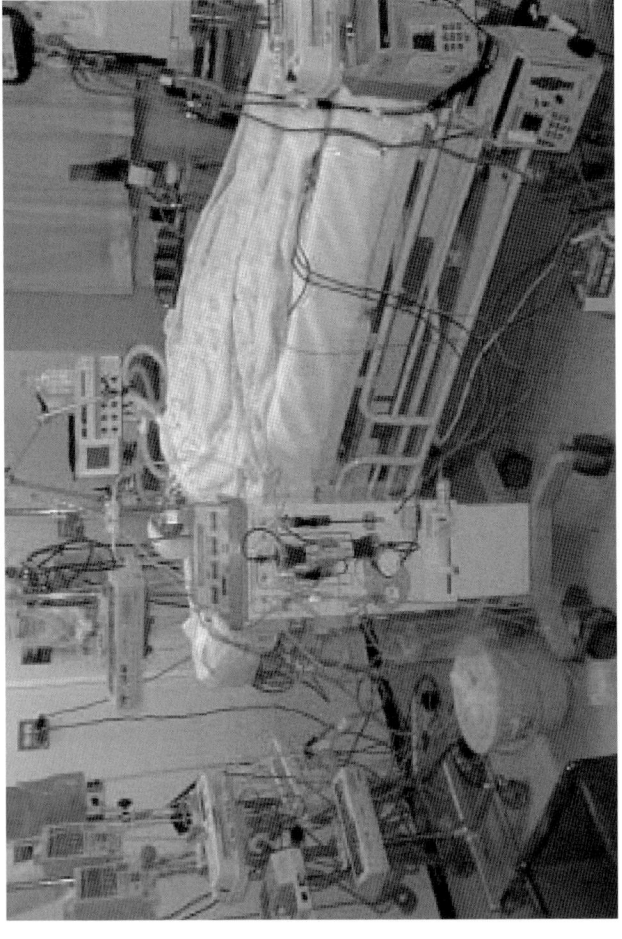

臨床総論

	操作条件	
血流量	60〜100ml/min	
濾過流量	300〜500ml/hr	
透析液流量	500〜1,000ml/hr	

	使用薬物
抗凝固薬	メシル酸ナファモスタット 低分子ヘパリン
補充液の種類および投与方法	電解質液，後希釈法
透析液	重炭酸透析液（滅菌）

PMMA：polymethyl methacrylate　EVAL：ethylene-vinylalcohol copolymer
CTA：cellulose triacetate

	バスキュラーアクセスおよび使用機器
バスキュラーアクセス	FDLカテーテル（V-V）
血液浄化器	PMMA膜ヘモフィルタ EVAL膜透析器 CTA膜ヘモフィルタ
ベッドサイドコンソール	CHDF専用ベッドサイドコンソール

図1　持続的血液濾過透析（CHDF）

換を余儀なくされる場合がある。このような場合は低分子ヘパリンを併用することもある。

操作条件は，通常の腎補助として行う場合，血流量（blood flow：Qb）60〜100 ml/min，透析液流量500〜1,000 ml/hr，濾過流量300〜500 ml/hrとし，除水量は患者の状態に応じて調節する。透析液には滅菌重炭酸血液濾過用輸液（サブラッドB®）を用い，補充液としては通常の電解質輸液（生理食塩液や最近ではビカーボン®など）を用いている。

CHDFによるメディエータ除去

CHDFはヘモフィルタを用いて中-大分子量物質の除去に有利な濾過を行うため，臓器障害の原因となる各種のhumoral mediatorの除去が可能と考えられ，さまざまな検討が行われてきた[4]。CHDFによるこれらメディエータの除去に関しては異論もあるが，近年欧米では大量に濾過を行う大容量血液濾過（high volume hemofiltration：HVHF）が試みられ，敗血症性ショック患者で循環動態の改善がみられることが報告されている[5]。この方法では，1時間に6 l もの濾過を行うが，そのためには血流量を200 ml/min以上に増加させる必要があり，循環動態不安定な重症患者ではかなり無理がある。

一方，われわれはPMMA膜ヘモフィルタを用いたCHDF（PMMA-CHDF）が，主に吸着の原理により各種のサイトカインを効率よく除去可能であることを報告してきた[6〜9]。従来PMMA膜透析器は，長期透析患者で発症する透析アミロイドーシスの原因物質であるβ_2-microglobulin（分子量11,800）を吸着除去することが知られていた。われわれの検討では，TNF-αやインターロイキン（interleukin：IL）-6，IL-8，IL-10などの各種サイトカインがヘモフィルタを通過する際に除去され，ヘモフィルタ出口で10〜15％低下することが明らかになった（図2）。そして，血中サイトカイン濃度が高値を示す症例では，PMMA-CHDFを持続的に施行することによりその血中濃度を有意に低下させうることが

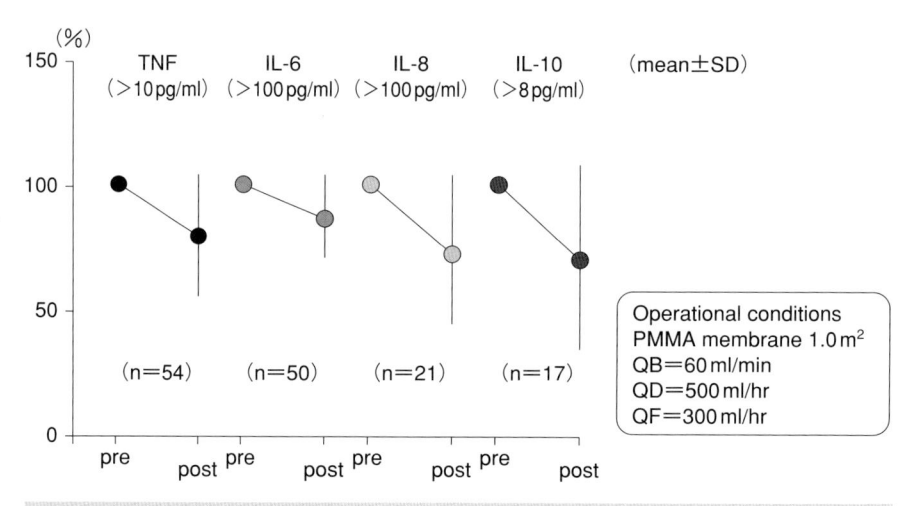

図2 PMMA-CHDF施行時のヘモフィルタ前後におけるサイトカイン血中濃度の変化

明らかになった。これらのデータをもとに，われわれは重症急性膵炎や敗血症性ショック，急性呼吸促迫症候群（acute respiratory distress syndrome：ARDS）などの血中サイトカインが高値を示す病態に対して，これらサイトカインの除去を企図して積極的にPMMA-CHDFを施行し，その臨床効果を報告してきた[6)〜9)]。興味深いことに，この血中サイトカインの除去はPMMA膜ヘモフィルタに特徴的な性質であり，PMMA膜以外のPAN膜やPS膜，EVAL膜で作られたヘモフィルタやダイアライザーでは認められないことも明らかになっている。現在までのCRRTによるメディエータ除去に関するさまざまな議論は，ひとつには用いられている膜素材によることが考えられる。したがって，高サイトカイン血症を呈する重症病態に対してサイトカイン除去を企図して通常の条件でCHDFを行う際には，PMMA膜ヘモフィルタを用いるべきであると考えている。現在われわれは，表1に示すような高サイトカイン血症を呈する病態に対し積極的にサイトカイン除去を目的としてPMMA-CHDを施行し，良好な結果を得ている。さらにわれわれは，2000年4月よりIL-6血中濃度迅速測定を臨床導入し，高サイトカイン血症に対するPMMA-CHDFを科学的根拠に基づいて施行できるようになった[10)]。

周術期管理におけるCHDFの有用性と適応

　CHDFは，その有効性と安全性からICUにおいて周術期管理を行う際にも各種の病態に適応可能である。周術期のCHDFの適応としては，慢性腎不全や急性腎不全患者の周術期の水分・電解質管理，敗血症や出血性ショックによる術後急性腎不全，保存的治療で改善しない心臓血管手術後の腎機能低下症例，術後ARDSなどである。

　表2に，周術期CHDFの適応病態と適応症例について示す。術前においては，急性・慢性腎不全患者の溢水による心不全，高カリウム血症，高度な代謝性アシドーシスなどを補正し，安全な手術のために施行される。また，腎不全患者が脳血管障害や頭部外傷などで厳密な脳圧管理が必要な場合，IHDを施行すると急激な溶質除去により急激な脳浮腫を来す場合がある。このような場合，緩徐に溶質を除去するCHDFを用いることにより脳圧上昇を予防することが可能である。

表1　サイトカイン除去を目的とした
PMMA-CHDFの適応病態・疾患

- 敗血症性多臓器不全
- 重症敗血症，敗血症性ショック
- ARDS
- 術後 hypercytokinemia 持続症例
- 重症急性膵炎
- Hemophagocytic syndrome（HPS）
- Tumor lysis syndrome
- 外傷，出血性ショック
- 心肺蘇生後
- その他

6．周術期におけるCHDFの応用

表2　周術期CHDFの適応病態

	適応病態	適応症例
術前	・通常の治療では補正困難な体液・電解質，酸・塩基平衡異常	溢水による心不全 高度な肺酸素化障害 高カリウム血症 高度の代謝性アシドーシス
	・腎不全があり，間欠的血液透析によって病態が悪化する可能性がある場合	心疾患合併例，脳血管障害合併例など
術中	・術前に補正できなかった，あるいは術中に発生した体液・電解質バランス異常	溢水による心不全 高度な肺酸素化障害 高度な代謝性アシドーシス 進行する高カリウム血症
	・虚血・再灌流に伴う病態	Myonephropathic metabolic syndrome (MNMS) 肝移植
術後	・術後急性腎不全	心血管手術後尿量減少例 出血性ショックや心停止に続発した急性腎不全 敗血症性急性腎不全
	・血行動態不安定な慢性腎不全術後患者	心血管術後
	・術後高サイトカイン血症が持続する場合	重症敗血症，敗血症性ショック 術後ARDS 重症急性膵炎や広範囲熱傷術後
	・術後肝不全 ・脳浮腫を来した肝不全症例	肝移植手術後

　CHDFは特別な設備を必要とせず，簡便に施行可能なため，手術中の溢水や高カリウム血症に対しても対処可能である。抗凝固薬を投与するために，出血を助長するとの危惧があるが，われわれは先に述べたようにEVAL膜ダイアライザーやCTA膜ヘモフィルターを用いることで，抗凝固薬をまったく使用しないでCHDFの施行が可能であることを報告してきた。抗凝固薬を使用しない場合は，プライミング時に気泡を十分に除去することと，開始後10～15分程度の空運転を行うことが重要である。また，血液流量を通常より多くすることで凝固をある程度予防できる。われわれが経験した術中CHDF施行症例の中で，術中・術後の出血が問題になったことはない。

　術後の適応としては，術後うっ血性心不全や急性腎不全に陥った場合，腹膜炎などの術後で血行動態が不安定な高サイトカイン血症を呈する症例が適応となる。また，術後の呼吸不全に対しても後述するような効果が期待できる。一方，近年CHDFは，術後肝不全や肝移植後症例に対する肝補助療法としても用いられるようになっている。われわれは，CHDFの透析液流量を通常の透析と同じ500ml/minとしてCHDFを施行するhigh flow dialysate CHDF（HFCHDF）を開発し，肝性昏睡からの覚醒率が改善したことを報告している[11]。従来，肝補助療法としては血漿交換（plasma exchange：PE）が主に施行されていたが，最近ではHFCHDFを行いながら新鮮凍結血漿（fresh frozen plasma：

FFP）を補充する方法が肝補助療法の中心となっており，PEはビリルビンの除去やFFPの持続補充により高蛋白血症を来した場合にのみ施行するようになっている．

周術期の呼吸管理におけるCHDFの有用性

　CHDFによる持続的な除水は，溢水が原因となっている呼吸不全に対してきわめて有効である．そもそもKramerら[1]がCAVHの有効性を報告したのは，利尿薬に反応しない術後の溢水症例であった．したがって，溢水で利尿薬をはじめとした薬物療法に反応しない呼吸不全症例は，CHDFのよい適応である．従来，周術期に腎不全を来した場合は高カリウム血症や溢水による呼吸不全，高窒素血症を改善する目的で腎補助療法が行われてきた．しかし最近，早期にCHDFをはじめとする腎補助療法を開始することが生命予後の改善につながることが欧米でも報告されている[12]．われわれの施設では，利尿薬に反応せず尿量が1,000 ml/day以下に低下した場合にはCHDFを開始するようにしている．

　術後患者は，しばしばARDSを発症する．近年ARDSは，侵襲によって免疫担当細胞から過剰に産生されたサイトカインによって，各種のメディエータカスケードや好中球，凝固系が活性化され，その結果肺血管透過性の亢進を来し，間質や肺胞に水分が漏出した状態と考えられている[13]．われわれの検討でも，図3に示すようにARDS症例の治療開始時の呼吸指数（Respiratory index：RI）は，各種サイトカイン血中濃度と有意の正の相関を示すことが明らかになっている．

　ARDSに対しては，PEEPによる呼吸管理や，最近では好中球エラスターゼ阻害薬などが使用されるが，これら内科的治療に反応しない重症例も存在する．われわれはこのよ

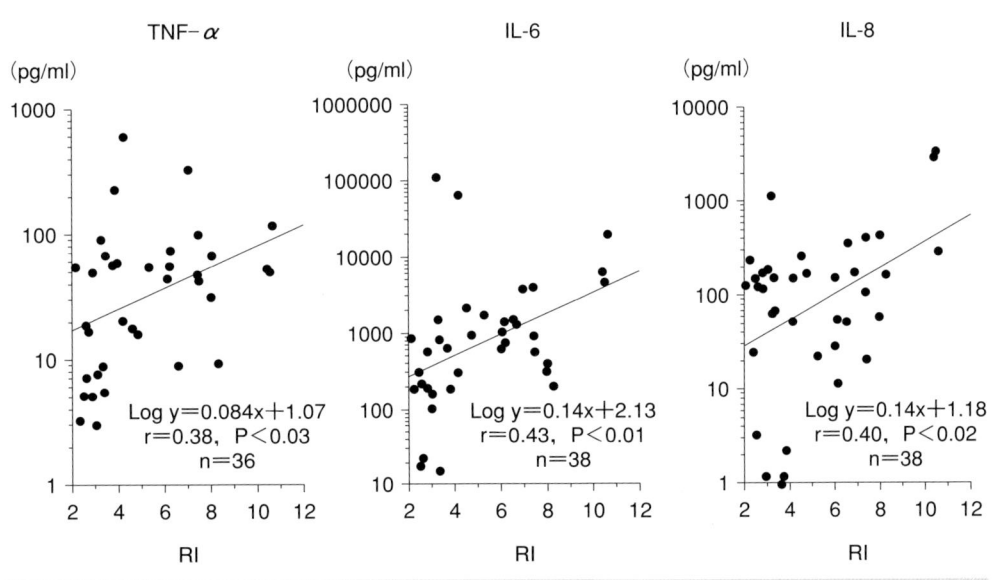

図3　ARDS症例における治療開始時のRespiratory Index（RI）と各種サイトカイン血中濃度

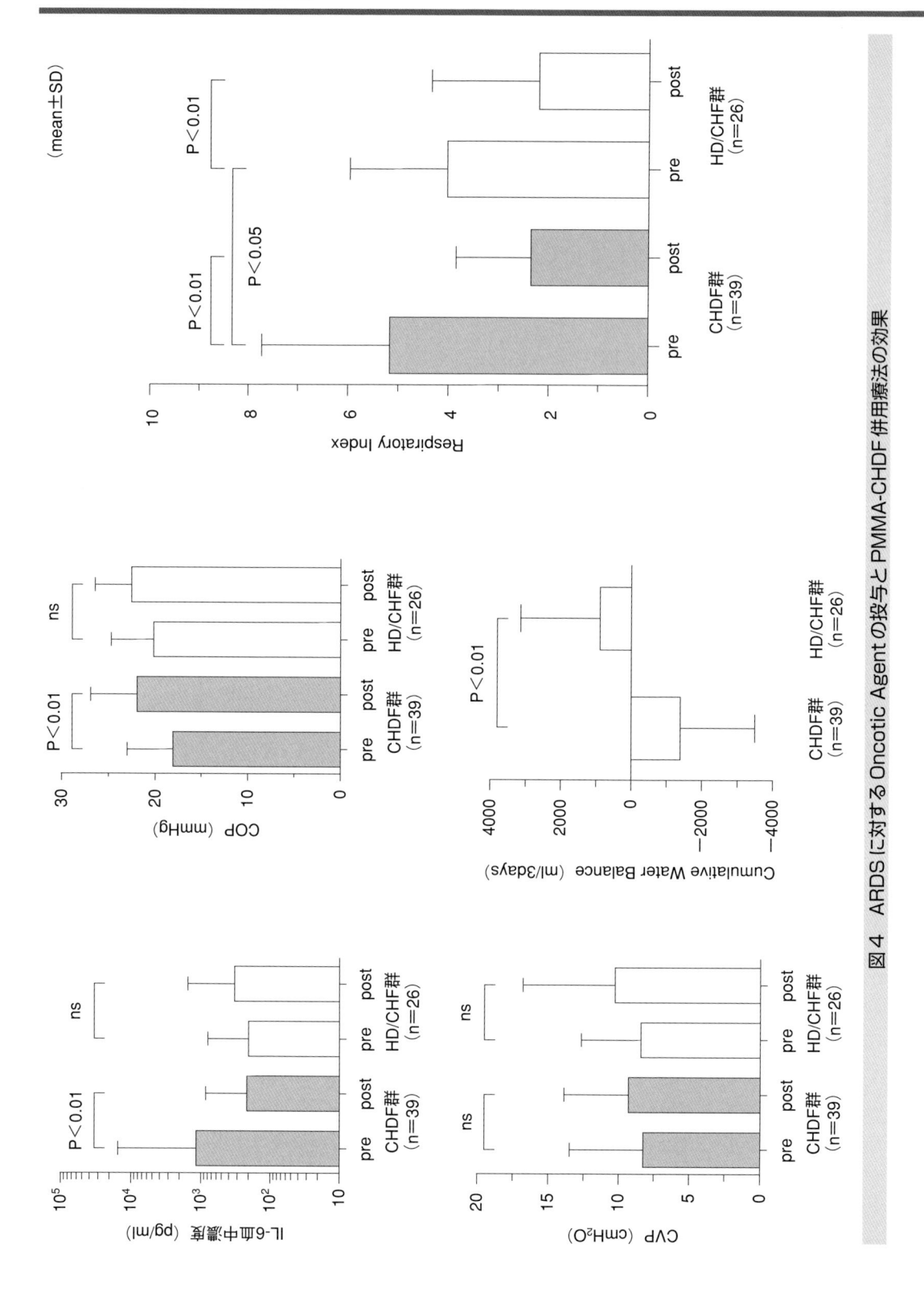

図4 ARDSに対するOncotic Agentの投与とPMMA-CHDF併用療法の効果

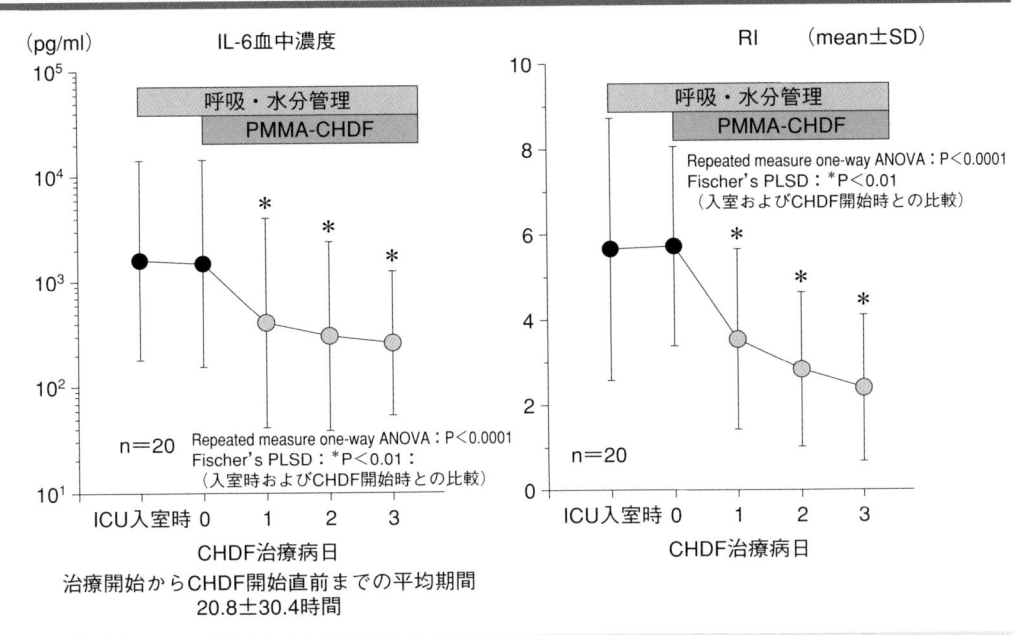

図5 ARDSに対してPMMA-CHDFを施行した際のIL-6血中濃度とRespiratory Index（RI）の経時変化

うな症例に対してPMMA-CHDFを施行しながら，膠質液を投与することで，効率よく間質の水分を除去して肺酸素化能を改善できることを報告してきた[14]。図4は，乏尿を合併したARDS症例に対して膠質液を投与しながらPMMA-CHDFで除水を行った際のIL-6血中濃度，膠質浸透圧，CVP，累積水分バランス，呼吸指数（respiratory index：RI）の変化をみたものである。PMMA-CHDFを3日間施行することでIL-6血中濃度は有意に低下した。一方，従来のIHDやCHFでは変化がみられなかった。膠質浸透圧はCHDF施行により有意に上昇し，CVPを変化させることなく水分バランスを1,500ml以上のマイナスバランスに管理できた。その結果，RIは有意に改善した。これは，PMMA-CHDFによるメディエータ除去によって血管透過性の亢進が改善され，投与した膠質が血管内にとどまり膠質浸透圧が維持されたことで間質から効率よく水分除去が行われ，その結果，肺酸素化能が改善したと考えられる。

この結果をもとに，腎不全を合併していないARDS症例に対して，従来の呼吸管理や水分管理に反応しない場合にPMMA-CHDFを施行し，その効果を検討した（図5）。その結果，従来の呼吸・水分管理を行っても低下しなかったIL-6血中濃度が，PMMA-CHDF開始後に速やかに低下し，RIも経時的に低下し肺酸素化能の改善が認められることが確認された。これらの結果から，われわれはARDSに対する治療法として，従来の治療に反応しない症例に対してPMMA-CHDFを積極的に施行するようにしている。

おわりに

CHDFは，今やICUにおける腎補助療法として重症患者管理に不可欠なものとなっている。CHDFは周術期管理においてもさまざまな病態に対してその効果が期待できる。

特にPMMA膜ヘモフィルターを用いたCHDF（PMMA-CHDF）はサイトカインの除去を介して，ARDS，重症急性膵炎，重症敗血症や敗血症性ショックなどの病態に対する治療法として有用である。これら腎補助を目的としないCHDFの適応は，non-renal indicationと呼ばれている。現在，CHDFの保険適応は腎不全のみでなく，重症急性膵炎，急性肝不全に対しては腎不全がない場合でも認められているが，今後CHDFの適応はさらに拡大され，単なる腎補助としてのみでなく各種の重症病態の治療法として発展していくものと考えられる。

■参考文献

1) Kramer P, Wigger W, Rieger J, et al. Arteriovenous hemofiltration: a new and simple method for treatment of overhydrated patients resistant to diuretics. Klin Wochenschr 1977; 55: 1121-2.
2) Hirasawa H, Sugai T, Ohtake Y, et al. Continuous hemofiltration and hemodiafiltration in the management of multiple organ failure. Contrib Nephrol 1991; 93: 215-7.
3) Shiga H, Hirasawa H, Oda S, et al. Continuous hemodiafiltration in pediatric critical care patients. Ther Apher & Dial 2004; 8: 390-7.
4) Bellomo R. Continuous hemofiltration as blood purification in sepsis. New Horiz 1995; 3: 732-7.
5) Tetta C, Bellomo R, Kellum J, et al. High volume hemofiltration in critically ill patients: why, when and how? Contrib Nephrol 2004; 144: 362-75.
6) 平澤博之，松田兼一，菅井桂雄ほか．持続的血液濾過透析（CHDF）はサイトカインを除去するか―Non-renal indicationを目指して．日集中医誌 1998; 58: 345-55.
7) Hirasawa H, Oda S, Shiga H, et al. Endotoxin adsorption or hemodiafiltration in the treatment of multiple organ failure. Curr Opin Crit Care 2000; 6: 421-5.
8) Matsuda K, Hirasawa H, Oda S, et al. Current topics on cytokine removal technologies. Ther Apher 2001; 5: 306-14.
9) Oda S, Hirasawa H, Shiga H, et al. Continuous hemofiltration/hemodiafiltration in critical care. Ther Apher 2002; 6: 193-8.
10) Oda S, Hirasawa H, Shiga H, et al. Sequential measurement of IL-6 blood levels in patients with systemic inflammatory response syndrome（SIRS）/sepsis. Cytokine 2005; 29: 169-75.
11) Nitta M, Hirasawa H, Oda S, et al. Long-time survivors with artificial liver support in fulminant hepatic failure. Ther Apher 2002; 6: 208-12.
12) Bent P, Tan HK, Bellomo R, et al. Early and intensive continuous hemofiltration for severe renal failure after cardiac surgery. Ann Thorac Surg 2001; 71: 832-7.
13) Ware LB, Matthay MA. The acute respiratory distress syndrome. New Engl J Med 2000; 342: 1334-49.
14) 松田兼一，平澤博之，織田成人ほか．ALI/ARDS治療の最新の進歩―PMMA膜hemofilterを用いた持続的血液濾過透析（PMMA-CHDF）によるARDSの治療．現代医療 2002; 34: 2074-9.

（織田　成人，松田　兼一，平澤　博之）

臨床各論

1. 気道確保に難渋する患者の呼吸管理
2. 気道過敏性を有する患者の呼吸管理
3. 内視鏡手術の呼吸管理
4. 重症肺疾患患者の呼吸管理
5. 脳神経・筋疾患患者の呼吸管理
6. 小児の周術期呼吸管理

臨床各論
1

気道確保に難渋する患者の呼吸管理

はじめに

　全身麻酔導入後，全身麻酔中あるいは気管チューブ抜去後に適切な気道確保を行わないと上気道閉塞が生じることは麻酔を専従とする医師であれば周知の事実である。また，患者により気道確保の難易度が異なることも臨床上経験する。しかし，なぜ全身麻酔中は特に上気道閉塞が生じやすいか，なぜ気道確保が特に困難な患者がいるのか，どのような患者で気道確保に難渋することが予想されるか，これらの疑問に対する病態生理学的知識を持ち，臨床の現場でその知識を活用している麻酔科専門医はまだ少ないのではないだろうか。本項では，気道確保の基本的メカニズムと全身麻酔の影響について概説した後，気道確保に難渋する患者とその対策や管理方法を述べる。

咽頭気道維持のメカニズムと全身麻酔の影響

1 咽頭の生理機能

　上気道は，胸郭外の気管，喉頭，咽頭，口腔，鼻腔気道を含む。この中で全身麻酔によりもっとも閉塞しやすくなるのは咽頭である。生理学的に咽頭は単なる気道ではなく，発声や食物の通過管としての役割も果たしている。気道として内腔を維持しなければならないが，嚥下時に食物を食道に送り出すためには内腔を完全に閉鎖しなければならない。この相反する生理学的機能を遂行するために，咽頭は，①それ自身は虚脱する管（collapsible tube）であり（解剖学的特性），②collapsible tubeの開通・閉鎖は咽頭周囲の筋活動によって調節されている（神経性調節）。

2 咽頭気道の神経性調節

　目の覚めている人間がいびきをかかない理由あるいは全身麻酔導入前には気道確保が不要である理由のひとつは，咽頭気道を維持するための神経性調節が働き，咽頭気道を

拡大・維持する筋肉（例えば，オトガイ舌筋など）の活動を維持しているからである[1)2)]（図1）。この筋活動を高める刺激として，覚醒刺激・低酸素血症・高二酸化炭素血症・気道反射などが関与するとされている。現在ではこの中で，気道内の陰圧で誘発される気道陰圧反射がもっとも重要であると考えられている。この反射では，咽頭気道粘膜内に存在するレセプターが気道内に発生した陰圧（吸気時に生じる）を検知して上気道の中枢を刺激し，この上気道中枢の刺激によってオトガイ舌筋など咽頭気道を拡大する筋肉の活動・収縮が亢進するのである。気道内に発生した陰圧そのものは気道を閉塞させる力となるが，その陰圧は反射的に気道を拡大させる力も同時に高めることになり，結果的に気道は維持されるのである。気道がいったん閉塞し低酸素血症や高二酸化炭素血症が発生してから咽頭気道を拡大する筋群の活動を高めるというようなシステムでは到底安定した呼吸路の確保は困難で，この反射による瞬時の制御システムの方が合理的と考えられる。少なくとも覚醒時の人間は，この反射による気道維持機構が非常によく働き，気道閉塞を未然に防いでいるのである。特に閉塞型睡眠時無呼吸症候群（obstructive sleep apnea syndrome：OSAS）患者など，もともと解剖学的に狭い咽頭気道を有している患者では，覚醒時にこの反射活動が非常に活発で解剖学的な異常を神経性に代償していると考えられている[3)]。

3 咽頭気道の神経性調節への全身麻酔の影響

この咽頭気道維持に重要な神経性調節は，意識レベルの低下（睡眠や全身麻酔）により抑制される（図1）。Nishinoらは，実験動物で吸入麻酔薬や静脈麻酔薬が横隔膜などの呼吸筋よりも咽頭気道拡大筋の活動を選択的に容量依存的に抑制することを示し，この作用が単なる意識レベルの低下によるものでなく麻酔薬による上気道中枢の選択的抑制作用による可能性を示唆している[4)]。最近，Eastwoodらは，成人において比較的浅いプ

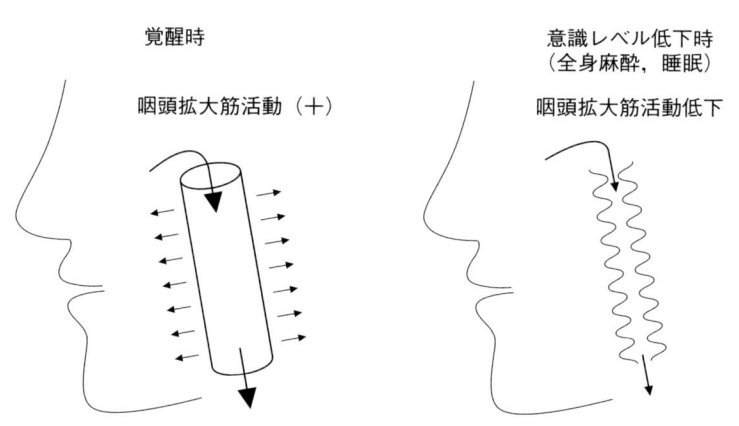

覚醒時　　　　　　　　　　　意識レベル低下時
　　　　　　　　　　　　　　（全身麻酔，睡眠）

咽頭拡大筋活動（＋）　　　　　咽頭拡大筋活動低下

図1　なぜ，意識レベル低下時（全身麻酔，睡眠）にいびきや閉塞性無呼吸が起こりやすいか？
咽頭周囲の咽頭拡大筋の活動は，全身麻酔や睡眠により抑制される。軟骨など気道周囲の支持組織のない咽頭気道は，意識レベル低下時には閉塞しやすくなる。

ロポフォール麻酔でも容量依存的な咽頭拡大筋活動低下と咽頭閉塞性の増加が生じることを報告している[5]。Priming principalに用いる少量の非脱分極性筋弛緩薬や術後に残存する筋弛緩程度であっても咽頭拡大筋の収縮力が選択的に抑制され，さらに鎮静レベルの吸入麻酔薬によりこの選択性が増強されることも示されており，術後においても神経性調節が抑制されていることが示唆されている[6]。全身麻酔下に前述の上気道陰圧反射が抑制されるか調べた研究はないが，全身麻酔薬が上気道中枢を直接抑制するならばこの反射も当然抑制されるはずである。

4 咽頭気道の解剖学的特性

　全身麻酔により神経性調節は強く抑制されるので，全身麻酔中の咽頭気道開通性は，咽頭気道の解剖学的構造そのものに大きく依存することになる。前述のように咽頭は1本のcollapsible tubeである。Collapsible tubeの内腔断面積は，チューブの内圧（P_{lumen}）と外圧（P_{out}）の差（transmural pressure：$P_{tm} = P_{lumen} - P_{out}$）と咽頭壁の性質（tube law）によって決定される（図2）。Collapsible tubeといってもそのつぶれやすさは一様ではなく，個体差もある。この違いは，チューブのP_{tm}を変化させたときのチューブの変形のし

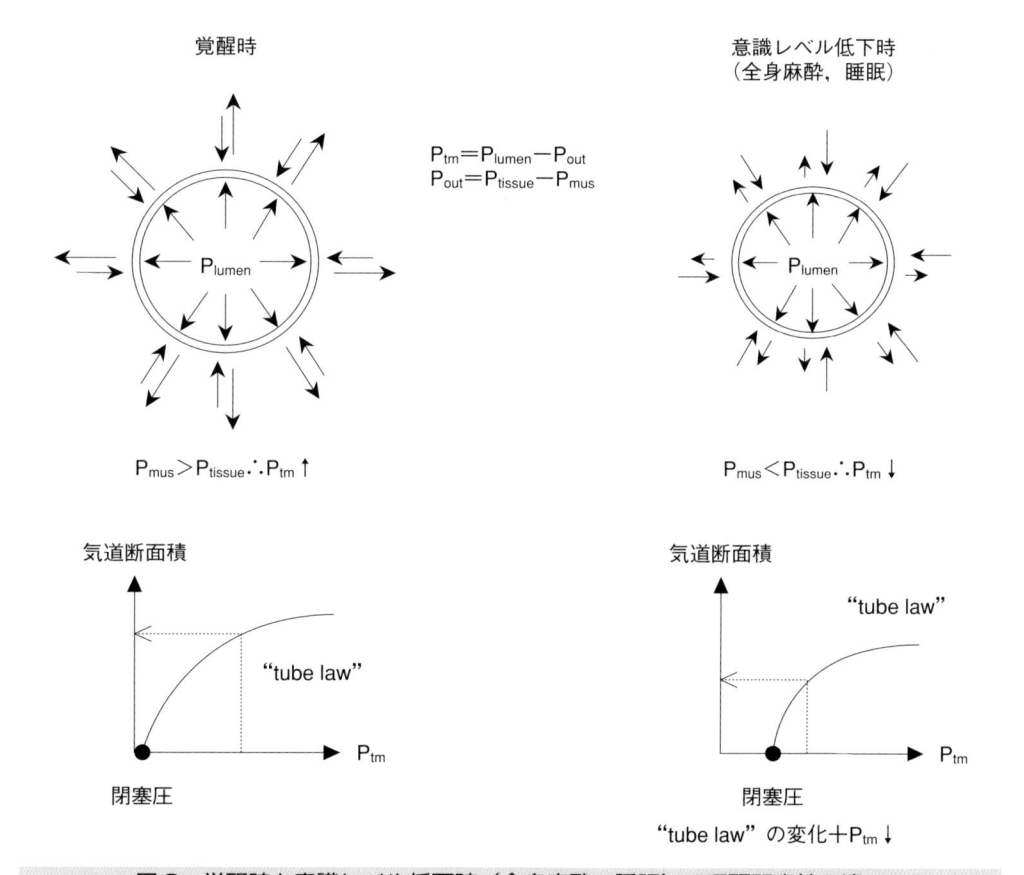

図2　覚醒時と意識レベル低下時（全身麻酔，睡眠）の咽頭閉塞性の違い
詳細は本文を参照。

やすさを測定すること（tube lawの概念）で客観的に評価することができる（図2）。Tube lawで，気道断面積がゼロとなるP_{tm}は，咽頭が完全閉塞する圧（閉塞圧）と考えられ，咽頭の閉塞性を示すよいパラメータである。咽頭拡大筋は，咽頭気道を拡大する作用ばかりでなくその収縮により咽頭壁を硬くし，tube lawの形を変化させると最近では考えられている[7]。覚醒時のtube lawは，咽頭筋の活動により図2左下のような低い閉塞圧と緩やかなカーブ（低いコンプライアンス）が特徴である。全身麻酔による咽頭筋活動が低下すると咽頭はよりcollapsibleな性質を示すことになる。これは図2右下のようなtube lawの変化として表現される。つまり，同じP_{tm}であっても，全身麻酔下の方が咽頭断面積は狭く，閉塞圧も高くなる。呼吸に伴う気道内圧の変化はP_{lumen}を変化させ，咽頭気道断面積も変化させる。吸気時には気道内圧（P_{lumen}）が陰圧になりtube lawに従って咽頭気道は狭くなるが，呼気時には陽圧となるので咽頭気道は拡大する。Nasal CPAPなどによりP_{lumen}を高めることは，P_{tm}を増加させ，気道断面積を増加させることになる。

5 咽頭組織圧とその規定因子

咽頭壁の外側から働くP_{out}の発生源としては，咽頭拡大筋収縮によるP_{mus}と呼ばれる圧力も含まれるが，咽頭気道壁周囲に存在する軟部組織に由来する組織圧（P_{tissue}）も特にP_{mus}が低下している全身麻酔下では重要である。つまり，$P_{out} = P_{tissue} - P_{mus}$である。現在のところこの$P_{tissue}$を測定することは非常に困難であるが，咽頭周囲の解剖学的特徴からこのP_{tissue}を変化させる状態を推測することができる。咽頭周囲には舌や軟口蓋などの軟部組織が存在し，その軟部組織を下顎や上顎・頸椎などの骨構造物が取り囲んでいる。つまり，一定容量の骨構造物の中に軟部組織が詰め込まれている形になっている。このような構造において，肥満・巨舌・口蓋扁桃肥大・アデノイド増殖など軟部組織量が増加する状態は，P_{tissue}を増加（P_{tm}を減少）させ，咽頭気道断面積が減少することになる。また，小顎など骨構造物が小さい状態でもP_{tissue}は増加（P_{tm}は減少），咽頭気道は狭くなる。つまり，咽頭気道拡大筋の活動が抑制された全身麻酔下などでは，咽頭気道の大きさを決定するのは，軟部組織量とそれを取り囲む骨構造物の大きさのバランス（解剖学的バランス）であると考えることができる[8]。全身麻酔導入後のマスク換気において患者により気道確保の難易度が異なるひとつの理由は，この解剖学的バランスの違いにあると考えられる。事実，OSAS患者は，肥満や小顎をその身体的特徴とし，神経性調節を排除した人（成人・小児）の研究（全身麻酔・筋弛緩薬投与下）では，OSAS患者は，OSASの存在しない人に比較して閉塞圧が高く，かつ陽圧である[9]。つまり，OSAS患者では，麻酔導入後は気道確保しないと完全に気道閉塞するのである。さらに，この閉塞圧は，新生児時にもっとも高く，生後1年以内に大きく低下し，成人では再び高くなることも報告されている[10]。つまり，新生児の気道確保がもっとも難しく，生後1年以降は容易になる。OSASのない若い患者では気道確保が必要ない場合も多い。

6 咽頭気道における anatomical balance model

　咽頭周囲の軟部組織量と骨構造物の大きさを天秤の左右の上皿とし，神経性調節を天秤の支点とした図3に示すようなバランスモデルを用いると咽頭気道閉塞の病態生理が理解しやすく，かつベッドサイドでそのリスク患者を同定するのに役立つ（anatomical balance model）[11]。つまり，咽頭気道の開通性は，解剖学的バランスと神経性調節の相互作用で決定されるのである。前述のように咽頭周囲の骨構造物と軟部組織量の相対的不均衡（解剖学的アンバランス）がP_{tissue}を増加させ，咽頭気道を狭くする可能性が生じるが，最終的な咽頭気道の大きさは神経性調節がこの解剖学的アンバランスをどの程度代償できるかに依存するのである。解剖学的アンバランスが存在する患者では，覚醒時にこの代償的神経性調節をより強く働かせ，通常よりも図3の支点の位置が左にシフトしている[3）14]。

　患者の解剖学的バランスを評価するため，咽頭周囲の軟部組織量と骨構造物の大きさをそれぞれ評価するばかりでなく，両者の相対的バランスの結果を評価することが臨床上有用である。気管挿管困難の指標として用いるマランパチ分類は，舌の下顎に対する相対的な大きさを評価するものであるのでOSAS患者の発見に役立つと報告されている[12]。マランパチ分類3度あるいは4度の患者は咽頭閉塞性が高い可能性を疑うことができる。また，解剖学的なアンバランスが生じた場合，咽頭気道が狭くなるばかりでなく，相対的に過剰な軟部組織は顎下部からはみ出ることになる。つまり，患者の側面顔・頸

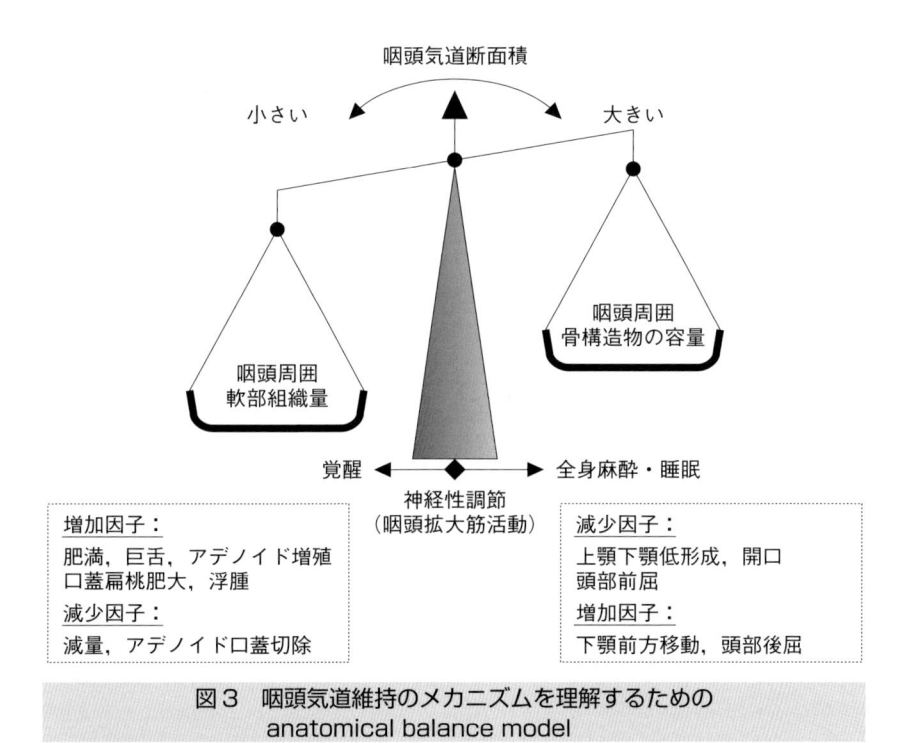

図3　咽頭気道維持のメカニズムを理解するための anatomical balance model

詳細は本文を参照。

部を観察し，いわゆる二重顎を認めた場合には解剖学的アンバランスの存在が疑われる[13]。

7 頭位・顎位・体位の変化による咽頭気道閉塞性の変化

前述の咽頭における解剖学的バランスは，同じ個体であっても，頭位・顎位などの変化で変わり得るものである。下顎が前方移動すると下顎と頸椎で形成される骨構造物は拡大することになるので，P_{tissue}は減少（P_{tm}は増加）し，解剖学的バランスは改善し咽頭断面積は増加する（図4）。全身麻酔下のOSAS患者において下顎前方移動による閉塞圧の改善や実験動物での下顎前方移動によるP_{tissue}の低下が報告されている[15,16]。同様に頭部後屈により咽頭周囲の骨構造物は拡大し解剖学的バランスが改善する[17]。したがって咽頭気道は拡大する。逆に頭部前屈によりこの骨構造物は小さくなり解剖学的バランスは崩れ，咽頭は狭くなる。開口によっても下顎は後方に移動するため骨構造物の大きさが小さくなり咽頭気道は狭くなる。全身麻酔導入時の標準的頭位であるsniffing positionは，喉頭展開による気管挿管が容易となるばかりでなく，気道維持にも有利な頭位である[14,18]。sniffing positionにより，下顎は頸椎からさらに前方に移動することになり咽頭周囲の骨構造物は拡大する。したがって，P_{tissue}は減少（P_{tm}は増加）し，咽頭断面積が増加するのである。

仰臥位に比較して，坐位や側臥位は咽頭開通性を改善することが知られている。これは，咽頭気道の前方に軟部組織がもっとも多く存在し重力の影響を仰臥位がもっとも強く受けるためである[19]。麻酔導入時や気管チューブ抜去時，術後の気道維持には有利な体位である。この点では，腹臥位はさらに気道維持に有利と類推されるが，麻酔下の成人での実験結果も，われわれが行った乳幼児での実験結果でも気道維持にはむしろ不利である[20,21]。

8 Triple airway maneuverとそのコツ

麻酔科医が麻酔導入時に行う気道確保では，頭位・顎位を変化させ咽頭周囲の骨構造物の大きさを変化させている。気道確保の基本は，triple airway maneuverといわれ，下顎前方移動・頭部後屈・開口の3つの手技を含む。注意すべきは，前者2つは咽頭気道を拡大する手技であるが，後者の開口は決して咽頭気道を拡大する方向には作用しないことである[17]。なぜ，咽頭気道を拡大しない（むしろ狭くしてしまう）開口という手技がtriple airway maneuverに含まれるのだろうか？　全身麻酔下での閉塞圧が大気圧以上となる部位（閉塞部位）は気道確保されるべき部位である。OSAS患者におけるこの閉塞部位は，図5に示すように，ほとんどすべての患者で軟口蓋後壁に存在し，いわゆる舌根部に存在する患者は約半数である[1,9]。つまり，鼻気道に位置する軟口蓋後壁部がもっとも閉塞しやすい部位なのである。下顎前方移動や頭部後屈はこの軟口蓋後壁部の閉塞性も改善するが，その効果には個体差が存在する。著者らは，肥満者と非肥満者で下顎前方移動に対する咽頭閉塞性の変化を比較し，非肥満者では軟口蓋後壁部も舌根部もともに

臨床各論

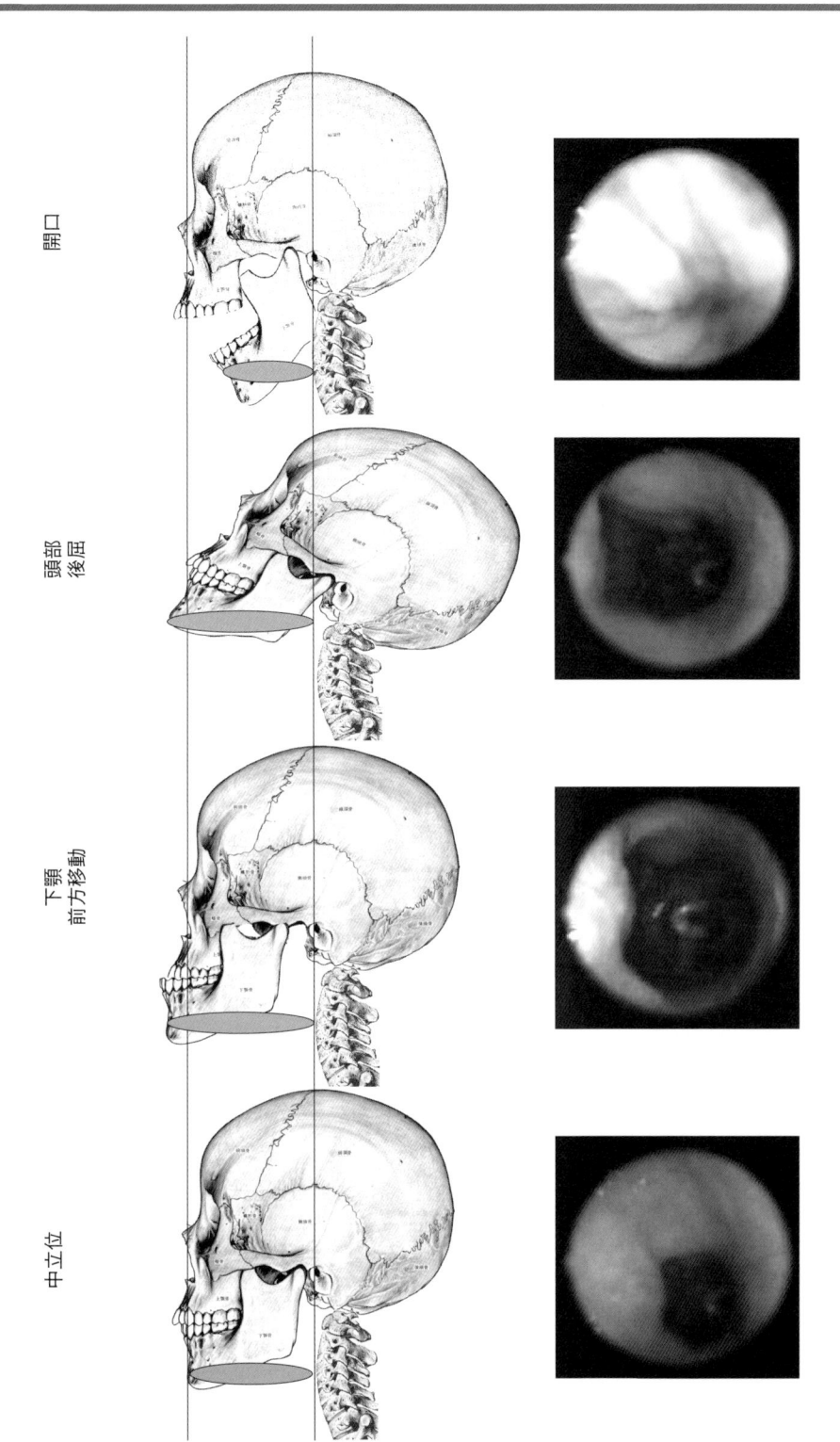

中立位　　　下顎　　　頭部　　　開口
　　　　　前方移動　後屈

軟口蓋部内視鏡像

図4　頭位・顎位の変化による咽頭周囲骨構造物の大きさの変化と咽頭気道開通性の変化

　咽頭周囲軟部組織量が一定と考えられる同一個体でも、咽頭周囲骨構造物の大きさが変わることで、図3の解剖学的バランスが変化し、咽頭開通性が変化する。全身麻酔下に筋弛緩薬が投与されているので、神経性調節は全く動いていない（図3の支点の位置は同じである）。

149

軟口蓋
97%

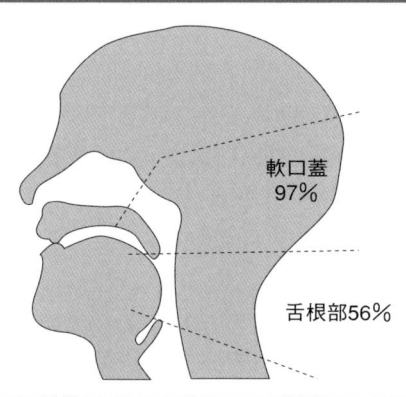

舌根部56%

図5　全身麻酔下筋弛緩状態の閉塞型睡眠時無呼吸患者で，気道確保を行わないと完全閉塞する部位の分布
ほとんどすべての患者は軟口蓋後壁部が完全閉塞している。約半数の患者は，舌根部も同時に閉塞している。

閉塞圧が著明に改善するのに，肥満者では舌根部は閉塞圧が改善するものの軟口蓋後壁部の閉塞圧は改善しないことを報告している[22]。つまり，開口による経口的人工呼吸により，もっとも閉塞性が高く気道確保の困難な鼻気道経由の人工呼吸を避ければ，肥満者であっても人工呼吸が可能となるのである。開口はそれ自身は咽頭気道を狭くしてしまうが，より気道維持の容易な呼吸経路を選択するために重要な気道確保手技なのである。蘇生時の人工呼吸法として mouth to nose より mouth to mouth がより有効であるのはこのためと考えられる。

気道管理が困難な患者とその対策

1 気道確保困難への準備

　臨床では，予期せず気道確保に難渋し急速に進行する低酸素血症の中で瞬時の的確な判断と治療を要求されることもある。麻酔科専門医であればこのような状況に遭遇した場合に備え ASA の difficult airway algorithm に代表されるような対応を身に付けておくべきである[23]〜[25]。しかし，限られた時間，人材や器具ではその危機的状況を無事に乗り切るのは困難である。このような予期しない気道困難症例であっても，後から振り返れば気道確保困難を示唆する所見が存在することが多いのも事実である。重要なことは，どのような患者で気道管理困難が起こりやすいかを認識し，予期しない気道困難に遭遇する確率を減らすことである。本書の臨床総論1. 術前呼吸検査で述べられている術前の気道評価をすべての患者に行い，気道管理困難が示唆される患者では術前よりその準備を行うべきである。また，それでも予期せず生じた気道困難時にただちに使用できる"困難気道カート"の整備も重要である。表1に千葉大学医学部附属病院に常備されている"困難気道カート"の内容を示す。さらに，常日ごろより困難気道カートに常備されてい

表1　困難気道カートの内容（千葉大学医学部附属病院）

※危機的状況に有用な器具
◎挿管用ラリンジァルマスク
　ファストラック™（#3，#4，#5）と専用の気管内チューブ（ID 7.0 mm，ID 8.0 mm）
◎ラリンジァルマスク™（クラシック™，プロシール™　各サイズ）
◎輪状甲状間膜穿刺キット（内径3.5 mm）
　麻酔回路に接続可能
○太めの静脈留置針（経皮的に気管を穿刺するため）
　14G，16G各5本
○気管内インサフレーション用チューブ（自作）
　麻酔器新鮮ガス出口に接続でき，先端は静脈留置針につなげられるもの
○スティッヒメス　2本　気管切開用

※気道管理方法を変更・工夫するために有用な器具
◎トラキライト™
◎ガムエラスティックブジー　1本
○シラキウスパティルマスク（自作）
　陽圧換気をしながら経鼻ファイバー挿管するためのマスク，大人用・小児用
○バーマンエアウェイ™，オバサピアンエアウェイ™
　経口ファイバー挿管するための補助具
○細めの気管内チューブ
○オーラルエアウェイ，ネーザルエアウェイ（各サイズ）
○逆行挿管用セット
○マッコイ喉頭鏡
○スタイレットスコープ™
○チューブエクスチェンジャー（各サイズ）
　麻酔回路に接続して先端より酸素投与可能

注）当院では，気管支ファイバースコープ（テレビモニター付）とビデオ喉頭鏡は困難気道カートと別のカートに準備してある。

る器具の使用方法に精通し，いざというときに備えるべきである。麻酔科を専門とする医師は，より効果的なマスク換気のテクニックに加え，喉頭展開による気管挿管以外に自信を持って施行できる気管挿管テクニックを少なくともひとつ以上は身につけなければならない。そのためには，さまざまなテクニックによる気管挿管を日常臨床においても行う必要があると筆者は考える。

2　覚醒時に呼吸困難を訴える患者

　頸部膿瘍で切開排膿が予定された患者や上気道の腫瘍性病変が急速に進行した患者などでは，覚醒時でも気道狭窄症状（気道狭窄音や呼吸困難感）が存在する場合がある。このような患者は，覚醒時に神経性調節を最大限に働かせているにもかかわらずその代償が不十分であることを意味する。通常気道が徐々に狭くなってもかなりの気道狭窄が生じないかぎり呼吸困難として感じないのが普通であり，逆に患者が呼吸困難を訴えている場合はかなりの気道狭窄を意味する。術前のCT画像で咽頭は狭いもののその内腔は維持できているからといっても，このような患者では麻酔の導入によりほぼ確実に気道

閉塞を来し，その気道を麻酔下に再開通させることは不可能である場合が多い。したがって，覚醒時の気管挿管あるいは気管切開の絶対適応である。決して気道確保前に全身麻酔を導入してはならない患者である。このような患者に対する鎮静薬の使用は論外であるが，患者によっては上気道への局所麻酔の使用でさえ気道閉塞のきっかけになる場合もある。

3 マスク換気が困難な患者

　全身麻酔導入後にマスク換気が可能であれば，気管挿管が困難であっても患者を危機的状況に陥れることはない。適切な気道確保によるマスク換気は麻酔科専門医であれば身につけなければならない重要な手技である。Langeronらは，1,502例の全身麻酔導入で75例（5％）に臨床的にマスク換気困難を認め，年齢（55歳以上），肥満（BMI 26 kg/m^{2}以上），いびき，あごひげ，歯の欠落がそのリスクファクターと報告している[26]。後者2つのリスクファクターはマスクの密着性が悪いことがマスク換気困難の原因と考えられるが，前者3つは，OSASのリスクファクターでもある点は注目すべきである。OSAS患者のように上気道閉塞のリスク患者は，基本的に麻酔導入後のマスク換気困難のリスク患者となり得る。重症OSAS患者であっても適切にtriple airway maneuverが行えれば，多くの場合マスク換気可能である。triple airway maneuverは麻酔科医の片手のみでは困難である。特に咽頭気道閉塞性の高い患者の場合には，図6に示すように両手を用いた気道確保が有効である。マスク換気困難が予想される場合，われわれの施設では，人工呼吸器を1回換気量12～15 ml/kg，呼吸数12回/分程度に設定し両手を用いたtriple airway maneuverを全身麻酔導入直後より行っている。sniffing position，PEEP負荷や半坐位を同時に行うことで気道確保はさらに確実となる。高度の肥満患者では，通常のsniffing positionでは不十分で，図7に示すように肩の位置から徐々に枕を高くするsniffing positionを取り，fowler positionとすることで，マスク換気・酸素化能・気管挿管すべてに有利となる[27]。

　マスク換気不可能と予測される場合には，覚醒時の気管挿管が適応である。咽頭閉塞のリスクを有し，triple airway maneuverのいずれかの手技を行うことが不可能な場合にはマスク換気不能の可能性を考慮すべきである。下顎挙上能力は，患者に下顎を最大限に前方移動してもらい，移動距離を測定する（通常10～15 mm），受け口が可能かどうか，下顎前歯で上唇がすべて噛めるかどうかなどにより判断するが，咽頭閉塞解除に必要な移動距離は患者により異なり予測できない。OSAS患者では，下顎を6～10 mm程度前方移動させると咽頭閉塞性が改善することが報告されている[28]。咽頭閉塞性が高い患者ほど大きな下顎前方移動が必要であろう。咽頭閉塞のリスクを有する患者で頸椎症やハローベスト装着などによる頭部後屈制限が存在する場合もマスク換気不能の可能性を考慮すべきである。さらに，鼻閉が存在する患者で開口が著明に制限されている場合も要注意である。特に慢性副鼻腔炎の患者やアデノイド肥大の患者では鼻閉と開口をチェックすべきである。

　麻酔導入直後には，筋弛緩薬を投与する前にマスク換気が可能かどうかをチェックす

臨床各論

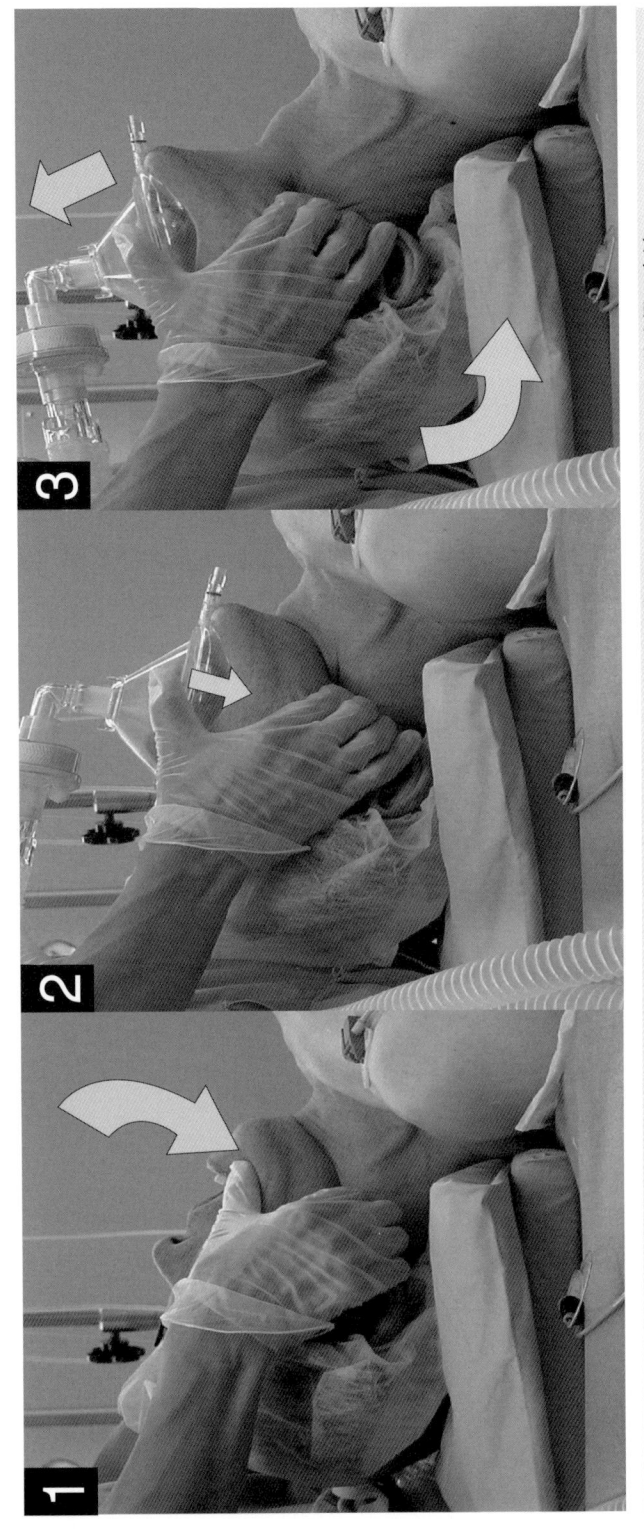

図6 両手を用いた triple airway maneuver（下顎前方移動，頭部後屈，開口）による気道確保の方法

以下の3つのステップで行うことを推奨している。
①両手親指で下顎を押し下げ開口。②マスクを密着させ、人差し指は下顎角に、③そのまま下顎挙上と頭部後屈。人工呼吸器を作動させるか、あるいは助手にバッグを押してもらう。

153

1. 気道確保に難渋する患者の呼吸管理

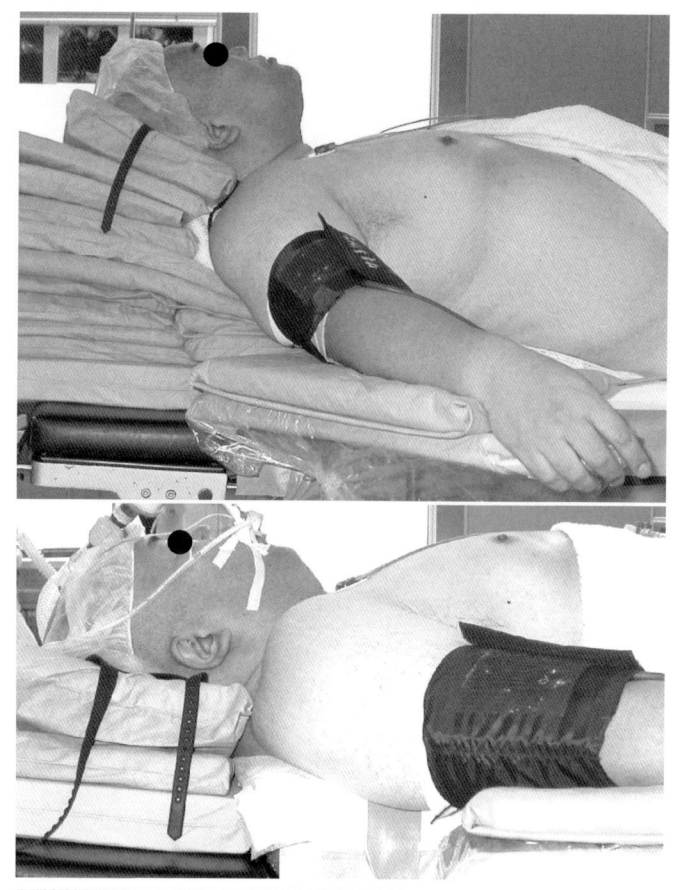

図7　肥満患者での sniffing position の取り方
枕を背中から徐々に高くすることで，胸壁よりも顔面が高くなり，下顎と胸骨の距離が長くなる（写真上）。通常の高めの枕のみでは，sniffing position になっていない。

べきである。もし，マスク換気が不可能と判断した場合には筋弛緩薬は投与せず覚醒させるべきであるが，覚醒までの過程で著明な低酸素血症や肺水腫への進展も起こり得る。可及的速やかにラリンジャルマスクを挿入して換気を開始するのが望ましい。この点ファストラック™は換気の開始と気管挿管を可能にするので有利である。図8には千葉大学医学部附属病院における気道アルゴリズムを示す。マスク換気が可能であるかを確認することで次のステップが決定される点が特徴である。

4 睡眠時呼吸障害を有する患者

睡眠は麻酔薬同様気道維持のための神経性調節機構を抑制するので，睡眠時の呼吸状態は麻酔導入時の気道開通性を推測するのに参考となる。術前の問診では，毎晩いびきをかくかどうか，睡眠時の無呼吸を他人に指摘されたことがあるかどうか，日中眠くて困ることはないか（運転中に眠くならないか？）など患者あるいは患者家族，時には病

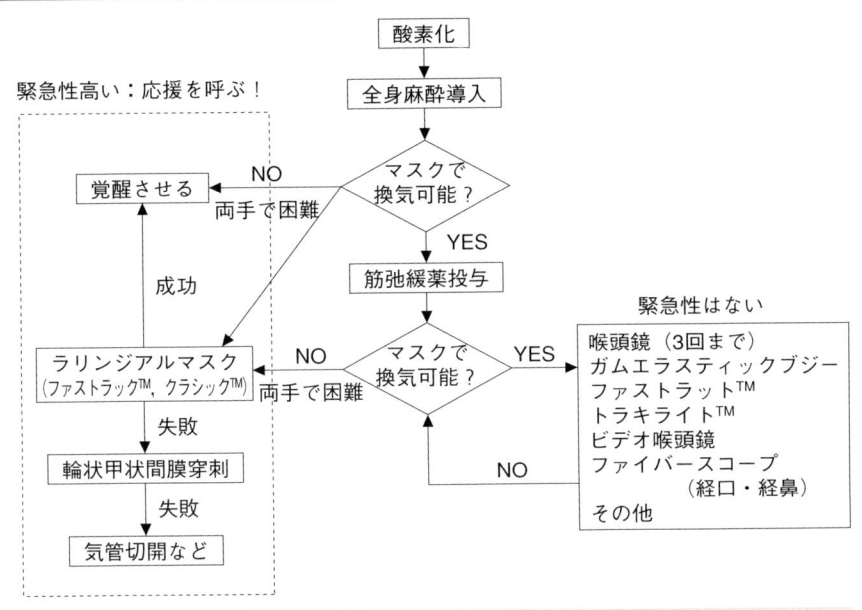

図8 千葉大学医学部附属病院麻酔科における全身麻酔導入後の気道管理アルゴリズム

常にマスク換気の困難度を評価し次のステップが決定される。マスク換気が，両手による気道確保でも困難あるいは不能となった場合には，emergency field（点線内）に入ることになる。

室同室者に聞くべきである。病棟看護師が把握している場合もある（本来把握すべきである）。睡眠時になんらかの呼吸障害が存在することが疑われる場合には，sleep studyを行い客観的な評価を行うべきである。

　一般的に睡眠時呼吸障害に対するsleep studyという場合には，ポリソムノグラム（polysomnogram：PSG）のことをさす。夜間に，脳波・眼球運動・顎下部筋電図・呼吸モニター・パルスオキシメータなどを装着し，睡眠・呼吸パターン・Sa_{O_2}を連続的に測定・評価するのがポリソムノグラムである。多くの場合手術予定が先行し，疑わしい患者でもポリソムノグラムを術前に行うことは困難である。千葉大学医学部附属病院では，夜間パルスオキシメトリー検査を術前の睡眠時呼吸障害の診断目的で積極的に施行している。図9は，術前にOSASが疑われた患者での夜間パルスオキシメトリー検査の一例である。このパルスオキシメータには1～5秒ごとのSa_{O_2}と心拍数が連続記憶され，専用の解析ソフトウェアでただちに，4％ODI（oxygen desaturation index：計測単位時間内に，基準となるSa_{O_2}よりSa_{O_2}が4％以上低下した回数で呼吸異常の頻度を示す。5回/時間以下を正常と考える），CT_{90}（測定時間全体を100％とした場合にSa_{O_2}値が90％以下となった割合であり，低酸素血症の重症度を示す，1％以下が正常と考える），mean nadir Sa_{O_2}（すべてのSa_{O_2}低下イベントの最低Sa_{O_2}値の平均値），lowest Sa_{O_2}（測定時間内でもっとも低いSa_{O_2}値）などのパラメータが解析可能である。睡眠をモニターしないため，AHIよりも4％ODIの方が呼吸異常を少なめに評価しがちである。就寝直前に自己装着して覚醒後ただちに電源を消すことでこの誤差を小さくできる。また，呼吸パターンを評価していないので，Sa_{O_2}低下の原因が閉塞性呼吸異常であるのか中枢性呼吸異常であるか

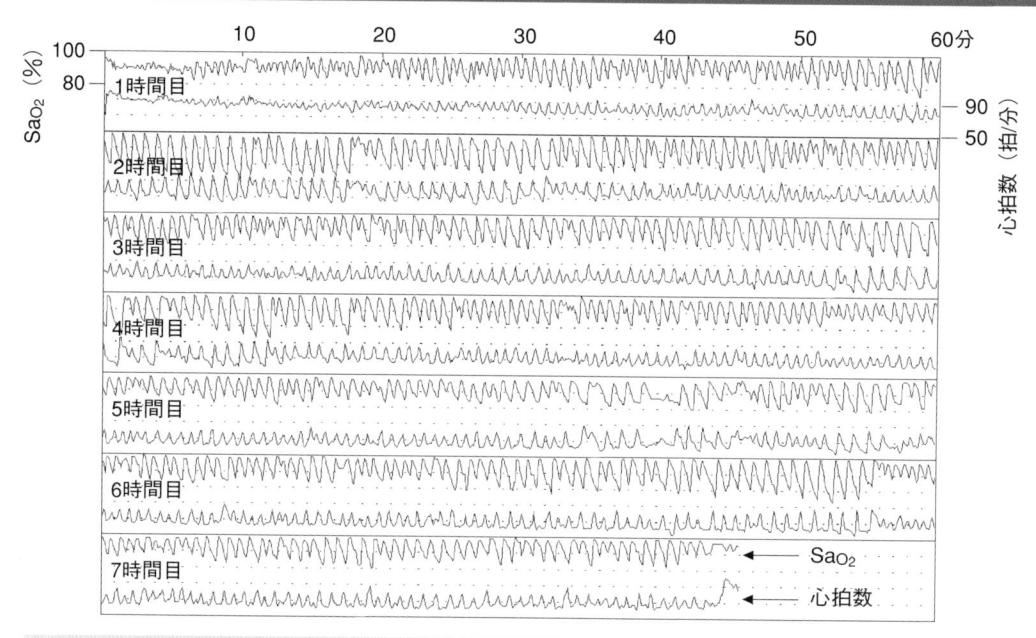

図9 OSASが疑われた患者での夜間パルスオキシメトリー検査の一例（約7時間の記録）
各時間の上のトレースはSaO_2の変動を示し，下のトレースは心拍数の変化を示す．4％ODI＝79回/時間，CT$_{90}$＝42％，nadir SaO_2＝83.7％，lowest SaO_2＝71％という解析結果である．頻回の重篤なSaO_2低下には，脈拍数の変動も伴っている．後日行ったポリソムノグラムで，閉塞型無呼吸低換気指数（AHI）は70.1回/時間であった．

の区別はできない．臨床的にほとんどの場合閉塞性であるという事実と，いびきなどの閉塞を示唆する臨床所見などから閉塞性と考えることができる．この検査で睡眠時呼吸障害の存在が示唆された場合には，まず間違いなく異常が存在するが，逆に正常という結果が出た場合でも異常を見逃してしまうことは十分ありうることを認識すべきである．非常に簡便でコストも少ないので多くの施設に広まることを望んでいる．

5 無呼吸に耐えられない患者

気道管理困難が予想される場合，麻酔導入時に換気不能となった場合を想定し何分間SaO_2を維持できるかを推定することも気道計画を立てる際に考慮すべきである．麻酔導入前に100％酸素吸入することにより，主に肺胞内からの脱窒素が行われ，全身の酸素の貯蔵が増加する（3分間でほぼ達成する）[29)30)]．無呼吸に耐えられる時間は患者により異なる．肥満や酸素化障害のない成人では約8分でSaO_2が90％となるが，肥満を伴った場合には，3分以内にSaO_2は90％になってしまう[31)]．新生児・乳児でもこの無呼吸に耐えられる時間は短い．Benumofらは，気道困難症例で短時間作用性のサクシニルコリンを使用したとしても，筋弛緩からの回復よりも低酸素血症への進展の方が早いことがあるとサクシニルコリン安全神話に警鐘を鳴らしている[31)]．肥満患者では坐位やCPAPにより無呼吸に耐えられる時間が延長できることが報告されている[32)33)]．約30〜60秒程度の延長にすぎないが危機的状況においては貴重な時間である．例えば，肺炎を併発して

いるBMI 40 kg/m²の肥満患者では，1分以内に著明な低酸素血症に至る可能性もあり，このような患者では意識下気管挿管も考慮すべきである。さらに，マスク換気ができなくなった場合にラリンジアルマスク挿入は有用な処置となるが，ラリンジアルマスク挿入が可能かどうかも術前に評価すべきである。ASAのガイドラインでは，気管切開が可能かどうかも評価すべきポイントとして挙げている[23]。

6 気管挿管が困難な患者

　気管挿管困難の定義はさまざまである。気管挿管困難度を複数の人間で共有するためには，喉頭鏡を用いた喉頭の視野（Cormack-Lehane分類），挿管操作の繰り返し回数，喉頭鏡以外に用いた方法などの情報が必要である。これらを用いて総合的に気管挿管難易度を表現する方法として，Adnetらは，intubation difficulty scoreの有用性を提唱している[34]。Shigaらのmeta-analysisによる検討では，Cormack-Lehane分類で3度以上の喉頭展開困難の頻度は約5.8％である[35]。喉頭鏡による気管挿管が困難な患者を術前に予測するために，マランパチ分類，甲状軟骨オトガイ間距離，開口距離などさまざまな方法が推奨されている。Shigaらによれば，これら個々の予測方法の信頼性は低いが2つ以上の予測方法で気管挿管困難が予測された場合には予測的中率が高くなる。これは気管挿管困難のメカニズムに喉頭展開の過程におけるさまざまな要因が複雑に関与しているためであろう。千葉大学では，表2に示す基準で気管挿管困難を予測し，喉頭展開以外の気管挿管方法を準備することとしている。適切な気管挿管方法は，患者により麻酔科医の能力により異なる。マスク換気困難と気管挿管困難は同時発生しやすい[26]。したがって，気管挿管困難が予測された場合には，sleep studyを行いマスク換気困難の可能性を検討すべきである。フルストマックでない患者で，気管挿管困難のみ予測されマスク換気不能が予測されなければ，全身麻酔導入は禁忌ではない。フルストマックの患者では，気管挿管困難が予測されれば覚醒時に気管挿管すべきである。

　気管挿管困難に遭遇しても，マスク換気が可能な場合には緊急事態と考える必要はない。筆者の施設では図8に示す気道管理アルゴリズムに従い，常にマスク換気が可能かどうか，困難度が増してこないかを評価しつつ気管挿管を繰り返し試みる。しかし喉頭展開による気管挿管は3回以上繰り返さず，他の方法に移行すべきである。フルストマック

表2　気管挿管困難を予測する基準（千葉大学医学部附属病院）

過去に気管挿管困難の既往がある患者，または，下記のいずれか2項目以上存在する場合は気管挿管困難と考え，喉頭展開以外の挿管方法を準備する。
①マランパチ分類　　　3度以上
②甲状オトガイ間距離　60 mm以下
③最大開口距離　　　　35 mm以下
④頭部後屈制限
⑤小顎（横顔，下顎後退，歯列不整）
⑥頸部皮膚可動制限（放射線治療，やけど）
⑦頸椎症
⑧特殊疾患（慢性関節リウマチ，ダウン症，先端巨大症）

の患者の場合には，輪状軟骨圧迫（cricoid pressure）を維持しつつマスク換気を開始し，気管挿管を再度試みる。いわゆるクラッシュ導入（rapid sequence induction）の場合，不完全な筋弛緩状態での気管挿管操作は危険である。サクシニルコリンの作用が消失した場合，非脱分極性筋弛緩薬の投与も考慮してよいと考える。

7 CVCI（cannot ventilate cannot intubate）に陥りやすい患者

　麻酔導入後にマスク換気も気管挿管もできないという状況（cannot ventilate cannot intubate：CVCI）は，一般的には3,000～10,000件の全身麻酔に1件発生する[36]。マスク換気と気管挿管両者に対するリスクの存在する患者が，CVCIのリスク患者であろう。CVCIの詳細な報告は少ないため，その臨床経過や病態を明らかにするのは容易ではないが，Nagaroらによる日本の国立大学病院でのCVCI発生状況に関する調査結果が参考になる[37]。後向きアンケート調査であり，かつ全国の全身麻酔症例を代表するわけではないが，非常に貴重なデータである。1998年のCVCI発生率は，151,900症例中26例であった（0.017％）。このうち18例は全身麻酔を導入した直後に発生し，5例は当初はマスク換気が可能であったものが気管挿管操作を繰り返すうちに換気不能に陥りCVCIとなっている。おそらく，繰り返す気管挿管操作による気道浮腫の進展から，咽頭閉塞性が急速に増大し気道確保によってもマスク換気が不能となったのであろう。特にマスク換気に多少の困難が存在する患者では喉頭展開操作は2～3回以内にとどめるべきである。CVCIの原因が記載されている13症例（72％）は，上気道あるいは上気道周辺になんらかの病変・病態を有した患者である。3名のOSAS患者と1名の先端巨大症患者を含み，これらの疾患は特に注意すべきである。先端巨大症はその発生頻度が100万人に4～5人といわれる非常にまれな疾患にもかかわらず，1998年にはこの1例以外にも発症状況の不明な患者に1名先端巨大症患者が含まれている。先端巨大症患者は，OSAを60～70％の頻度で認め咽頭閉塞性も非常に高く[38]，10％で気管挿管困難と報告されている[39]。

　万が一CVCIが発生した場合，人的応援を依頼すると同時に"困難気道カート"のラリンジアルマスク™あるいはファストラック™を挿入すべきであるが，すでにファストラック™による気管挿管を試みている場合でも，通常のラリンジアルマスクで換気ができる可能もある（図8）。これらが無効の場合には，輪状甲状間膜穿刺による換気を試みるべきである。盲目的に挿入するタイプよりも空気の吸引などで気管内であることを確認できるものが望ましい。内腔が4mm程度あり気管内チューブと同じ接続であるのでただちに麻酔器で換気が開始できる。この間にも他の医師は緊急気管切開の準備を進めるべきである。

8 困難気道を有する患者の気管チューブ抜去

　気管チューブの抜去時には，さまざまな気道合併症が起こる可能性がある。Asaiらは，呼吸合併症は全身麻酔導入時（4.6％）よりもむしろ手術終了後の気管チューブ抜去直後（12.6％）に起きやすいと報告している[40]。この内訳は，咳（6.6％），低酸素血症（2.4％），

息ごらえ（2.0％），上気道閉塞（1.9％），喉頭痙攣（1.7％）などである。気管チューブ抜去直後の呼吸合併症を起こしやすい危険因子として，男性（相対的危険度1.3）と深麻酔での抜管（相対的危険因子1.9）が挙げられている。全身麻酔による神経性調節が抑制された状態では上気道閉塞の可能性が高くなることを裏付け，完全覚醒後の気管チューブ抜去の安全性を支持するデータである。

　気管チューブの抜去は，麻酔導入同様慎重にかつ計画的に行うべきであるが，多くの施設ではおそらく経験に基づいたタイミングや方法でこれが行われているのが現状であろう。ASAの困難気道管理に関するガイドラインでも，1993年版と2003年版では，この気管チューブ抜去に関するrecommendationはまったく変化していない[23) 41)]。これは，気管チューブ抜去の方策が確立されたことを意味するものではなく，むしろこの10年間に気管チューブ抜去の安全性が向上していない現実を反映していると考える。上気道閉塞の病態生理とそのリスク患者の予測に基づいた新たな方策が構築されるべきである。

　表3には，術前の気道評価と麻酔導入時の気道管理難易度による気管チューブ抜去の方策を示すが，これも現時点では科学的な検証はされていない。OSAの存在しない患者など，患者によっては深麻酔下での気管チューブ抜去は安全であり，また，喘息患者や虚血性心疾患患者などにおいては深麻酔下での気管チューブ抜去には利点も存在する。しかし，OSA患者や上気道周囲の術後患者は，上気道閉塞を予防する観点からはよく覚醒してから抜管することが望ましい。重症OSA，麻酔導入時の気道確保が困難であった患者や肥満患者など，抜管後の気道閉塞がただちに重篤な低酸素血症を来し得る患者では，命令動作に応じるなどよく覚醒していることを確認した後に抜管すべきである。手術操作などで上気道の著明な浮腫が認められる患者や麻酔導入時にCVCIとなった患者では，チューブエクスチェンジャーを留置したままの抜管，あるいは気管チューブ留置による管理を選択すべきである。このような患者で，気管チューブ抜去のタイミングを決定するひとつの方法として，カフリークテストの有用性は今後検討に値すると考える[42)]。

表3　適切な気管内チューブ抜去のタイミング

1）覚醒後の抜管が望ましい場合
　・軽度または中等度の睡眠時無呼吸患者など上気道閉塞の中等度以下のリスクを有する患者
　・上気道あるいはその周辺の手術後
2）よく覚醒していることを必ず確認してから抜管すべき場合
　・重症睡眠時無呼吸患者など上気道閉塞のハイリスク患者
　・麻酔導入時にマスク換気困難であった患者
　・短時間の無呼吸で急速に低酸素血症となる患者
　・誤嚥のリスクを有する患者
3）抜管の延期を考慮すべき場合
　・著明な上気道の浮腫が生じた患者
　・麻酔導入時にCVCIとなった患者
　・カフを脱気してもリークがない患者
　・覚醒状態の不良な2）の患者

9 術後上気道閉塞

　気管チューブ抜去直後の上気道閉塞を免れたとしても，それは術後病棟でも気道が維持されることを保証するものではない．多くの患者は，術後残存する麻酔薬や鎮痛薬などの影響で，刺激がなくなると容易に入眠し，上気道閉塞のリスク患者では術前以上に上気道閉塞を来しやすくなる．病棟に帰室後の数時間がもっとも上気道閉塞が起こりやすい危険な時期である．Hinesらは，大学病院のPACUでの上気道閉塞の頻度は6.9％であったと報告している[43]．Asaiらの研究でも，PACUでの呼吸合併症の頻度は9.5％であり，その内訳として上気道閉塞（3.8％），咳（3.1％），低酸素血症（2.2％）と上気道閉塞の頻度が多いことが示されている[40]．

　術後病棟での気道管理方法も術前より計画的に検討すべきであるが，確立されたガイドラインが存在するわけではない．重症OSAS患者における術後のネーザルCPAPの上気道閉塞に対する有用性とその安全性はいくつかの研究で報告されている[44]．ネーザルCPAPの治療適応となるOSAS患者は，病棟帰室後ただちにネーザルCPAPを開始すべきである．術前に適切なCPAP圧が決定されていない患者では，患者の呼吸状態により自動的に最適なCPAP圧を決定する機能を有するオートタイプのネーザルCPAPを使用するとよい．回路内に酸素投与可能なコネクターを用いて吸入酸素濃度を高めるが，酸素濃度を正確に規定することはできない．最近では上腹部術後患者にフルフェイスCPAPを使用することで酸素化能を改善し再挿管率を減少できたとする報告もあり，OSAS患者以外でも機能的残気量増加による酸素化能改善の効果も期待される[45]．しかしながら，筆者の経験では，術前よりネーザルCPAPの使用に慣れていない患者では，CPAPマスク装着による圧迫感や不快感により使用できない場合も多い．術前1週間前からCPAPを開始し，術後確実に使用できるようにCPAP治療に慣れておく必要があると考える．CPAPに慣れていない重症OSAS患者では，積極的にネーザルエアウェイを挿入して術直後の上気道閉塞を予防すべきである．術直後鼻閉が強くネーザルCPAPが使用できない場合もネーザルエアウェイを挿入するが，フルフェイスマスクによるCPAPも有用であろう．ネーザルCPAPやネーザルエアウェイで気道確保がなされていれば，このような患者でも鎮静効果を伴う鎮痛薬を安全に使用できるが，可能であれば麻薬や鎮静薬の使用は制限すべきである．

10 術後夜間低酸素血症

　通常酸素投与が中止される術後第2病日以降の夜間睡眠時に周期的な低酸素血症を繰り返す病態が注目されている．術前にOSAが存在しない患者でもこの術後夜間低酸素血症を来すと報告されているが，術前にOSAが存在する患者では，その頻度が増し低酸素血症も重篤になる[46]．そのメカニズムは解明されていないが，手術侵襲などによるREM睡眠抑制後のREM睡眠増加（術後第5病日ごろまで）が関与するといわれている[47)48]．この術後夜間低酸素血症と術後心筋梗塞や突然死との関連性も示唆されており，臨床的に

も重要と考えられる[49)50)]。重症OSAS患者には，高血圧や虚血性心疾患などの循環系合併症を伴うことが多く，特にこれらの患者における術後夜間のネーザルCPAPによる治療が重要である。酸素投与のみでも低酸素血症を改善させることはできるが，図10に示すようにOSAに伴う循環変動を改善させることはできないのでネーザルCPAPが望ましい[51)]。筆者の施設では，術前の夜間パルスオキシメータの結果を参考に術後の気道管理方法を決めている。前述の4%ODIが5回/時間未満であれば通常どおりの術後管理，4%ODIが5回/時間以上20回/時間未満であれば術後1週間夜間のみ酸素投与（鼻カヌラ2l/min），4%ODIが20回/時間以上であれば術前1週間前よりネーザルCPAPを開始し術後夜間も継続としている。術前より口腔内装具でOSAS治療が行われている患者は，術後も口腔内装具による継続治療を行っている。手術直前に重症OSASが見つかり，ネーザルCPAPに慣れる間もなく手術を受ける患者の管理方法に難渋しているのが現状である。

11 患者への情報提供

次回の全身麻酔，周術期気道管理を行う際には，過去の麻酔経験が大きく役立つ。気管挿管困難にかぎらず，周術期に気道管理に難渋した患者や特殊な気道管理が要求され成功した患者の場合，カルテあるいは麻酔記録にその事実を記載するばかりでなく，その状況を詳細に記した文書を渡すべきである。気道管理に難易度があることを熟知して

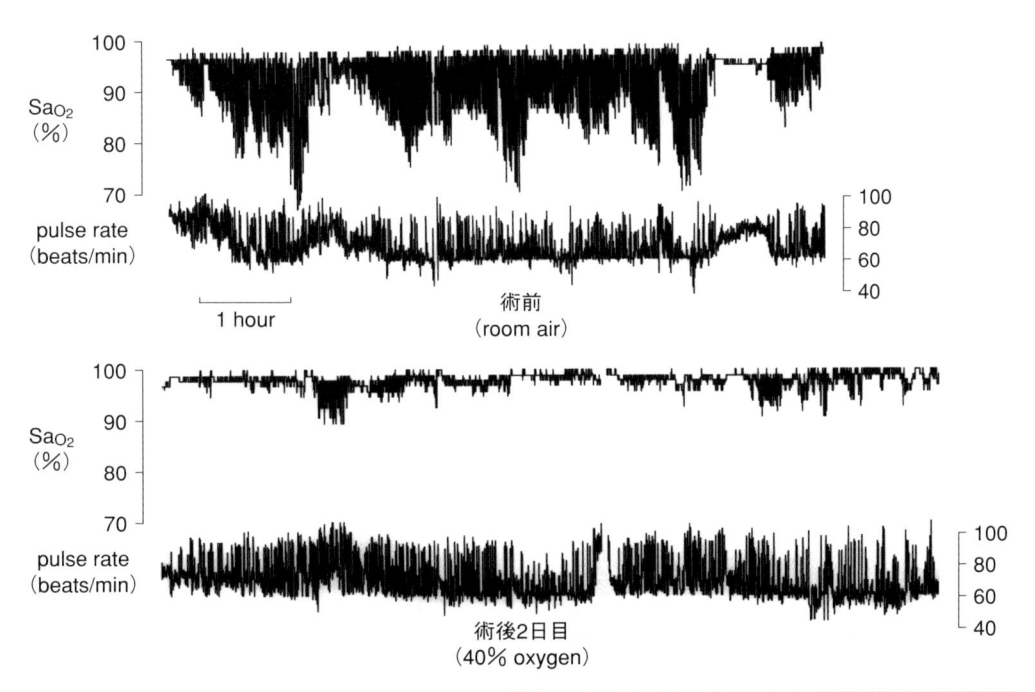

図10 上腹部術前後の夜間パルスオキシメトリー検査結果
術前に睡眠時無呼吸を有する患者の術後2日目夜間に酸素投与を行ったところ，周期的な低酸素血症は抑制できたが，OSAに伴う循環系（脈拍数）の変動は抑制できていない。
（磯野史朗．術後の睡眠時呼吸障害：その発生のメカニズムに関する考察．呼と循 1998: 46; 261-6 より引用）

いる麻酔科専門医であるからこそ，次に麻酔を担当する医師（外科医や麻酔科医）へ正確に的確な情報提供ができるのである．次回担当する医師が容易に気管挿管できたとしても，それは決して恥ずべき情報提供ではない．麻酔科専門医に必要な能力は，自分自身の高度な気道管理技術ばかりでなく，個々の患者の気道管理難易度と情報提供の必要性を判断することも含まれると考える．当院では，原則として，①喉頭展開時に喉頭圧迫してもCormack-Lehane分類3度以上の喉頭展開困難患者，②喉頭展開以外の麻酔導入が望ましい患者には文書による情報提供を行っている．

おわりに

周術期の気道困難のメカニズムについて十分な研究がなされているとはいえない現状であるが，筆者は病態生理の理解に基づいた気道管理計画や実践が患者の安全管理につながると信じる．この拙著をとおして，より多くの麻酔科専門医が気道確保の重要性を再認識し，ここに述べた知見を臨床の現場で活用されることを望む．

■参考文献

1) Isono S, Remmers JE. Anatomy and physiology of upper airway obstruction. In: Kryger MH, Roth T, Dement WC, editors. principles and practice of sleep medicine. Philadelphia: WB Saunders; 1994. p.642-56.
2) 磯野史朗. 日本歯科評論別冊2004睡眠医歯学の臨床. 塩見利明，菊池　哲編. 上気道の解剖と生理，閉塞型睡眠時無呼吸が起きるメカニズム. 東京: ヒョーロン・パブリッシャーズ; 2004. p.39-45.
3) Mezzanotte WS, Tangel DJ, White DP. Waking genioglossal electromyogram in sleep apnea patients versus normal controls（a neuromuscular compensatory mechanism）. J Clin Invest 1992; 89: 1571-9.
4) Nishino T, Shirahata M, Yonezawa T, et al. Comparison of changes in the hypoglossal and the phrenic nerve activity in response to increasing depth of anesthesia in cats. Anesthesiology 1984; 60: 19-24.
5) Eastwood PR, Platt PR, Shepherd K, et al. Collapsibility of the upper airway at different concentrations of propofol anesthesia. Anesthesiology 2005; 103: 470-7.
6) Isono S, Kochi T, Ide T, et al. Differential effects of vecuronium on diaphragm and geniohyoid muscle in anaesthetized dogs. Br J Anaesth 1992; 68: 239-43.
7) Isono S. Upper airway muscle function during sleep. In: Loughlin GM, Marcus CL, Carroll JL, editors. Sleep and breathing in children: A developmental aproach. New York: Marcel Dekker; 2000. p.261-91.
8) Watanabe T, Isono S, Tanaka A, et al. Contribution of body habitus and craniofacial characteristics to segmental closing pressures of the passive pharynx in patients with sleep disordered breathing. Am J Crit Care Med 2002; 165: 260-5.
9) Isono S, Remmers JE, Tanaka A, et al. Anatomy of pharynx in patients with obstructive sleep apnea and normal subjects. J Appl Physiol 1997; 82: 1319-26.
10) Isono S. Developmental changes of pharyngeal airway patency: Implications for pediatric anesthesia. Pediatr Anesth 2006; 16: 109-22.
11) Isono S. Contribution of obesity and craniofacial abnormalities to pharyngeal collapsibility in patients with obstructive sleep apnea. Sleep and Biological Rhythms 2004; 2: 17-21.

12) Friedman M, Tanyeri H, La Rosa M, et al. Clinical predictors of obstructive sleep apnea. Laryngoscope 1999; 109: 1901-7.
13) Tsai WH, Remmers JE, Brant R, et al. A decision rule for diagnostic testing in obstructive sleep apnea. Am J Respir Crit Care Med 2003; 167: 1427-32.
14) Isono S, Tanaka A, Ishikawa T, et al. Sniffing position improves pharyngeal airway patency in anesthetized patients with obstructive sleep apnea. Anesthesiology 2005; 103: 489-94.
15) Kairaitis K, Stavrinou R, Parikh R, et al. Mandibular advancement decreases pressures in the tissues surrounding the upper airway in rabbits. J Appl Physiol 2005; 100: 349-56.
16) Isono S, Tanaka A, Sho Y, et al. Advancement of the mandible improves velopharyngeal airway patency. J Appl Physiol 1995; 79: 2132-8.
17) Isono S, Tanaka A, Tagaito Y, et al. Influences of head positions and bite opening on collapsibility of the passive pharynx. J Appl Physiol 2004; 97: 339-46.
18) Adnet F, Baillard C, Borron SW, et al. Randomized study comparing the "sniffing position" with simple head extension for laryngoscopic view in elective surgery patients. Anesthesiology 2001; 95: 836-41.
19) Isono S, Tanaka A, Nishino T. Lateral position decreases collapsibility of the passive pharynx in patients with obstructive sleep apnea. Anesthesiology 2002; 97: 780-5.
20) Safar P, Escarraga LA, Chang F. Upper airway obstruction in the unconscious patient. J Appl Physiol 1959; 14: 760-4.
21) Ishikawa T, Isono S, Aiba J, et al. Prone position increases collapsibility of the passive pharynx in infants and small children. Am J Respir Crit Care Med 2002; 166: 760-4.
22) Isono S, Tanaka A, Tagaito Y, et al. Pharyngeal patency in response to advancement of the mandible in obese anesthetized persons. Anesthesiology 1997; 87: 1055-62.
23) American Society of Anesthesiologists Task Force on Management of the Difficult Airway. Practice guidelines for management of the difficult airway: an updated report by the American Society of Anesthesiologists Task Force on Management of the Difficult Airway. Anesthesiology 2003; 98: 1269-77.
24) Henderson JJ, Popat MT, Latto IP, et al. Difficult Airway Society. guidelines for management of the unanticipated difficult intubation. Anaesthesia 2004; 59: 675-94.
25) Combes X, Le Roux B, Suen P, et al. Unanticipated difficult airway in anesthetized patients: prospective validation of a management algorithm. Anesthesiology 2004; 100: 1146-50.
26) Langeron O, Masso E, Huraux C, et al. Prediction of difficult mask ventilation. Anesthesiology 2000; 92: 1229-36.
27) Davies JM, Weeks S, Crone LA, et al. Difficult intubation in the parturient. Can J Anaesth 1989; 36: 668-74.
28) Kato J, Isono S, Tanaka A, et al. Dose dependent effects of mandibular advancement on pharyngeal mechanics and nocturnal oxygenation in patients with obstructive sleep apnea. Chest 2000; 117: 1065-72.
29) Baraka AS, Taha SK, Aouad MT, et al. Preoxygenation: comparison of maximal breathing and tidal volume breathing techniques. Anesthesiology 1999; 91: 612-6.
30) Campbell IT, Beatty PC. Monitoring preoxygenation. Br J Anaesth 1994; 72: 3-4.
31) Benumof JL, Dagg R, Benumof R. Critical hemoglobin desaturation will occur before return to an unparalyzed state following 1 mg/kg intravenous succinylcholine. Anesthesiology 1997; 87: 979-82.
32) Altermatt FR, Munoz HR, Delfino AE, et al. Pre-oxygenation in the obese patient: effects of position on tolerance to apnoea. Br J Anaesth 2005; 95: 706-9.
33) Cressey DM, Berthoud MC, Reilly CS. Effectiveness of continuous positive airway pressure to enhance pre-oxygenation in morbidly obese women. Anaesthesia 2001; 56: 680-4.

34) Adnet F, Borron SW, Racine SX, et al. proposal and evaluation of a new score characterizing the complexity of endotracheal intubation. Anesthesiology 1997; 87: 1290-7.
35) Shiga T, Wajima Z, Inoue T, et al. Predicting difficult intubation in ap. arently normal patients: a meta-analysis of bedside screening test performance. Anesthesiology 2005; 103: 429-37.
36) Crosby ET, Cooper RM, Douglas MJ, et al. The unanticipated difficult airway with recommendations for management. Can J Anaesth 1998; 45: 757-76.
37) Nagaro T, Yorozuya T, Sotani M, et al. Survey of patients whose lungs could not be ventilated and whose trachea could not be intubated in university hospitals in Japan. J Anesth 2003; 17: 232-40.
38) Isono S, Saeki N, Tanaka A, et al. Collapsibility of passive pharynx in patients with acromegaly. Am J respir Crit Care med 1999; 160: 64-8.
39) Schmitt H, Buchfelder M, Radespiel-Troger M, et al. Difficult intubation in acromegalic patients: incidence and predictability. Anesthesiology 2000; 93: 110-4.
40) Asai T, Koga K, Vaughan RS. Respiratory complications associated with tracheal intubation and extubation. Br J Anaesth 1998; 80: 767-75.
41) A report by the American Society of Anesthesiologists Task Force on Management of the Difficult Airway. Practice guidelines for management of the difficult airway. Anesthesiology 1993; 78: 597-602.
42) Miller RL, Cole RP. Association between reduced cuff leak volume and postextubation stridor. Chest 1996; 110: 1035-40.
43) Hines R, Barash PG, Watrous G, et al. Complications occurring in the Poslanesthesia care unit: a survey. Anesth Analg 1992; 74: 503-9.
44) Rennotte MT, Baele P, Aubert G, et al. Nasal continuous positive airway pressure in the perioperative management of patients with obstructive sleep apnea submitted to surgery. Chest 1995; 107: 367-74.
45) Squadrone V, Coha M, Cerutti E, et al. Continuous positive airway pressure for treatment of postoperative hypoxemia: a randomized controlled trial. JAMA 2005; 293: 589-95.
46) Isono S, Rosenberg J. Recovery from anesthesia. In: Ward DS, Dahan A, Teppema L, editors. Pharmacology and pathophysiology of the control of breathing. New York: Marcel Dekker; 2005. p.739-80.
47) Knill RL, Moote CA, Skinner MI, et al. Anesthesia with abdominal surgery leads to intense REM sleep during the first postoperative week. Anesthesiology 1990; 73: 52-61.
48) Rosenberg J, Wildschiodtz G, Pedersen MH, et al. Late postoperative nocturnal episodic hypoxaemia and associated sleep pattern. Br J Anaesth 1994; 72: 145-50.
49) Rosenberg J, Rasmussen V, von Jessen F, et al. Late postoperative episodic and constant hypoxaemia and associated ECG abnormalities. Br J Anaesth 1990; 65: 684-91.
50) Pateman JA, Hanning CD. Postoperative myocardial infarction and episodic hypoxaemia. Br J Anaesth 1989; 63: 648-50.
51) 磯野史朗. 術後の睡眠時呼吸障害: その発生のメカニズムに関する考察. 呼と循 1998: 46; 261-6.

（磯野　史朗，石川　輝彦，田垣内祐吾）

臨床各論 2

気道過敏性を有する患者の呼吸管理

はじめに

　ひとくちに"気道過敏性が亢進している"といっても，その原因はさまざまである。主な原因として，①小児・成人のかぜ症候群，②気管支喘息，③慢性閉塞性肺疾患（chronic obstructive pulmonary disease：COPD），ならびに④喫煙，を挙げることができる[1]。小児のかぜ症候群は，罹患中であっても社会的理由により全身麻酔管理下で手術を行うこともあるが，明らかに低酸素血症や無気肺のリスクは上昇する。気管支喘息は，その管理法がマニュアル化され，かなりコントロールされた状態で手術に臨むことが多いため，麻酔管理は比較的容易になってきている。問題は，術中・覚醒時の発作に対する対応である。COPDは，今でこそ公害による慢性気管支炎は減少しているが，高齢化に伴い肺気腫患者が増加している。気道過敏性が亢進している以外に，呼出障害（1秒量の減少）が術後の肺合併症に影響を与える。最後に，喫煙であるが，わが国における喫煙率は年々低下しているものの，先進国の中ではいまだに高い喫煙率であり，特に若年女性の喫煙率は上昇している。手術に際して禁煙できないのが問題である。
　以下，上記の気道過敏性を亢進させる原因別に，その術前・術中管理について述べる。

小児のかぜ症候群

a. 症状と診断

　かぜ症候群は，呼吸器系，特に上気道から気管支に至る急性の炎症性変化に伴う症候群を指す。原因ウイルスは多岐にわたり同定は難しいが，それぞれのウイルスで症状の発現が異なる。鑑別診断として重要なのはインフルエンザである。これが同定されれば，緊急性を考慮したうえで，手術延期を前提とした本疾患の治療が優先される。上気道に限局した感染では，くしゃみ，鼻汁，鼻閉，咽頭痛などのいわゆる"カタル症状"が出現し，下気道に炎症が及ぶと，嗄声と咳嗽が加わる（表1）。

表1　上気道感染の診断基準

1. 咽頭の痛み，イガイガ感
2. 倦怠感
3. いびき
4. 鼻水
5. 鼻づまり
6. 空咳
7. 38℃以上の発熱
8. 咽頭炎

　上気道感染には，上記の2つ以上の徴候が認められることが条件となる。1と2，3と4，あるいは5と6が一緒の場合には，さらにもう1つ以上の徴候が必要である。小児の場合は，親からの問診が重要となる。

b. 麻酔の是非

　下気道まで炎症が波及している場合には，緊急の場合を除いて手術を中止する。上気道感染のみの場合であっても気道の過敏性が亢進し，喉頭痙攣，気管支痙攣，無気肺，息こらえなどの気道合併症が増加する[2]。したがって，感染が上気道に限局していても手術を延期するのが望ましい。また，気道の過敏性は，このようなカタル症状が消失した後も数週間にわたって持続するため，理想的には4～6週間延期する。

　しかし，1カ月以上の延期は家族の社会的負担が増すばかりでなく，患児自身も別の感染性疾患に罹患する可能性がある。そのため，個々の症例に応じて，両親に十分な説明を行い，対応する必要がある。表1に示した上気道感染の症状に加え，①家族からの聴取（最近の症状の経過），②湿性ラ音の有無，③喫煙の曝露（両親の喫煙）の有無，④手術に際しての気管挿管の必要性，さらに⑤小児喘息の既往，などのリスクファクターを加味し，手術の延期を考慮する[3]。

c. 麻酔管理

　前投薬として鎮静薬を使用するかどうかは症例によって考慮する。鎮静により咳反射を抑制する可能性がある一方，麻酔導入に際して啼泣による分泌物の亢進を防ぐことができる。アトロピンの筋注投与は，痛いだけでなく喀痰を呼出しづらくするため必要ない。

　気道確保法として，気管挿管の絶対的適応がなければ，より気道刺激の少ないラリンジアルマスクを考慮する[4]。欠点として，喀痰の吸引ができないため，喀痰の多い症例あるいは長時間の手術症例ではその使用を避ける。

　麻酔薬として，吸入麻酔薬セボフルランは，気道刺激性が少なく，かつ導入・覚醒がスムーズであるため，その使用が推奨される。ケタミンは気管支拡張作用があるが，気道分泌を亢進させるため使用しづらい。

成人のかぜ症候群

　成人においても，上気道感染が明らかな場合，手術延期とするのが一般的である。しかし，小児と比較してエビデンスが少ないため，その妥当性については弱いものがある。

a. 術前評価

　急性上気道炎の患者では，気管支の反応性が著しく亢進している。健康成人ではヒスタミンの吸入により気道抵抗が30％程度しか上昇しないのに対し，上気道炎患者では200％以上に上昇する[5]。この反応性の亢進は，小児と同様，上気道炎罹患後6週間は持続する。

b. 麻酔の是非

　これに関しては，小児と同様の診断基準ならびに延期の基準と考えてよい。しかし，成人の場合，中耳炎や扁桃炎などの小手術が多い小児と異なり，腹部手術や癌に対する根治的手術など大手術が多い。上気道炎罹患中に手術を施行する場合，術後にICU管理を前提した麻酔管理を考慮する。

c. 麻酔法

　ポイントを表2に示した。無気肺や低酸素血症には十分に注意し，積極的に術後ICU管理を前提とした麻酔管理を行う。

気管支喘息

　気管支喘息による気管支痙攣あるいは喘息自体の発作は，確実な気道確保を行っていない場合，重篤な合併症につながる危険性がある。気管支喘息の場合，①気管支喘息の既往があるが，現在はコントロールされている場合，②気管支喘息発作中である場合，さらに③喘息発作が麻酔中に起こった場合によってその対応が異なる。

表2　上気道炎を合併した際の麻酔方法のポイント

・区域麻酔（脊髄くも膜下麻酔，硬膜外麻酔）が適応ならば選択する
・全身麻酔の場合
　　ラリンジアルマスクの利用を考慮する（気道刺激性が少ない）
　　気管挿管は十分な麻酔深度下で行う
　　気管内吸引は十分な鎮静・鎮痛・筋弛緩下で行う
いずれの場合も，十分な加湿，輸液による水分補給に注意する

1 気管支喘息の既往

a. 術前評価

　気管支喘息を既往に持つ患者の場合，病歴も患者によってさまざまである。発作歴，発作時の治療歴・治療法，さらに常備薬の有無・種類など，問診を中心とした患者評価が重要となる。術前の呼吸機能検査としては，努力肺活量（forced vital capacity：FVC），1秒量（forced expiratory volume for 1s：$FEV_{1.0}$）ならびに最大呼気流速（peak expiratory flow：PRF）が参考になる。最大呼気流速は，重症度分類（表3）[6]に参考値として取り上げられており，客観的指標のひとつとして重要である。これらの指標は，すなわち喀痰を有効に喀出できるかどうかを意味する。後述するCOPDのように気道閉塞が恒常

表3　喘息重症度の分類（成人）

重症度	段階的薬物療法ステップ 最大呼気流速（PEF） 1秒量（$FEV_{1.0}$）	症状の特徴	日常生活	症状のコントロールに必要なステロイド量
軽症	ステップ1 間欠型 　予測値/自己最良値の80％以上 　変動は20％以下	喘息，咳嗽，呼吸困難 週1～2回まで 症状は間欠的で短い 夜間症状は月1～2回	普通	吸入BDP* 200 μg/day 考慮
中等症	ステップ2 軽症持続型 　予測値/自己最良値の70～80％ 　変動は20～30％	週2回以上の発作 日常生活や睡眠が妨げられる：月に2回以上 夜間発作が月2回以上	しばしば障害	吸入BDP低用量 200～400 μg/day
	ステップ3 中等症持続型 　予測値/自己最良値の60～70％ 　変動は30％以下	慢性的に症状がある β_2刺激薬頓用・吸入がほとんど毎日必要 日常生活や睡眠が妨げられる：週1回以上 夜間発作が週1回以上	かなりの障害	吸入BDP中用量 400～800 （1,200） μg/day
重症	ステップ4 重症持続型 　予測値/自己最良値の60％以下 　変動は30％以上	（治療下でも）しばしば増悪する 症状が持続 日常生活に制限 しばしば夜間発作	困難	吸入BDP高用量 800～1,200 （1,600） μg以上/day プレドニゾロン 10 mg/day以上 吸入BDPに追加プレドニゾロン 5 mg/day以上

* BDP：beclomethasone dipropionate
（牧野壮平. 喘息予防・管理ガイドライン1998. 厚生省免疫・アレルギー研究班監修・作製. 東京：協和企画通信；1998 より改変引用）

表4 喘息患者の術前評価分類

1) 安定群
   ・無治療で過去1年以上喘息発作のない患者
2) 気道過敏性残存群
   ・治療により過去1年以上喘息様症状のない患者
   ・1年以内に喘息様症状を自覚したが，重症度分類で軽症に分類される患者
   ・安定群に入るが，過去に大発作の既往がある患者
3) 気道過敏性亢進群
   ・重症度分類で中等度に分類される患者
   ・重症度分類で軽症であるが，4週間以内に小発作以上の発作を経験した患者
4) 大発作予備群
   ・重症度分類で重症に分類される患者
   ・2週間以内に小発作以上の発作を経験した患者

（坂口　徹. 喘息患者の麻酔管理. LiSA 1995; 2: 62-9より改変引用）

的に存在すれば最大呼気流速は低値で推移する。

　術前評価分類を表4に示した。病歴，検査結果，ならびに現症から重症度を判定し，①安定群，②気道過敏性残存群，③気道過敏性亢進群，ならびに④大発作予備群の4群に分ける。気道過敏性残存群以下，つまり安定しコントロールされた状態であれば，待機手術・麻酔は可能と判断する。薬物療法を中心とした治療を行い，手術のスケジュールを立てる[7]。緊急性を要する手術や手術を延期できない症例に対してはこのかぎりではない（後述）。できるだけ必要な薬物・理学療法，ならびに輸液管理を行う。

　いわゆる小児喘息の既往があり，成人になった現時点ではなんら治療を受けていない場合は，通常の気道過敏性が亢進していない患者と同様に麻酔に臨んでもかまわない。

b. 術前治療

　気管支喘息は，慢性炎症性気道疾患と位置づけられる。そのため，後述の慢性気管支炎や肺気腫のCOPDとは区別して診断，治療されるべきである。つまり，気管支喘息の気道閉塞は，①気管支攣縮の要素と，②粘膜浮腫・炎症，気道腔内粘液貯留の要素が絡み合って発生している[8]。

　したがって，喘息の薬物治療は，それら病態への対応から，①気道の慢性炎症を軽減させる抗炎症薬と，②気道閉塞を改善し症状をとる気管支拡張薬からなる。どのような患者にどのような予防策を施行すべきかを一律に判断することは，個々の患者の症状，手術の対象となる疾患，ならびに施設の対応でも異なる。基本的には，前述した術前評価判定を基準に気道過敏性残存群以上の患者に対して，なんらかの予防策を術前から施行する。気管支攣縮の予防策としては表5[6]のようなものがある。常用しているステロイドや気管支拡張薬に関しては手術当日まで投与し，必要に応じてネブライザーや全身投与に変更する。

　麻酔前投薬としては，患者の不安を取り除く意味で適切な前投薬が望まれる。しかし，咳反射や呼吸抑制を来す可能性のある薬物に関しては慎重な投与が必要である。

2. 気道過敏性を有する患者の呼吸管理

表5　手術前の薬物療法

1) ステロイド薬
   a) 吸入用ステロイド（プロピオン酸ベクロメタゾン）
      高用量のステロイド薬吸入療法を受けている患者で，吸入が行えないような場合には経口や点滴静注など全身投与に変更する。
   b) ステロイド静脈内投与（ヒドロコルチゾン，メチルプレドニゾロン）
      症状が不安定な患者や1秒量が自己最良値の80％未満の場合は，手術前日および当日にヒドロコルチゾン100～300mgを投与し，その後速やかに減量する。また，ステロイドを常用している患者には2倍量を投与する。
2) 気管支拡張薬
      経口や定量噴霧式β_2刺激薬は，手術前にネブライザーに変更する。また，徐放性テオフィリン薬による治療を行っている患者では，血中濃度を維持するため，アミノフィリンの点滴静注に変更する。この際，不整脈などの副作用に注意する。
3) 前投薬
      呼吸抑制の少ないゾピクロン（アモバン®）などの抗不安薬を少量（7.5mg）経口投与する。抗コリン薬（アトロピン）は喀痰の状態を考慮して投与する。

従来の治療を継続するのが基本である。
追加治療や剤型の変更が必要となる場合があるなど，いくつかの注意点がある。
（牧野壮平．喘息予防・管理ガイドライン1998．厚生省免疫・アレルギー研究班監修・作製．東京：協和企画通信；1998より改変引用）

c. 麻酔法の選択

気管挿管は最大の気道刺激であり，そのため，気管挿管を伴う全身麻酔では気管支痙攣の発生頻度は有意に高くなる[9]。脊髄くも膜下麻酔や硬膜外麻酔は高位のブロックにならないかぎり区域麻酔そのものが喘息発作を誘発することはない[10]。これらの区域麻酔で対処できる場合は，気道刺激を極力避けるという意味から気管挿管は避ける。

一方，無理して全身麻酔を回避するよりは，吸入麻酔薬の気管支拡張作用を利用した全身麻酔の方が安全な場合もある。プロポフォールは，気道の弛緩に有効に作用することから，喘息患者急速導入時の選択肢のひとつとして使用できる。また，気管挿管に伴う気道反射を抑制する目的で，挿管直前にリドカインを1～2mg/kg静脈内投与することも有用である[11]。咽頭にも副交感神経反射機構が存在するが，ラリンジアルマスクではほとんど刺激されないため，有効な気道確保の手段として考慮するべきである[12]。

いずれにせよ，麻酔導入時は喘息発作を誘発しやすいため，十分な麻酔深度を保つことが重要である。

2 喘息発作中の麻酔管理

喘息発作中は，緊急手術以外は延期する。やむを得ず全身麻酔を行う際には，ステロイドなどの炎症抑制薬と気管支拡張薬の投与に加えて，気管挿管と手術による気道の刺激を軽減する。

a. 術前の治療

ステロイドは炎症を抑制し、β刺激薬の効果を増強する。短時間の全身投与は創感染と創の治癒の遅延を起こさない[13]。ヒドロコルチゾン2mg/kgを麻酔開始1〜2時間前に静脈内投与し、4時間ごとに追加する。創感染を助長するという懸念から、周術期のステロイド投与を嫌う外科医がいるが、理由と合併症を説明したうえで十分量投与する必要がある。

気管支拡張薬の第一選択薬はβ_2刺激薬である。定量噴霧式吸入器（metered dose inhaler：MDD）で吸入させる。最初2分間で4度吸入させた後、息切れなどの症状が改善するか、振戦や頻脈などの合併症が出現するまで1分ごとに1度吸入させる。必要があれば20〜30分ごとに吸入を繰り返す。

アミノフィリンは、β_2刺激薬で効果がないときに投与を試みる。アミノフィリンを新規に投与する場合は5mg/kgの静脈内投与後0.6mg/kg/hrで持続静脈内投与する[14]。テオフィリンを投与されていた患者ではテオフィリンの1日量の1.25倍を24時間かけて静脈内に投与する。簡便な血中濃度測定キットでモニタリングするのもよい[15]。

b. 麻酔管理

導入は、セボフルランまたはプロポフォールを用い、十分な麻酔深度を得てから、気道確保を行う。麻薬性鎮痛薬フェンタニルの併用は、十分な麻酔深度を得るには有用であるが、副交感神経を興奮させ、喘息を誘発する作用があることが報告されており注意が必要である。

3 麻酔中の喘息発作

a. 呼吸管理

喘息発作中の低酸素血症に対しては、呼気終末陽圧（positive end-expriratory pressure：PEEP）を用いずに吸入酸素濃度を高めて対処する。肺の過膨張による圧外傷を防止するために、1回換気量を少なめにし、吸気相：呼気相を1：3以上に設定する。最大気道内圧を40cmH$_2$Oに制限して、高二酸化炭素症になっても補正しない［高二酸化炭素許容人工換気法（permissive hypercapnia）］。血圧が低下した場合、静脈還流を促進するため輸液量を増やす。無気肺の防止のため気道の分泌物を吸引によって除去する。

b. 麻酔管理

麻酔中の喘息発作に対する対応については、表6に簡潔にまとめた。発作が起こってしまったときは、麻酔をできるだけ深くする。吸入麻酔薬としてはセボフルランがよい。気管支拡張薬としては、β_2刺激薬ならびにステロイドの投与が推奨される。現時点では、テオフィリンの役割は主に喘息患者の発作の予防効果とCOPD患者の喀痰排泄促進・横隔膜筋力の増強にあると考えられている。

表6 術中喘息発作の治療

1) 吸入麻酔薬
   全身麻酔中は第一選択。麻酔を深くする。
   ただし，他の気管支拡張薬の効果を待つまでの一時的対応と考える。
2) β_2刺激薬
   既往歴で異常反応が認められなければ第一選択
   回路内へのネブライザー投与（MDIを回路に取りつける）
   エピネフリンの皮下注，気管内投与，静注（0.1〜0.3 ml：もっとも効果的）
   イソプロテレノールの点滴静注（他の治療で効果のないとき）
3) アミノフィリン
   投与量はノモグラムであらかじめ計算しておく，あるいは簡易型測定キットで麻酔導入後に測定しておく。
   中毒症状に注意する。
   （血中濃度）
      20 μg/ml以上：悪心，嘔吐（全身麻酔中は症状がない）
      25 μg/ml以上：毎分120以上の頻脈，まれに不整脈
      40 μg/ml以上：不整脈，痙攣，心停止
4) 抗コリン薬
   硫酸アトロピン（0.1 mg/kg）：術中の発作時には使用しづらい。
   臭化イプラトロピウム（MDI投与のみ）
5) ステロイド
   喘息発作時：ヒドロコルチゾン（10 mg/kg 静脈内投与）
   発作継続時：4時間ごとに5 mg/kgの追加投与
6) リドカイン（1〜2 mg/kg 静脈内投与）：治療効果はあまり期待できない。
7) ケタミン：喀痰量が多い場合に注意が必要である。

（牧野壮平. 喘息予防・管理ガイドライン1998. 厚生省免疫・アレルギー研究班監修・作製. 東京：協和企画通信; 1998より改変引用）

慢性閉塞性肺疾患（COPD）

COPD，特に肺気腫患者に対する麻酔管理に関して，ガイドラインとなるものは存在しない。個々の症例において，肺気腫の局在，程度，ならびに重症度が異なるからである。しかし，いくつかの共通した注意点があることも事実である[16]。以下，肺気腫患者に限定して，術中の麻酔管理について言及する。

1 術前評価

a. 肺気腫の程度

肺気腫の程度を把握するためには呼吸機能検査などがあるが，気管挿管によって陽圧呼吸管理を行う場合，高分解能CTによる断層画像が有用である。径5mm以下の気腫巣は，高分解能CTでも過小評価されることが報告されているが[17]，全身麻酔管理上問題となることは少ない。問題となるのは，限局性・びまん性を問わず，径数cm以上の気腫性変化を認める場合である。つまり，陽圧換気を行うことで，圧損傷や気腫の増大化を伴

いやすい。

b. 喀痰・気道過敏性の有無

肺気腫は，慢性気管支炎ならびに気管支喘息を合併している場合があり，その検索は重要である．喀痰の有無は問診で，気道過敏性の有無はβ_2刺激薬に対する反応性で確認する．喘息と診断され，気流閉塞が完全に可逆的であるものはCOPDではない．喘息だが気流閉塞が完全寛解しないものと，肺気腫で気道過敏性があり，気流閉塞が部分的に可逆的なものは実際には鑑別不能な場合が多い．

【気道閉塞可逆性の確認】

気流閉塞を伴う慢性気管支炎と肺気腫は，通常同時に存在することが多く，また，これら両疾患を併せ持つ喘息患者もいる．気流閉塞の可逆性は，気管支拡張剤［β_2刺激薬（metered dose inhaler：MDI）2パフ］吸入による改善が1秒量にして300ml（改善率にして20％）を基準に考える．

2 麻酔管理

a. 肺の過膨脹の予防

肺気腫は，気腫化による肺の弾性収縮力の低下とそれに伴う気道の狭小化の2つを原因とする呼気の気流制限が病態である．このため，1回の換気量は完全に呼出されずにエアトラッピングを来し，呼気終末の肺容量は健常時の機能的残気量（functional residual capacity：FRC）を超えて増加し，肺が進行性に過膨脹する（dynamic hyperinflation）[18]．Dynamic hyperinflationはCOPDが他の肺疾患と換気力学的に大きく異なる点である．呼気時の気道閉塞により呼気終末の静肺弾性圧は上昇し，肺胞内が陽圧となる．これをauto-PEEPまたはintrinsic PEEPと呼ぶ．

陽圧人工呼吸によりdynamic hyperinflationはさらに増悪し，呼気量との新たな平衡点に達するまで肺容量は進行性に増加する（図1）．周囲の肺胞の膨張により気道は虚脱し，気管挿管による刺激や粘膜の炎症により気道平滑筋が収縮するなどの悪循環を生じ，さらに過膨脹を来しやすくなる．

b. 麻酔法

1）前投薬

アトロピンの使用に関しては論議のあるところであるが，喀痰の多い患者ではその使用を避ける．鎮静薬も呼吸抑制の点からその使用を避ける．不安が強いようであれば，呼吸抑制の少ないゾピクロン（アモバン®）などの抗不安薬を少量（7.5mg）経口投与する．

2）麻酔法の選択

硬膜外麻酔法は，麻酔中の全身麻酔薬の使用量を少なくでき，また術後の十分な鎮痛を得ることができるため積極的に使用する．気管挿管に関しては，喘息に対する対応と

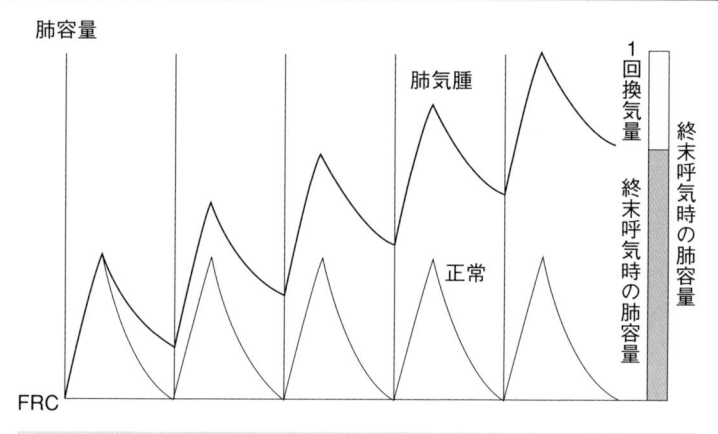

図1 肺気腫におけるdynamic hyperinflation
人工呼吸によりdynamic hyperinflationはさらに増悪し，呼気量との新たな平衡点に達するまで肺容量は進行性に増加する。
(Tuxen DV. Permissive hypercapnic ventilation. Am J Respir Crit Care Med 1994; 150: 870-4 より改変引用)

同様，避けることができる場合はラリンジアルマスクなどの気道確保法を検討する。導入はプロポフォール（1～1.5 mg/kg）で入眠させた後，筋弛緩薬ベクロニウム（0.12～0.15 mg/kg）を用いて気管挿管を行う。術中の維持は，硬膜外麻酔により十分な鎮痛を得たうえで，全身麻酔は過度にならないように注意する。術中覚醒の問題もあり，bispectral Index（BIS）モニターなどを用いて催眠深度をモニターする。

3）硬膜外麻酔の調節

循環動態に問題がなければ積極的に利用する。術中に利用する局所麻酔薬は短時間作用性のリドカイン（1～2％）が適当である。持続注入器による持続投与も勧められる。

4）全身麻酔薬

亜酸化窒素はイレウスなどのときと同様，交通のないブラ化した肺気腫病変部の増大ならびに圧損傷を予防する意味でその使用は禁忌である。Sp_{O_2}ならびにPa_{O_2}をモニターしながら，空気を混合させた酸素で酸素濃度を調節する。吸入麻酔薬は，イソフルランあるいはセボフルランのいずれでも適切な麻酔深度が得られれば使用可能である。イソフルランは気道刺激性が強いため，導入には不向きである。また，どちらの吸入麻酔薬を用いても，吸入麻酔薬は換気・血流比を変化させ，肺の酸素化能を悪化させる可能性がある。そのため，高濃度酸素を投与しても十分な酸素化が得られない場合には，吸入麻酔薬に代わって低酸素性肺血管収縮（hypoxic pulmonary vasoconstriction：HPV）抑制作用のないプロポフォール[19]の持続投与を考慮する。

5）輸液管理

癌患者であれば，全身状態の悪化から脱水ならびに低アルブミン血症に陥っている可能性がある。胸部硬膜外麻酔を併用する場合，麻酔導入早期に必要十分な補液を行う。

必要ならば，早期から血漿製剤を積極的に使用する。注意するのは，慢性呼吸不全により右心負荷がある場合である。そのような重症例では中心静脈圧（central venous pressure：CVP）を3〜10cmH$_2$O程度に維持するように努める。

【適切な酸素濃度】

手術中の適正な酸素濃度に関する報告はない。麻酔薬の投与による換気・血流比の不均等に加え，拡散能の低下や無気肺などにより通常よりも低酸素血症に陥りやすい。パルスオキシメータを参考に酸素濃度を調節する。肺気腫患者では喫煙歴が長く，かつ禁煙ができない場合が多い。禁煙が守られずCOHbが多い場合，パルスオキシメータでは正確にHb-O$_2$を測定することができないため（COHbはHb-O$_2$として認識される），動脈血ガス分析によるPa$_{O_2}$とCOHb濃度を指標にするとよい。

c. 換気法

1）吸気・呼気時間比（I/E比）

通常の人工呼吸管理ではI/E比は1：2に設定することが多い。しかし，図1に示したように，肺気腫患者では健常者と比較して呼出に時間がかかるため，肺気腫患者では呼気時間を延長させる。呼吸回数を減らし，吸気時間を短くする。具体的な設定は個々の症例により異なるが，呼吸回数8〜10 beats/min，I/E比1：3が一応の目安となる。

2）分時換気量

Dynamic hyperinflationに影響を与える人工呼吸の因子としてもっとも重要なものは分時換気量である[20]。そのため，肺気腫の急性増悪時の人工呼吸管理と同様，全身麻酔中の人工呼吸管理でも分時換気量を減少させた呼吸管理，いわゆるpermissive hypercapniaが推奨される[21]。Permissive hypercapniaは，機械的換気に起因する肺損傷を最低限にする試みとして，適正な換気の維持よりも気道内圧を低くすることを優先し，換気量を必要最低限にとどめる換気法である。肺気腫患者では，静肺コンプライアンスは上昇しているため，陽圧人工呼吸を行うと比較的低い気道内圧で十分な換気量が得られる。Permissive hypercapniaの適応は，吸気・呼気時間比などを調節しても，徐々に気道内圧が上昇する，いわゆるdynamic hyperinflationの兆候が認められた時点である。高二酸化炭素血症の許容範囲は，低酸素症の有無，術前のPa$_{CO_2}$，およびpHの低下の程度により異なる。一般的には80mmHgを限度に考えるべきである。

【Permissive hypercapnia】

Pa$_{CO_2}$が80mmHgはあくまでも安全域である。筆者は通常60mmHg程度を許容範囲にしている。高二酸化炭素血症で麻酔を管理すると，それに伴う種々の反応が起こる（図2）。酸素-ヘモグロビン解離曲線は右方移動し，組織に酸素を放出しやすくなる一方，脳圧亢進など不都合な反応も起こる。これらの反応を踏まえたうえで麻酔管理することが重要である。

3）PEEP

呼気時に気道が閉塞しauto-PEEPが発生するため，通常，ICUでの陽圧人工呼吸管理で

2. 気道過敏性を有する患者の呼吸管理

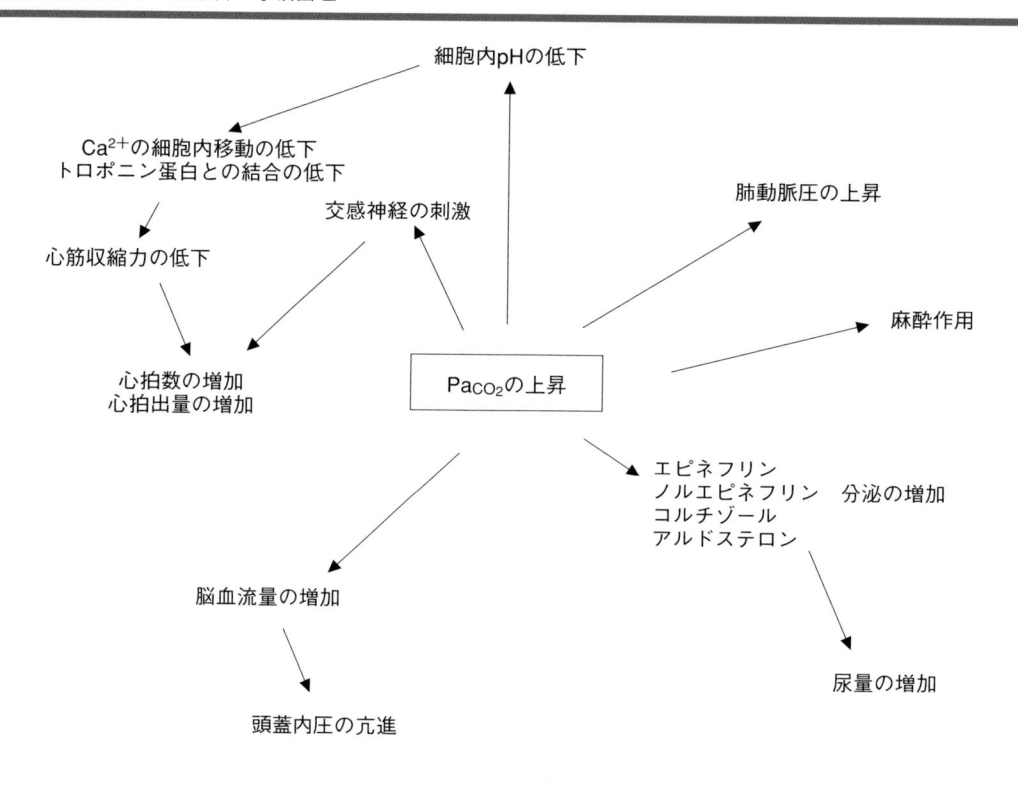

```
           細胞内pHの低下
              ↑
Ca²⁺の細胞内移動の低下
トロポニン蛋白との結合の低下
                                    肺動脈圧の上昇
                交感神経の刺激
  心筋収縮力の低下                      麻酔作用
              ↓        Pa_{CO_2}の上昇
    心拍数の増加
    心拍出量の増加
                           エピネフリン
                           ノルエピネフリン  分泌の増加
                           コルチゾール
                           アルドステロン
      脳血流量の増加
              ↓
                                 尿量の増加
    頭蓋内圧の亢進
```

図2　高二酸化炭素血症に伴う種々の変化

はPEEP（external PEEP）を付加する．気道を常に開存した状態に保ち，肺の過膨脹を抑えることができるためである．理論的には，auto-PEEPに等しいかあるいはそれよりもわずかに高いexternal PEEPを付加すれば，dynamic hyperinflationは増加しないと考えられる．しかし，auto-PEEPより超える，あるいはそれよりも低いexternal PEEPを付加する場合でも，肺容量は増加し，過膨脹を来す危険性が指摘されている[22]．これは，肺が決して均一ではなく肺内には正常肺区域と気腫性変化の強い異常肺区域が混在しているためである．そのため，麻酔中に肺気腫患者にむやみにPEEPを負荷することは避けるべきである．現在の麻酔器に付属する人工呼吸器には性能のよいものが少なく，一般的には呼気時は一気に気道内圧を下げ，肺の弾性に従って，呼気を呼出するようになっている．積極的に用手換気を用い，呼気早期はやや強めに用手PEEPを負荷し，だんだんと圧を下げ，呼気終末時には完全に呼出できるように気道内圧を下げる方法がよい．

4）気管内吸引

喀痰の多い症例では積極的に行う．行う際には，筋弛緩作用ならびに麻酔深度が十分なもとで行う．

5）薬物療法

気流閉塞の改善に有用な薬物を選択する．術前からβ_2刺激薬や抗コリン薬を使用している場合は，術中にも積極的に経気道的にネブライザーなどを用いて投与する．上腹部

手術は，その侵襲の大きさに比例して呼吸筋，特に横隔膜筋の機能が低下することが知られている[23]。テオフィリン製剤は，その弱った呼吸筋力を回復させる作用もある[24]。

6) 圧損傷

圧損傷，いわゆる気胸を生じた場合，手術はただちに中止してもらい，気胸側の胸腔内にトラカールを挿入する。通常の自然気胸と異なり，損傷部が大きく換気困難となることもある。ブロッカーなどを用いた片肺換気も考慮する。手術の進行状況にもよるが，同時にビデオ補助下胸部手術（Video-assisted thoracic surgery：VATS）による肺縫縮術を余儀なくされることもある。

3 覚醒後の対応

麻酔からの覚醒は通常の症例と変わりはない。注意する点は，①気道過敏性の亢進した患者に対しては筋弛緩薬の拮抗を慎重に行うあるいは行わないこと，②慢性呼吸不全患者の場合は術前と同程度のSp_{O_2}あるいはPa_{O_2}を保てる程度に酸素を投与すべきことである。併用した硬膜外麻酔は積極的に使用し，鎮痛を図る。疼痛ならびに腹部臓器等からの求心路を遮断し，呼吸筋の機能を保つ。局所麻酔薬を用いた硬膜外麻酔は1回換気量ならびに肺活量を増加させ，開胸手術や開腹手術時の横隔膜筋力を維持する[25]。

喫 煙

米国をはじめとする先進諸国が禁煙キャンペーンに成功し，肺癌やCOPDなどの呼吸器疾患で死亡する人が減少しはじめている[26]。日本でも1966年の喫煙率84％をピークに30年間で約25％程度減少したが，先進諸国の中では今もって高い喫煙率を示し[27]，数年前にはついに肺癌が悪性新生物による死亡のトップとなった。麻酔管理面では，喫煙が気道過敏性を亢進させたり，換気血流比を悪化させたり，さらには心筋梗塞などの合併症の発生を増加させるなどの問題点が指摘されている。にもかかわらず，術前の禁煙指導に関してはこれといった一定のガイドラインがなく，個々の麻酔科医の判断に委ねられているのが現状である。

1 たばことCOPD

COPDの約85％は喫煙が原因とされる[28]。他の因子としては，大気汚染や小児期の呼吸器感染症，$α_1$アンチトリプシン欠損症などがある。つまり，COPDのほとんどは喫煙によって起こるといっても過言ではない。しかし，喫煙者のうちCOPDを発症するのは約15％程度とされ，これを多いとみるか少ないとみるかは別として，喫煙者でもCOPDを発症しない人が多数いることが，禁煙指導を難しくしている。

COPDの病状がどの程度であれ，あるいは呼吸機能が全く正常であれ，喫煙者であれ

ば，第一の治療は禁煙である．禁煙する時期もなるべく早い方がよい[29]．禁煙すると，最初の1年間に呼吸機能が改善するといわれ，多くの患者が禁煙の効果を実感できるという[30]．これは，炎症による気道狭窄などの可逆的な部分が攻撃的因子の減少によって改善するためと考えられる．

2 喫煙による周術期合併症と禁煙基準

a．呼吸器系に及ぼす影響

たばこに含まれる刺激物質により粘液分泌が亢進し，その粘液も粘稠度が増す．線毛の活性も低下し，クリアランスが悪化する[31]．喉頭や気管支の過敏性も亢進する．肺のサーファクタントも減少することが知られており，こういったことから肺の弾性が減弱し末梢気道障害が生じる．喫煙者の25％が手術前に慢性気管支炎を合併していたとする報告もある（図3）[32]．症状のない喫煙者は一般的に肺機能検査では正常を示すが，末梢気道の障害を示すclosing volumeが増加している[20]．禁煙により線毛運動は4〜6日で回復しはじめる[33]．喀痰の量は2〜6週間で正常に戻るが，クリアランスが完全に正常に戻るのに3カ月以上を要する．喉頭や気管支の過敏性が落ち着くのは5〜10日を要する．末梢気道障害が改善しはじめるのは4週間を過ぎたあたりからで，顕著に改善するには6カ

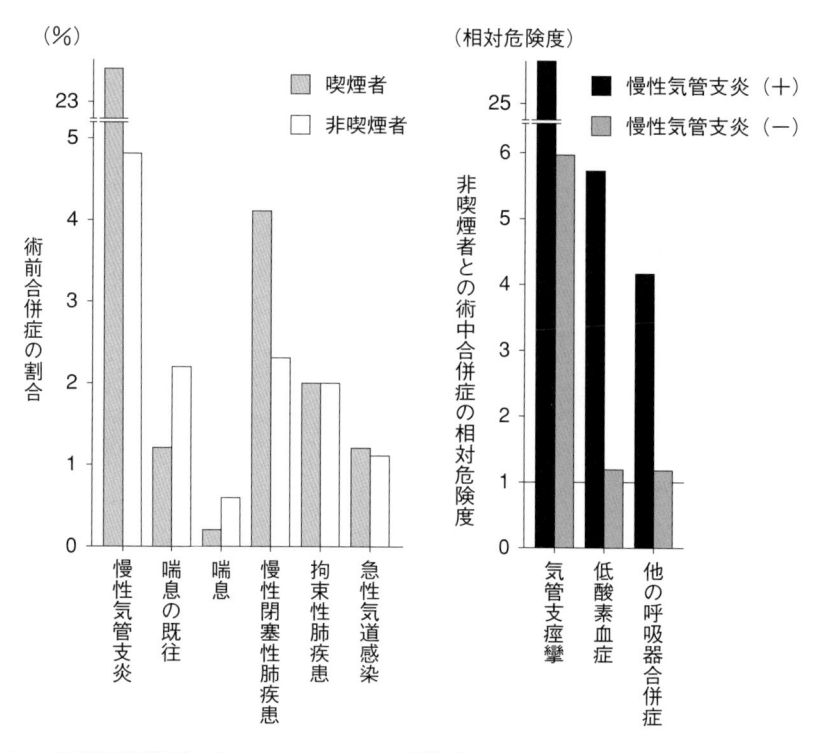

図3 喫煙者の術前・術中呼吸器合併症

（Schwilk B, Bothner U, Schraag S, et al. Perioperative respiratory events in smokers and nonsmokers undergoing general anaesthesia. Acta Anaesthesiol Scand 1997; 41: 348-55 より改変引用）

月を待たなくてはならない。喘息患者で禁煙により喘息症状が悪化した報告があり，注意が必要である[31]。この点から，少なくとも1週間，できれば8週間程度の禁煙が望まれる。

b. 喫煙が術中合併症に及ぼす影響

喫煙者と非喫煙者で術中の呼吸器合併症（再挿管，喉頭痙攣，気管支痙攣，誤嚥，低換気，低酸素血症）を検討した報告がある[32]。その発生率は非喫煙者で3.1％であったのに対し，喫煙者では5.5％であった。相対危険率は全体で1.8倍，若年者では2.3倍，肥満に限れば6.3倍である。なかでも，気管支痙攣の発生率は喫煙者で高く，慢性気管支炎を合併している若年喫煙者では25.7倍であった（図3）。

現在使用されているパルスオキシメータは2波長で測定するため，COHbとHb-O_2とを区別することができない[34]。つまり，喫煙者では過大評価してしまうことになる。正確に計測するためにはCOオキシメータを必要とする。喫煙者ならびに肥満者でイソフルラン低流量麻酔時に吸入気CO濃度が増加することも明らかになっている[35]。動脈血二酸化炭素分圧と終末呼気二酸化炭素分圧の差を検討した場合，非喫煙者では0.3kPa程度であるのに対し，喫煙者では0.9kPaと大きく差があり，またこれは年齢に依存して差が開いていくことが明らかとなっている[36]。つまり，60歳以上の喫煙者ではその差が25％以上にもなることになる。

非喫煙者，以前喫煙していた人，あるいは慢性喫煙者だが手術前には禁煙していた人と比較した場合，慢性ではなくとも手術直前に喫煙すると，心拍数-血圧依存性のST低下が多く認められることが明らかとなっている[37]。

c. 喫煙が術後合併症に及ぼす影響

慢性喫煙者では術後の低酸素症を示す割合が高い[31]。これは，closing volumeの増加，拡散能の低下，ならびにCOHbの増加による。腹部や胸部の手術では，喫煙者は非喫煙者に比較して肺合併症が2倍[38]あるいは4倍[39]になる（表7-A）。

d. 術前の禁煙が術後合併症に及ぼす影響

冠動脈バイパス術で8週間以上禁煙した群と8週間以内の禁煙をした群とで術後の肺合併症（膿性痰，無気肺，胸水）を検討した場合，8週間以上禁煙した群（14.5％）がそうでなかった群（57.9％）と比較して有意に術後の肺合併症の発生率が低かった[40]。また，6ヵ月以上の禁煙を行えば，その発生率は非喫煙者と変わらない（図4）。8週間以上禁煙すれば，膿性痰は20％以上軽減できるとする報告もある[41]。興味深いことに，手術に向けて禁煙を試みた場合でもその期間が1ヵ月以下であれば，続けて通常本数吸っていた群と比較して術後の肺合併症の頻度が7倍にも増加するという報告がある[39]（表7-B）。これらの前向き無作為抽出試験の結果から，術後肺合併症を軽減あるいは健常者と同様の頻度にするには，8週間以上の禁煙が有用であることが分かる。

表7 喫煙ならびに禁煙の術後肺合併症に及ぼす影響

A. 術後肺合併症に及ぼす因子の検討

因子	オッズ比
喫煙者（非喫煙者に対して）	4.2
麻酔法（全身麻酔と脊椎麻酔）	5.7
胸部X線写真異常	6.3
慢性閉塞性肺疾患の既往	3.8
教育レベル（高卒と中卒）	2.0
年齢	1.1

B. 術後肺合併症に及ぼす禁煙ならびに禁煙期間の影響

喫煙パターン	人数（人）	肺合併症の発生率(%)	相対危険率
禁煙しなかった	105/140	7	1
術前禁煙に成功した	35/140	49	7
1カ月以上の禁煙	9	89	14
2〜4週間の禁煙	11	27	4
1〜2週間の禁煙	10	30	5
1週間以内の禁煙	5	60	11

（Bluman LG, Mosca L, Newman N, et al. Preoperative smoking habits and postoperative pulmonary complications. Chest 1998; 113: 883-9 より改変引用）

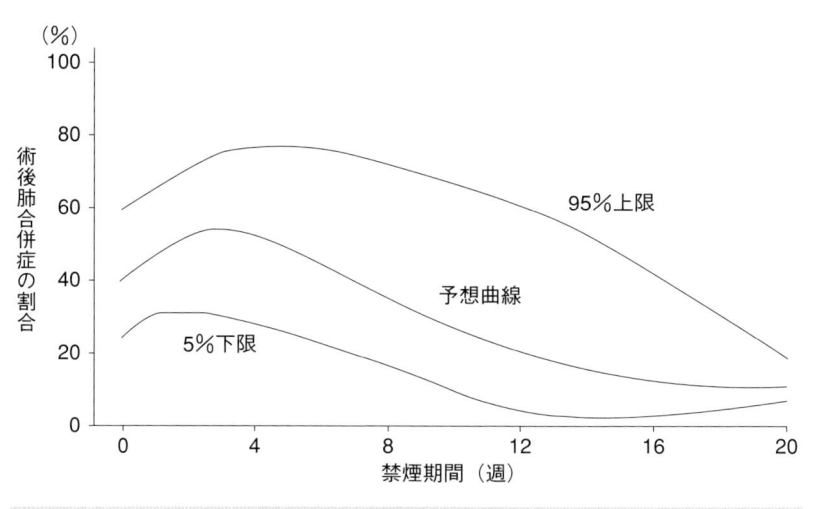

図4 禁煙期間が術後肺合併症に及ぼす影響

（Warner MA, Offord KP, Warner ME, et al. Role of pre-operative cessation of smoking and other factors in post-operative pulmonary complications: a blinded prospective study of coronary artery bypass patients. Mayo Clin Proc 1989; 64: 609-16 より改変引用）

e. 受動喫煙の影響

受動喫煙者は，喫煙者と同様，麻酔導入時の咳，息ごらえ，喉頭痙攣などの合併症を起こしやすい（表8）[42]。小児の場合も，親が喫煙者で曝露されている場合，喉頭痙攣が起きる率が高く[43]，術後低酸素症に陥る率が高い[44]。これは，COHb濃度ではなく，どの程度曝露されているかに関係するという。

f. 禁煙基準

以上の報告から，術中・術後の呼吸器合併症の軽減を目的とした場合，少なくとも手術前8週間以上の禁煙期間が望ましく，1～2週間の禁煙はほとんど意味がないと考えられる。

それが無理な場合は，心筋虚血を多少でも軽減させるために，ニコチンとCOHbの影響がほぼなくなるとされる24時間以上の禁煙が勧められる。

3 麻酔管理

麻酔管理上は，他の気道過敏性亢進疾患に対する考え方となんら変わりない。

まとめ

以上，気道過敏性が亢進する疾患・病態に対して，それらの術前・術中管理，ならびに発作時の対応について概説した。重要なことは，①術前に，禁煙をはじめ薬物療法や輸液両方など十分な気道過敏性のコントロールを行っておくこと，②気道過敏性を亢進させない麻酔法ならびに麻酔薬を選択すること，③発作時には他の疾患・病態と鑑別診

表8 受動喫煙が麻酔導入時の呼吸器合併症に及ぼす影響

A. 各群における麻酔導入時合併症の発生状況

	合併症を引き起こした数（割合，%）	合併症を引き起こさなかった数
喫煙者	25（43.9%）	32
受動喫煙者	9（42.9%）	12
非喫煙者	8（19.0%）	34

B. 各群における血中一酸化炭素濃度（%）

	喫煙者	受動喫煙者	非喫煙者
導入時合併症（+）	4.22(2.51)	2.16(0.75)	2.17(0.84)
導入時合併症（−）	2.89(1.67)	1.28(1.00)	1.39(0.61)

（平均値±標準偏差）

（Dennis A, Curran J, Sherriff J, et al. Effects of passive and active smoking on induction of anaesthesia. Br J Anaesth 1994; 73: 450-2 より改変引用）

断し，早期に対応・治療することである。

■参考文献

1) Olsson GL. Bronchospasm during anaesthesia: a computer-aided incidence study of 136,929 patients. Acta Anaesthesiol Scand 1987; 31: 244-52.
2) Olsson GL, Hallen B. Laryngospasm during anaesthesia: a computer assisted study of 126,929 patients. Acta Anaesthesiol Scand 1984; 28: 567-75.
3) Parnis SJ, Barker DS, van der Walt JH. Clinical predictors of anaesthetic complications in children with respiratory tract infection. Paediatr Anaesth 2001; 11: 29-40.
4) 宮本奈穂子, 川名 信. 風邪をひいたのですが, という症例. ラリンゲアルマスクで気道確保, 慎重に手術開始. LiSA 2000; 7: 728-30.
5) Empey DW, Laitinen LA, Jacobs L, et al. Mechanisms of bronchial hyperreactivity in normal subjects after upper respiratory tract infection. Am Rev Respir Dis 1976; 113: 131-9.
6) 牧野壮平. 喘息予防・管理ガイドライン 1998. 厚生省免疫・アレルギー研究班監修・作製. 東京: 協和企画通信; 1998.
7) 坂口 徹. 喘息患者の麻酔管理. LiSA 1995; 2: 62-9.
8) 関沢清久. 気管支喘息の病態―気道上皮細胞の役割を中心に―. 麻酔 1995; 50: S40-4.
9) Warner DO, Warner MA, Barnes RD, et al. Perioperative respiratory complications in patients with asthma. Anesthesiology 1996; 85: 460-7.
10) Gal TJ. Bronchial hyperresponsiveness and anesthesia: physiologic and therapeutic perspectives. Anesth Analg 1984; 63: 844-55.
11) Groeben H, Silvanus MT, Beste M, et al. Combined intravenous lidocaine and inhaled salbutamol protect against bronchial hyperreactivity more effectively than lidocaine or salbutamol alone. Anesthesiology 1998; 89: 862-8.
12) Kim ES, Bishop MJ. Endotracheal intubation, but not laryngeal mask airway insertion, produces reversible bronchoconstriction. Anesthesiology 1999; 90: 391-4.
13) Hirshman CA. Perioperative management of the asthmatic patient. Can J Anaesth 1991: 38: R26-38.
14) Levy BD, Kitch B, Fanta CH. Medical and ventilatory management of status asthmatics. Intensive Care Med 1998; 24: 105-7.
15) 岩崎創史, 山蔭道明, 佐藤順一ほか. テオフィリン血中濃度簡易測定キット「アキュメータテオフィリン™」の周術期管理における有用性. 麻酔 2005; 54: 1385-91.
16) Conacher ID. Anaesthesia for the surgery of emphysema. Br J Anaesth 1997; 79: 530-8.
17) Miller RR, Muller NL, Vedal S, et al. Limitations of computed tomography in the assessment of emphysema. Am Rev Respir Dis 1989; 139: 980-3.
18) Tuxen DV. Permissive hypercapnic ventilation. Am J Respir Crit Care Med 1994; 150: 870-4.
19) Lellow NH, Scott AD, White SA, et al. Comparison of the effects of propofol and isoflurane anaesthesia on right ventricular function and shunt fraction during thoracic surgery. Br J Anaesth 1995; 75: 578-82.
20) Tuxen DV, Lane S. The effects of ventilatory pattern on hyperinflation, airway pressures, and circulation in mechanical ventilation of patients with severe air-flow obstruction. Am Rev Respir Dis 1987; 136: 872-9.
21) Hickling KG, Henderson SJ, Jackson R. Low mortality associated with low volume pressure limited ventilation with permissive hypercapnia in severe adult respiratory distress syndrome. Intens Care Med 1990; 16: 372-7.
22) Ranieri VM, Giuliani R, Cinnella G, et al. Physiologic effects of positive end-expiratory pressure in patients with chronic obstructive pulmonary disease during acute ventilatory failure

and controlled mechanical ventilation. Am Rev Respir Dis 1993; 147: 5-13.
23) Dureuil B, Viires N, Catineau JP, et al. Diaphragmatic contractility after upper abdominal surgery. J Appl Physiol 1986; 61: 1775-80.
24) Dureuil B, Desmonts JM, Mankikian B, et al. Effects of aminophylline on diaphragmatic dysfunction after upper abdominal surgery. Anesthesiology 1985; 62: 242-6.
25) Pansard JL, Mankikian B, Bertrand M, et al. Effects of thoracic extradural block on diaphragmatic electrical activity and contractility after upper abdominal surgery. Anesthesiology 1993; 78: 63-71.
26) Anonymous. Tobacco control: reducing cancer incidence and saving lives. The American Society of Clinical Oncology. J Clin Oncol 1996; 14: 1961-3.
27) 喫煙と健康—喫煙と健康問題に関する報告書. 第2版. 厚生省編. 東京: 保健同人社; 1993.
28) 松井弘稔, 松瀬 健. 喫煙と慢性閉塞性肺疾患（COPD）. 日医雑誌 2001; 126: SS91-5.
29) Fletcher CM, Peto R. The natural history of chronic airflow obstruction. Br Med J 1977; 1: 1645-8.
30) Anthonisen NR, Connett JE, Kiley JP, et al. Effects of smoking intervention and the use of an inhaled anticholinergic bronchodilator on the rate of decline of $FEV_{1.0}$. JAMA 1994; 272: 1497-505.
31) Pearce AC, Jones RM. Smoking and anesthesia: preoperative abstinence and perioperative morbidity. Anesthesiology 1984; 61: 576-84.
32) Schwilk B, Bothner U, Schraag S, et al. Perioperative respiratory events in smokers and non-smokers undergoing general anaesthesia. Acta Anaesthesiol Scand 1997; 41: 348-55.
33) Egan TD, Wong KC. Perioperative smoking cessation and anesthesia: a review. J Clin Anesth 1992; 4: 63-72.
34) Alexander CM, Teller LE, Gross JB. Principles of pulse oximetry: theoretical and practical considerations. Anesth Analg 1989; 68: 368-76.
35) Tang CS, Fan SZ, Chan CC. Smoking status and body size increase carbon monoxide concentrations in the breathing circuit during low-flow anesthesia. Anesth Analg 2001; 92: 542-7.
36) Fletcher R. Smoking, age and the arterial-end-tidal P_{CO_2} difference during anesthesia and controlled ventilation. Acta Anaesthesiol Scand 1987; 31: 355-6.
37) Woehlck HJ, Connolly LA, Cinquegrani MP, et al. Acute smoking increases ST depression in humans during general anesthesia. Anesth Analg 1999; 89: 856-60.
38) Wellman JJ, Smith BA. Respiratory complications of surgery. In: Lubin MF, Walker HK, Smith RB, editors. Medical management of the surgical patient. 2nd ed. Boston: Butterworth; 1988. p.155-60.
39) Bluman LG, Mosca L, Newman N, et al. Preoperative smoking habits and postoperative pulmonary complications. Chest 1998; 113: 883-9.
40) Warner MA, Offord KP, Warner ME, et al. Role of pre-operative cessation of smoking and other factors in post-operative pulmonary complications: a blinded prospective study of coronary artery bypass patients. Mayo Clin Proc 1989; 64: 609-16.
41) Mitchell C, Garrahy P, Peake P. Postoperative respiratory morbidity: identification and risk factors. Aust NZ J Surg 1982; 52: 203-9.
42) Dennis A, Curran J, Sherriff J, et al. Effects of passive and active smoking on induction of anaesthesia. Br J Anaesth 1994; 73: 450-2.
43) Lakshmipathy N, Bokesch PM, Cowan DE, et al. Environmental tobacco smoke: a risk factor for pediatric laryngospasm. Anesth Analg 1996; 82: 724-7.
44) Lyons B, Frizelle H, Kirby F, et al. The effect of passive smoking on the incidence of airway complications in children undergoing general anaesthesia. Anaesthesia 1996; 51: 324-6.

（山蔭　道明）

臨床各論 3 内視鏡手術の呼吸管理

はじめに

　内視鏡による手術症例は年々増加している。内視鏡手術は開発当初，開腹術・開胸術に比較して低侵襲，低合併症率の利点が期待されたが，この点に関し明確な結論は出ていない。むしろ内視鏡手術の増加の推進力となっているのは，入院日数の短縮による早期社会復帰，入院費用軽減，瘢痕減少など医療提供者側や患者側からの要請といえる。一方で開腹手術と比較し内視鏡手術の方が細胞免疫を抑制しないとのランダム化比較試験の結果が得られている[1][2]。今後，悪性疾患の長期予後において，もし内視鏡手術に有利という研究結果が出てくれば，症例の増加にいっそう拍車がかかるであろう。

〈対象となる内視鏡手術（表1）〉

消化管：虫垂切除術のほか，食道，胃・十二指腸，小腸・結腸・直腸まで切除対象が拡大してきている。また病的肥満者の減量を目的とした胃バイパス手術も増加している。

肝・胆・膵・脾：一般化している胆嚢摘出術のほか，肝部分切除術，膵切除術，脾臓摘出術にも行われる。

鼠径ヘルニア修復術：成人に盛んに行われているが，小児症例も増えつつある。

胸部外科：気胸に対する肺囊胞切除術，肺癌に対する肺部分切除術，肺区域切除術，肺葉切除術が行われるほか，肺気腫に対する肺容量減少手術，手掌多汗症に対する胸部

略称一覧

略称	英語	日本語
Crs	compliance of the respiratory system	全呼吸器コンプライアンス
Rrs	resistance of the respiratory system	全呼吸器抵抗
Cl	compliance of the lung	肺コンプライアンス
Ccw	compliance of the chest wall	胸壁コンプライアンス
FRC	functional residual capacity	機能的残気量
PEEP	positive end-expiratory pressure	呼気終末陽圧
LMA	laryngeal mask airway	ラリンジアルマスク
BMI	body mass index	体格指数
OSAS	obstructive sleep apnea syndrome	睡眠時無呼吸症候群
NPPV	non-invasive positive pressure ventilation	非侵襲的人工呼吸法
CPAP	continuous positive airway pressure	持続気道陽圧

表1　対象となる内視鏡手術

		手術操作腔作成法	術前注意点	術中注意点	術後注意点	小児症例
上部消化管	食道手術	送気・剥離		分離肺換気	反回神経麻痺	
	胃・十二指腸手術	送気				
	胃バイパス術	送気	病的肥満	低換気	低換気・無気肺	
下部消化管	結腸手術	送気・吊上				
	直腸手術	送気・吊上				
	虫垂切除術	送気・吊上				あり
肝・胆・膵	胆嚢摘出術	送気				
	肝部分切除術	送気		出血, 高CO_2		
	膵切除術	送気・剥離		出血, 高CO_2		
脾臓	脾臓摘出術	送気		出血		
腹壁	鼠径ヘルニア根治術	送気				あり
胸部	肺嚢胞切除術	自発気胸	気胸	分離肺換気		
	肺部分, 区域切除術	自発気胸		分離肺換気		
	肺葉切除術	自発気胸		分離肺換気		
	肺容量減少手術	自発気胸	肺気腫	分離肺換気	呼吸不全	
	胸部交感神経焼灼術	自発気胸		分離肺換気		
	肺生検	自発気胸	間質性肺炎	分離肺換気	呼吸不全	
女性生殖器	卵巣嚢腫摘出術	送気・吊上				
	子宮外妊娠手術	送気・吊上				
	子宮筋腫核出術	送気・吊上				
	子宮摘出術	送気・吊上				
腎臓・副腎	腎臓摘出術	剥離・送気		高CO_2		
	副腎摘出術	剥離・送気		高CO_2		

交感神経焼灼術も行われる。また，間質性肺炎の肺生検も行われる。

産婦人科：卵巣嚢腫摘出術，子宮外妊娠手術，子宮筋腫核出術，子宮摘出術が行われる。

副腎摘出術：腹腔内から行う方法と，腹腔外から行う方法がある。

全身麻酔の呼吸機能に与える影響

仰臥位の場合，全身麻酔の導入後数分で機能的残気量（FRC）が覚醒時から16〜20％減少し，筋弛緩を加えてもさらに減少することはない[3)4)]。また，麻酔により全呼吸器コンプライアンス（Crs）は減少し全呼吸器抵抗（Rrs）は増加する。胸腔内圧測定により肺成分・胸壁成分を分けて計算した研究によれば，CrsとRrsの変化は，それぞれ肺コンプライアンス（Cl）と肺抵抗（＝肺組織抵抗＋気道抵抗）（Rl）の変化でほとんど説明できるという[5)]。内視鏡手術に必要な手術操作腔を作成する人為的操作により，呼吸機能は影響を受け，多くの場合ガス交換がさらに障害される。

気腹による手術操作腔の確保

a. 気腹ガスの種類（表2）

日常的にほとんど二酸化炭素が用いられているが，ほかに窒素（N_2），ヘリウム（He），アルゴン（Ar），亜酸化窒素（N_2O）などの気体が検討されてきた。これらはいずれも高二酸化炭素血症を来さない利点がある。しかしN_2，He，Arなどの不活性ガスは溶解度が低いため，ひとたび血管内注入が起きれば有症状の肺塞栓になる危険が大きい。この点，溶解度の高い二酸化炭素は血管内注入が起きてもよほど大量にならないかぎりほとんど問題にならない[6]。亜酸化窒素，酸素，空気は支燃性（助燃性）があり，気腹のように加圧した密閉環境で電気メスを使うことができない。なお一般的な用語pneumoperitoneumは厳密には気腹が空気で行われるときにかぎり，気腹ガスが二酸化炭素のときはcapnoperitoneumが正しい。しかし実際には気体の種類にかかわらずpneumoperitoneumが頻用されている。

b. 二酸化炭素気腹装置の構造（図1）

二酸化炭素はボンベ・減圧弁を通り制御装置に入る。本体内の高圧レギュレータで減圧された二酸化炭素は制御装置に入りリニアアクチュエータにより設定圧まで減圧され患者に供給される。圧力センサーで実測された気腹圧は制御回路（マイクロコントローラー）に帰還され設定圧と比較され，リニアアクチュエータはその差がゼロになるように開度を調節する。気腹ガスを加温加湿する装置が組み込まれているが，成人例では体温維持効果は否定されている[7]。また加温加湿により産婦人科の下腹部手術で術後痛が減ったという報告もあるが[8]，外科の上腹部手術では疼痛が変わらないとする報告が多い[7]。

c. 気腹圧に関して

高い気腹圧の利点は，広い操作腔が得られることのほかに，毛細血管や静脈からの出血が減るタンポナーデ効果が期待できる点である。しかし全身管理の点からは呼吸機能

表2 気腹ガスの種類と特徴

	高CO_2血症	支燃性	溶解度
二酸化炭素	＋	－	大
窒素	－	－	小
ヘリウム	－	－	小
アルゴン	－	－	小
亜酸化窒素	－	＋	大
酸素	－	＋	小
空気	－	＋	小

窒素，ヘリウム，アルゴンは肺塞栓の危険，また亜酸化窒素，酸素，空気は支燃性の危険があり，したがって臨床には二酸化炭素のみ用いられる。

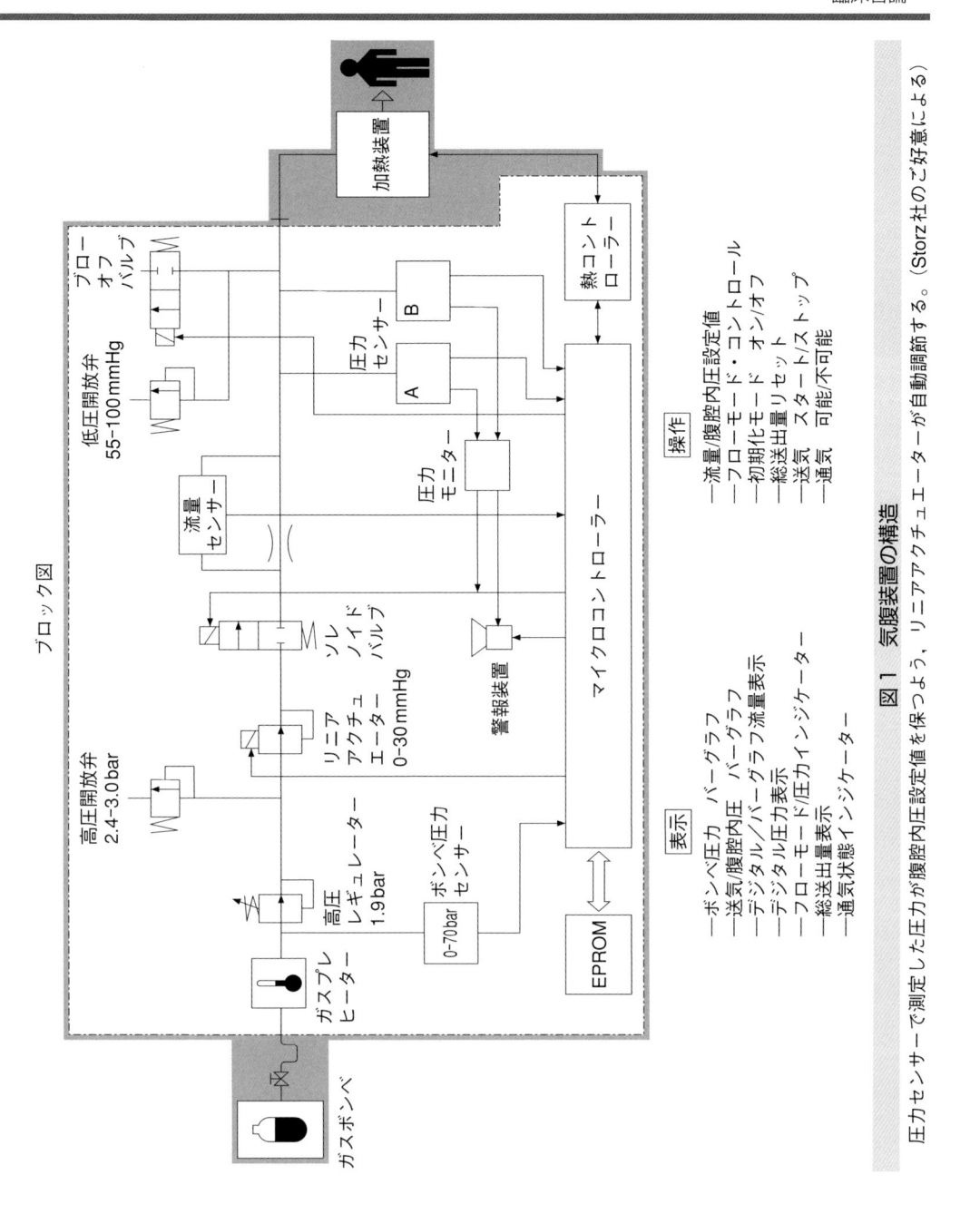

図1 気腹装置の構造
圧力センサーで測定した圧力が腹腔内圧設定値を保つよう，リニアアクチュエーターが自動調節する。(Storz社のご好意による)

やガス交換に与える悪影響が強まることになる。また高い気腹圧により臓器血流が減少することは動物で証明されている[9]。視野を確保しながら気腹圧を低く抑える方法として，吊り上げ法との併用が挙げられる。この方法によれば気腹圧を6〜8mmHgと低くすることが可能となる。また，吊り上げ法のみで手術操作腔を得る方法も行われている[10]。

d. 気腹による呼吸機能への影響（図2）

Crsが減少し[11]，Rrsが増加する[12]。また全身麻酔の影響に加えてFRCがさらに減少する[12]。頭低位や頭高位によるCrsへの影響は少ない[11]。これらの変化は気腹解除ととも

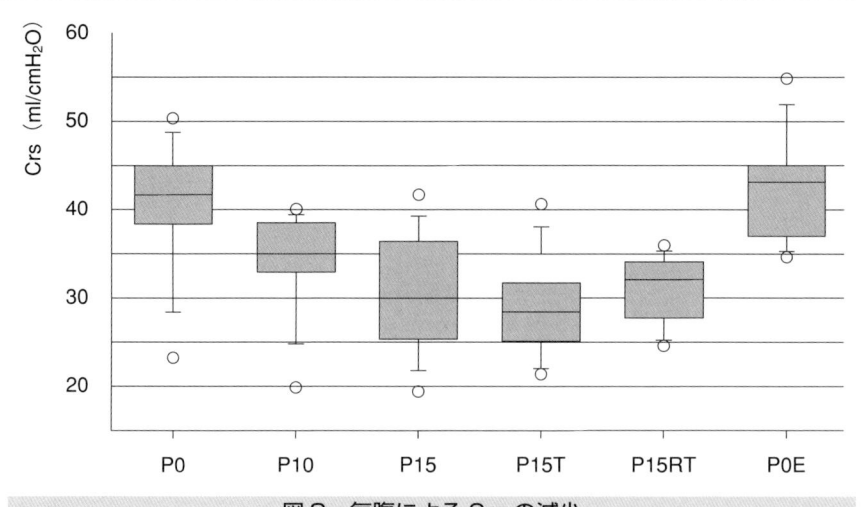

図2 気腹によるCrsの減少

気腹圧に応じてCrsが低下し、体位の影響を受けない。気腹解除とともにCrsがもとの値に戻る。

箱は25〜75 percentile、Tは10〜90 percentile、○は最高値と最低値を示す。
P0：仰臥位で麻酔導入直後、P10：10 mmHgの気腹、P15：15 mmHgの気腹、P15T：15 mmHgの気腹のまま20°の頭低位、P15RT：15 mmHgの気腹のまま20°頭高位、P0E：仰臥位で気腹解除5分後。

(Rauh R, Hemmerling TM, Rist M. Influence of pneumoperitoneum and patient positioning on respiratory system compliance. J Clin Anesth 2001; 13: 361-5 より引用)

に速やかにもとに戻る[13]。

e. 二酸化炭素の吸収と排泄

気腹により二酸化炭素の吸収が始まる。吸収の程度は、①拡散能、②血液との分圧差、③内腔表面の血流によって決まり、気腹圧8〜12 mmHgにて約30〜50 ml/min程度となる[14]。その結果Pv_{CO_2}が増加し、換気条件を増加させて二酸化炭素の排泄を促進しなければ、結果として高二酸化炭素血症による急性呼吸性アシドーシスおよびアシデミアとなる。Pa_{CO_2}を気腹前値に戻すためには、分時換気量を30〜50％増加させる必要がある[14,15]。2 compartment modelを当てはめた場合、半減期はrapid compartment（肝、腎などの血流の多い臓器）の6分弱に比べてslow compartment（脂肪などの血流の少ない臓器）では10時間以上と、排泄には長時間を要する。正常肺機能の場合でも、気腹終了後30分の時点で二酸化炭素の余剰排泄は5.5 ml/min/m^{2}であった[14]。低肺機能などのため高二酸化炭素血症が持続した症例では、術後管理には十分な監視が必要となる。

f. 操作腔を拡大するための工夫

上腹部では経鼻胃管で胃内容を吸引し頭高位を取る。また下腹部手術に対しては尿道バルーンカテーテルにて導尿し頭低位を取る。

気腹手術の麻酔法

　腹壁吊り上げを用いる一部の術式・術者においては脊髄くも膜下麻酔・硬膜外麻酔単独での管理が可能であるが，ほとんどの症例は気胸や気腹を伴うため，人工気道を用いる全身麻酔で調節呼吸を原則とする。

a. 術前管理

　喫煙者に禁煙・減煙を推奨する。呼吸器合併症の予防効果は確立していないが[16]，一般的に手術部位感染の減少を期待できる[17]。

b. 監視

　ガス交換が障害されやすいため，SpO_2とP_{ETCO_2}のきめ細かい監視が重要である。気腹開始後はP_{ETCO_2}が上昇する。また$PaCO_2$とP_{ETCO_2}との較差が大きいと思われる症例には血液ガス分析を行う。

c. ガス交換の改善

　気腹が3〜4時間程度に及ぶ場合には，5cmH_2OのPEEPにより酸素化が保たれる[18]。
　肥満者において，alveolar recruitment maneuver（加圧）により挿管中の酸素化が一時的に改善するが，抜管後は速やかにもとに戻る[19]。かえって加圧による低血圧に対し頻回の昇圧薬使用が必要であった[19]。

d. 人工気道

　もっとも信頼できる人工気道として気管挿管が広く用いられている。一般に気管挿管よりも低侵襲の人工気道としてラリンジアルマスク（LMA）の使用が拡大しており，気腹における使用の報告も増えている[20]。実際，気腹による換気圧増加に際してLMAによる合併症の報告は見当たらない[21]。LMAの使用については，標準型のLMAよりもProSealのLMAの方の漏れ圧が高く（標準型19cmH_2Oに対しProSealが29cmH_2O）気腹に対して使用可能であったという[22]。LMAのカフ容量を少なくした方が抜去後の咽喉頭痛は少ない[23]。亜酸化窒素を使用する場合に，カフの材料の点から，シリコンを用いたclassicよりも，ポリ塩化ビニルを用いたSoftSeal型（デイスポ）の方が亜酸化窒素の拡散が少なく，この点で有利である[24,25]。

e. 麻酔法

　麻酔法に関しては，吸入麻酔や静脈麻酔を単独あるいは硬膜外麻酔と組み合わせてもよい。特に消化管切除術などは内視鏡補助の小開腹術と考えられ，通常の開腹術に準じた鎮痛を考慮する必要がある。その点で硬膜外麻酔による確実な鎮痛により早期離床・呼吸器合併症減少が期待できるかもしれない[16]。亜酸化窒素は気腹腔にも拡散するが，気腹圧は自動制御されているため，閉鎖腔における圧上昇の問題はない。しかし亜酸化

窒素は腸管を膨満させるため，操作腔の確保が困難な症例（肥満者，小児）や長時間手術の場合，視野が悪化する可能性がある．また，仮に二酸化炭素の血中大量注入の事故が起きた場合，二酸化炭素の気泡に亜酸化窒素が拡散してガス塞栓症状を悪化させる可能性がある．静脈麻酔薬の効果部位濃度の管理法や脳波モニターなど薬力学の監視法が一般化した現在，鎮静・鎮痛を敢えて亜酸化窒素に頼る必要は少ないと考えられ，避けた方が無難といえよう．

f. 術後の問題点

短時間麻酔の場合，呼吸状態は麻酔覚醒後すぐに麻酔前の状態に復する．しかし手術が長時間に及んだ場合には二酸化炭素が脂肪に貯留し排泄に数時間を要するといわれる[14]．この点から高二酸化炭素血症を避けるよう，術中呼吸管理を行うことが勧められる．

気腹に特有の合併症，およびその予防と治療 (表3)

理学所見とともに気道内圧，パルスオキシメータ，カプノメータの値に注意して診断する．

a. 片肺挿管

気腹や頭低位により横隔膜が挙上し，それとともに肺・気管支も頭側に移動する．気腹開始や頭低位を取った直後に気道内圧が上昇し酸素化が不良になればまず疑う．左側呼吸音減弱および気管チューブをわずかに抜くことで解消することで診断できる．気管挿管時に目視で確認しながら必要以上深くしないよう注意するか，気管チューブの固定位置を標準（男性23cm，女性21cm程度）にしておけばたいていは予防できると考えられる．

表3 気腹による合併症

	片肺挿管	気胸（二酸化炭素）	皮下気腫	二酸化炭素塞栓
起きる時期	気腹開始，頭低位	手術後期	手術後期	
高危険度操作	下腹部手術	食道操作	食道操作・後腹膜操作	静脈操作
気道内圧	↑	↑	→	→
Sp_{O_2}	↓	↓	→	↓
P_{ETCO_2}	→	↑	↑	↓
理学所見	左呼吸音↓	呼吸音↓，叩打音	胸部・頸部皮下膨隆，握雪音	心雑音
予防・注意点	挿管チューブ固定位置	視野確保	低送気圧	視野確保
治療	挿管チューブ再固定	観察・胸腔ドレーン挿入	換気量増加	酸素化・循環動態維持

b. 気胸

食道手術，肝臓部分切除などでみられる。手術が深部組織の剥離操作に及んだころに横隔膜や縦隔に穴があいて起きる。酸素化悪化と二酸化炭素上昇が同時にみられ，通常気道内圧も上昇する。予防法としては術者と協力して良好な視野（術野）を得ることが重要である。治療はまず自然吸収を待ってみる。しかし吸収されにくい場合は胸腔ドレーンを挿入する。ただ挿入の時期として手術中に行うと気腹ガスがドレーンを通して出てしまう。もし状態が許すなら，気腹圧を低下させるとともに吸入酸素濃度や換気回数を増加させてガス交換を維持し，可及的早期に手術を終了させドレーン挿入を行うことが推奨される。

c. 皮下気腫

食道手術・後腹膜手術などの剥離操作が進んだころに起きる。二酸化炭素の吸収面積が大きくなり，それまで安定していた二酸化炭素が上昇する。術中治療としては送気圧減少と換気量増加で対処する。抜管前に胸部・腹部X線により気腫の範囲を確認し，換気負荷の増加に耐えられない可能性があれば気腫の吸収が進むまで人工呼吸管理を行う。

d. 二酸化炭素塞栓

腹腔内で静脈を損傷した場合に起きる。気腹圧が高いと出血が見づらいため損傷の発見が遅れる場合がある。気道内圧が変化しないまま酸素化が悪化しP_{ETCO_2}が低下する。心腔内のガス量が多ければmill-wheel murmurを聴取する場合がある。

特殊な病態の気腹における注意

a. 病的肥満

体格指数（BMI）＞30で肥満，BMI＞35で病的肥満と定義される。全身麻酔による機能的残気量（FRC）や全呼吸器コンプライアンス（Crs）の減少はBMIに応じて大きくなる（図3）[26]。またBMIに応じて酸素化が悪化することも知られている。肥満者の場合PEEPの付加により呼吸機能は改善する（図4）[27]。気腹によりさらにFRCやCrsが減少し酸素化が悪化すると考えられる。4〜6cmH₂OのPEEPの適用により，BMI 40〜60kg/m²の肥満患者においても，肺機能が低下しても酸素化は安全域にとどまることが知られている[28]。また，器械的人工呼吸の1回換気量や換気回数を倍増しても酸素化は改善しない[29]。

特に頸部に脂肪がついている場合には，閉塞性睡眠時無呼吸症候群（OSAS）の有無を問診する必要がある。もともと二酸化炭素に対する換気応答が抑制されている症例では長時間の気腹による高二酸化炭素血症が増強する可能性もある。術後集中治療管理とし，必要なら非侵襲的人工呼吸法（NPPV）なども考慮する。

胃酸度が高いため，誤嚥性肺炎予防の目的でH₂遮断薬（ロキサチジン75〜150mgなど）

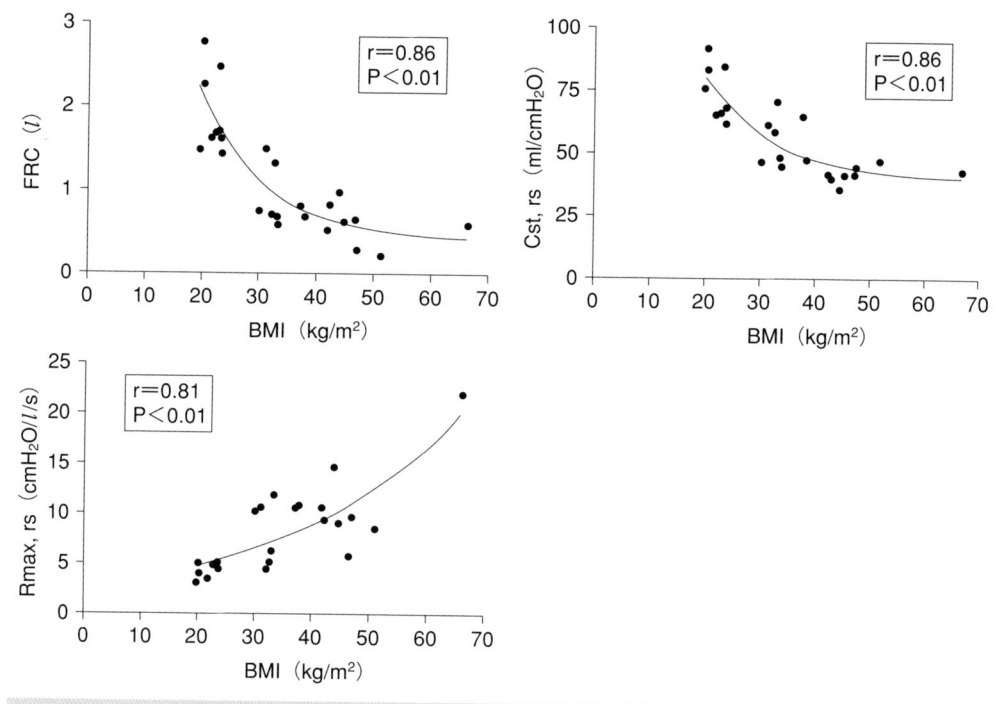

図3 BMIと呼吸機能
肥満の程度とともにFRCとCrsが減少し，Rrsが増加する。
(Pelosi P, Croci M, Ravagnan I. The effects of body mass on lung volumes, respiratory mechanics, and gas exchange during general anesthesia. Anesth Analg 1998; 87: 654-60 より引用)

の前投薬が望ましい。

血栓塞栓症が心配されるが，肥満者における100分程度の気腹手術では間欠的空気圧迫法のみの予防法により，有症状の肺塞栓症はみられなかったという[30]。血栓塞栓症の危険因子として，50歳以上，喫煙者，血栓塞栓症の既往，縫合不全が挙げられ，意外にも体格指数は危険因子ではなかった[31]。危険因子がある場合にはヘパリンの併用も考慮する。また，血栓塞栓症の既往がある場合には血栓の頻度が高いため，下大静脈フィルタが適応となる[32]。

b. 拘束性肺機能障害

間質性肺炎など肺コンプライアンス（Cl）が低い場合と，胸郭形成術後など胸壁コンプライアンス（Ccw）が低い場合がある。健常人と比較し，いずれも換気圧が上昇する。気腹により酸素化悪化の可能性に注意する。

c. 閉塞性肺機能障害

気腹法による手術において，慢性閉塞性肺疾患の患者は同疾患のない患者と比較し，気腹中のCO_2は高かったが，術後経過は変わらなかったという[33]。しかし内視鏡手術の適応の拡大とともに，手術が長時間化する傾向にある。術前に慢性呼吸性アシドーシスが認められる長時間気腹症例では，残存二酸化炭素による高二酸化炭素血症の遷延に注

臨床各論

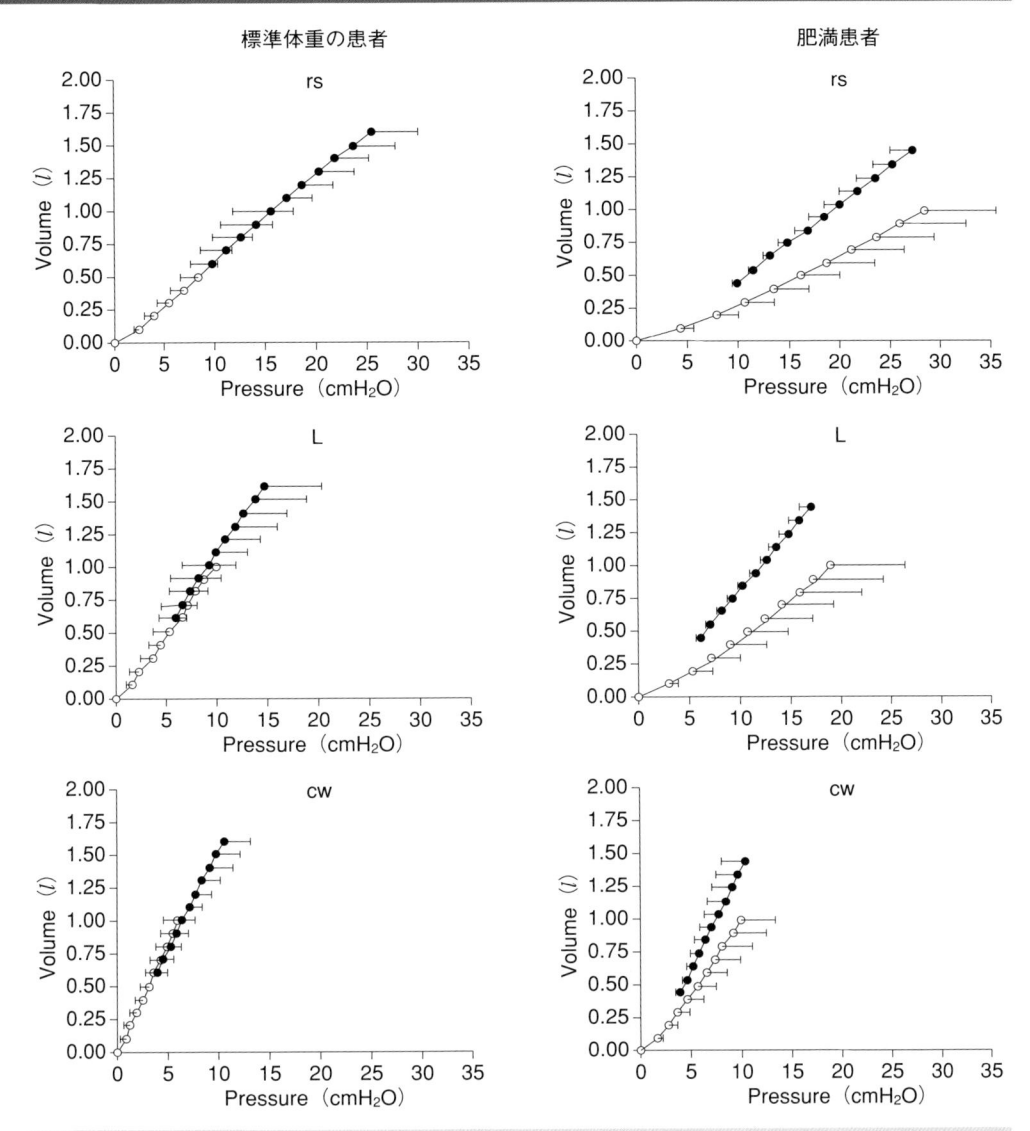

図4　圧量曲線のPEEPによる影響

　肥満患者（右）においてはPEEP 0 cmH₂Oと比べPEEP 10 cmH₂Oの圧量曲線は勾配が急になる（Crs, CL, Ccwいずれも有意に増加する）。
　標準体重の患者（左）においてはPEEP 0 cmH₂OとPEEP 10 cmH₂Oで圧量曲線にほとんど変化が見られない。
　○：PEEP 0 cmH₂O，●：PEEP 10 cmH₂O
　rs：全呼吸器，L：肺，cw：胸壁
　（Pelosi P, Ravagnan I, Giurati G, et al. Positive end-expiratory pressure improves respiratory function in obese but not in normal subjects during anesthesia and paralysis. Anesthesiology 1999; 91: 1221-31より引用）

意し，術後は集中治療にてPa_{CO_2}の経過を追い，必要に応じてNPPVなどによる治療を行う。

d．心不全

気腹により静脈還流が危険なレベルまで減少する可能性がある。腎血流減少により腎前性の腎機能障害が起こるか，悪化する可能性がある。心不全に続発して呼吸不全が起きる可能性があり，注意を要する。

e．小児

一般に小児においても内視鏡手術は従来法と比較して早期離床，早期退院などの利点が挙げられており，虫垂切除術を腹腔鏡で手術する症例が増えている[34]。新生児においても安全に管理できたが気腹後の体温低下が報告されており[35]，成人では無効とされる気腹ガスの加温を，小児において検討する必要がある。

手術操作腔が胸腔の場合

術側の陽圧換気を中止した状態で胸壁へ開窓すると，肺の弾性反動力（PstL）のため気胸状態となり，このため自然に手術操作腔が作成される。術側換気を中止するには，二腔気管チューブ（double lumen tube）で挿管するか，気管支ブロッカー（bronchial blocker）を挿入する方法も行われる。開胸に比べて術後疼痛管理が容易なため早期離床が見込まれる。

①内視鏡手術に用いる二腔気管チューブの種類として，左主幹の狭小など特殊な状況が存在しないかぎり，チューブ位置に比較的安全域の広い左用が適切と考えられる。気管支ルーメンの外径に関して，製品によっては比較的ばらつきが大きいといわれる（図5）[36]。術前画像で主幹内径を計測し，準備したチューブの気管支チューブ外径を実測してから挿管する方が気管支損傷や入れ直しを予防するうえで有利と考えられる。

②盲目的に挿管チューブを進めると，反対側の気管支挿管となる場合がある。気管支ファイバーで注意深くチューブを誘導すれば，失敗なく正しい気管支に挿管することができる[37]。

③気管支ブロッカーを用いる方法は，二腔気管チューブと比較して挿入時間や脱気の質（外科医から評価して）に関して差が認められなかったという[38]。

④片肺換気の最中に100％酸素にても酸素化不良が認められた場合，その治療として，ⅰ換気肺に5cmH_2O程度のPEEPをかける[39]。ⅱ脱気肺に持続気道陽圧（CPAP）をかける[40]。

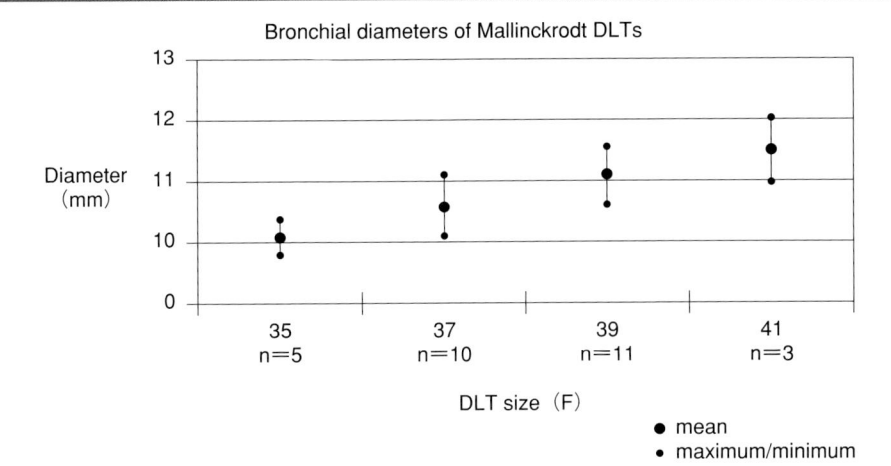

図5 二腔気管チューブ（DLT）：気管支チューブ外径のばらつき：サイズによっては1mmに及ぶ場合がある
（Russell WJ, Strong TS. Dimensions of double-lumen tracheobronchial tubes. Anaesth Intensive Care 2003; 31: 50-3 より引用）

手術操作腔が腹腔・胸腔以外の場合

副腎・腎臓，または鼠径ヘルニアの内視鏡手術のため，後腹膜腔や腹壁などに二酸化炭素を送気する。この場合は送気圧を気腹より高めにする必要があり，しかも構造が疎の皮下組織に気腹ガスが拡がるため二酸化炭素が多く吸収され，一層Pa_{CO_2}の上昇に注意する必要がある[41]。

■参考文献

1) Leung KL, Tsang KS, Ng MH. Lymphocyte subsets and natural killer cell cytotoxicity after laparoscopically assisted resection of rectosigmoid carcinoma. Surg Endosc 2003; 17: 1305-10.
2) Bolla G, Tuzzato G. Immunologic postoperative competence after laparoscopy versus laparotomy. Surg Endosc 2003; 17: 1247-50.
3) Bergman NA. Distribution of inspired gas during anesthesia and artificial ventilation. J Appl Physiol 1963; 18: 1085-9.
4) Rutherford JS, Logan MR, Drummond GB. Changes in end-expiratory lung volume on induction of anaesthesia with thiopentone or propofol. Br J Anaesth 1994; 73: 579-82.
5) Pelosi P, Croci M, Calappi E. The prone positioning during general anesthesia minimally affects respiratory mechanics while improving functional residual capacity and increasing oxygen tension. Anesth Analg 1995; 80: 955-60.
6) Roberts MW, Mathiesen KA, Ho HS. Cardiopulmonary responses to intravenous infusion of soluble and relatively insoluble gases. Surg Endosc 1997; 11: 341-6.
7) Davis SS, Mikami DJ, Newlin M. Heating and humidifying of carbon dioxide during pneumoperitoneum is not indicated: a prospective randomized trial. Surg Endosc 2006; 20: 153-8.
8) Beste TM, Daucher JA, Holbert D. Humidified compared with dry, heated carbon dioxide at

laparoscopy to reduce pain. Obstet Gynecol 2006; 107: 263-8.
9) Junghans T, Bohm B, Grundel K. Does pneumoperitoneum with different gases, body positions, and intraperitoneal pressures influence renal and hepatic blood flow? Surgery 1997; 121: 206-11.
10) Damiani A, Melgrati L, Marziali M. Laparoscopic myomectomy for very large myomas using an isobaric (gasless) technique. JSLS 2005; 9: 434-8.
11) Rauh R, Hemmerling TM, Rist M. Influence of pneumoperitoneum and patient positioning on respiratory system compliance. J Clin Anesth 2001; 13: 361-5.
12) Pelosi P, Foti G, Cereda M. Effects of carbon dioxide insufflation for laparoscopic cholecystectomy on the respiratory system. Anaesthesia 1996; 51: 744-9.
13) Fahy BG, Barnas GM, Nagle SE. Changes in lung and chest wall properties with abdominal insufflation of carbon dioxide are immediately reversible. Anesth Analg 1996; 82: 501-5.
14) Kazama T, Ikeda K, Kato T. Carbon dioxide output in laparoscopic cholecystectomy. Br J Anaesth 1996; 76: 530-5.
15) Hirvonen EA, Nuutinen LS, Kauko M. Ventilatory effects, blood gas changes, and oxygen consumption during laparoscopic hysterectomy. Anesth Analg 1995; 80: 961-6.
16) Lawrence VA, Cornell JE, Smetana GW. Strategies to reduce postoperative pulmonary complications after noncardiothoracic surgery: systematic review for the American College of Physicians. Ann Intern Med 2006; 144: 596-608.
17) Moller AM, Villebro N, Pedersen T. Effect of preoperative smoking intervention on postoperative complications: a randomised clinical trial. Lancet 2002; 12: 114-7.
18) Meininger D, Byhahn C, Mierdl S. Positive end-expiratory pressure improves arterial oxygenation during prolonged pneumoperitoneum. Acta Anaesthesiol Scand 2005; 49: 778-83.
19) Whalen FX, Gajic O, Thompson GB. The effects of the alveolar recruitment maneuver and positive end-expiratory pressure on arterial oxygenation during laparoscopic bariatric surgery. Anesth Analg 2006; 102: 298-305.
20) Piper SN, Triem JG, Rohm KD. ProSeal-laryngeal mask versus endotracheal intubation in patients undergoing gynaecologic laparoscopy. Anasthesiol Intensivmed Notfallmed Schmerzther 2004; 39: 132-7.
21) Viira D, Myles PS. The use of the laryngeal mask in gynaecological laparoscopy. Anaesth Intensive Care 2004; 32: 560-3.
22) Lu PP, Brimacombe J, Yang C. ProSeal versus the Classic laryngeal mask airway for positive pressure ventilation during laparoscopic cholecystectomy. Br J Anaesth 2002; 88: 824-7.
23) Brimacombe J, Holyoake L, Keller C. Emergence characteristics and postoperative laryngopharyngeal morbidity with the laryngeal mask airway: a comparison of high versus low initial cuff volume. Anaesthesia 2000; 55: 338-43.
24) Van Zundert AA, Fonck K, Al-Shaikh B. Comparison of the LMA-classic with the new disposable soft seal laryngeal mask in spontaneously breathing adult patients. Anesthesiology 2003; 99: 1066-71.
25) Maino P, Dullenkopf A, Bernet V. Nitrous oxide diffusion into the cuffs of disposable laryngeal mask airways. Anaesthesia 2005; 60: 278-82.
26) Pelosi P, Croci M, Ravagnan I. The effects of body mass on lung volumes, respiratory mechanics, and gas exchange during general anesthesia. Anesth Analg 1998; 87: 654-60.
27) Pelosi P, Ravagnan I, Giurati G, et al. Positive end-expiratory pressure improves respiratory function in obese but not in normal subjects during anesthesia and paralysis. Anesthesiology 1999; 91: 1221-31.
28) Nguyen NT, Anderson JT, Budd M. Effects of pneumoperitoneum on intraoperative pulmonary mechanics and gas exchange during laparoscopic gastric bypass. Surg Endosc 2004;

18: 64-71.
29) Sprung J, Whalley DG, Falcone T. The effects of tidal volume and respiratory rate on oxygenation and respiratory mechanics during laparoscopy in morbidly obese patients. Anesth Analg 2003; 97: 268-74.
30) Gonzalez QH, Tishler DS, Plata-Munoz JJ. Incidence of clinically evident deep venous thrombosis after laparoscopic Roux-en-Y gastric bypass. Surg Endosc 2004; 18: 1082-4.
31) Gonzalez R, Haines K, Nelson LG. Predictive factors of thromboembolic events in patients undergoing Roux-en-Y gastric bypass. Surg Obes Relat Dis 2006; 2: 30-5.
32) Prystowsky JB, Morasch MD, Eskandari MK. Prospective analysis of the incidence of deep venous thrombosis in bariatric surgery patients. Surgery 2005; 138: 759-63.
33) Hsieh CH. Laparoscopic cholecystectomy for patients with chronic obstructive pulmonary disease. J Laparoendosc Adv Surg Tech A 2003; 13: 5-9.
34) Canty TG Sr, Collins D, Losasso B. Laparoscopic appendectomy for simple and perforated appendicitis in children: the procedure of choice? J Pediatr Surg 2000; 35: 1582-5.
35) Fujimoto T, Segawa O, Lane GJ. Laparoscopic surgery in newborn infants. Surg Endosc 1999; 13: 773-7.
36) Russell WJ, Strong TS. Dimensions of double-lumen tracheobronchial tubes. Anaesth Intensive Care 2003; 31: 50-3.
37) Ovassapian A. Fiberoptic endoscopy and the difficult airway, 2nd ed. Philadelphia: Lippincott-Raven 1996: 117-56.
38) Campos JH, Kernstine KH. A comparison of a left-sided Broncho-Cath with the torque control blocker univent and the wire-guided blocker. Anesth Analg 2003; 96: 283-9.
39) Slinger PD, Kruger M, McRae K. Relation of the static compliance curve and positive end-expiratory pressure to oxygenation during one-lung ventilation. Anesthesiology 2001; 95: 1096-102.
40) Slinger PD, Johnston MR. Preoperative assessment for pulmonary resection. J Cardiothorac Vasc Anesth 2000; 14: 202-11.
41) Klopfenstein CE, Gaggero G, Mamie C. Laparoscopic extraperitoneal inguinal hernia repair complicated by subcutaneous emphysema. Can J Anaesth 1995; 42: 523-5.

(片山　正夫)

臨床各論 4　重症肺疾患患者の呼吸管理

はじめに

　いろいろな肺疾患を有する患者に対して手術を施行しなければならない場合は多くなってきている。肺合併症による術後死亡率は循環器系合併症に次いで頻度が高く，全身麻酔や手術によって原疾患や呼吸機能が悪化することが主因のひとつである。肺疾患が重症であれば，術中や術後に死亡する危険性はさらに高くなるものと考えられる。しかし，手術法，麻酔，術後管理が近年進歩し，従来は手術禁忌とされていた重症患者でも手術を受けられるようになってきている。逆に，重症者への手術が可能になったことにより，術後呼吸不全や死亡症例が増加する事態も発生している。

　重症肺疾患患者に対して周術期管理が必要となるのは，その肺疾患自体を治療する目的で手術が行われる場合と，肺疾患を合併した患者が他の病変に対する手術や各種の検査を必要とする場合に分けられる。前者には，原発性肺高血圧症（primary pulmonary hypertension：PPH）や慢性閉塞性肺疾患（chronic obstructive pulmonary disease：COPD）などの重症肺疾患に対する肺移植，肺気腫に対する肺容量減少手術（lung volume reduction surgery：LVRS），巨大ブラに対する囊胞の切除（bullectomy）が含まれる。後者の例としては，間質性肺炎やCOPD患者に対する肺癌手術，急性呼吸促迫症候群（acute respiratory dystress syndrome：ARDS）患者に対する開腹手術，PPH患者の心臓カテーテル検査や肺生検などが挙げられる。上記のいずれの場合でも，術後合併症発生と死亡のリスクは非常に高く，周術期の管理が重要となる。

　肺疾患患者の周術期管理では，まず第一に手術の危険性を正確に術前評価することが大切である。そして，術前の内科的治療を最善なものとする。術中は，手術侵襲や麻酔による悪影響を最小にする。術後は，集中治療や肺理学療法などにより術後合併症の発生を最小限に抑える。

　肺疾患の麻酔管理は閉塞性換気障害と拘束性換気障害に大別して論じられることが多いが（表1），疾患によって病態は大きく異なり複数の呼吸障害を合併する場合もある。この項では，術前と術後の管理を概説するとともに，重症肺疾患の中から特発性間質性肺炎，ARDS，COPD，原発性肺高血圧症をとりあげ，その病態と周術期呼吸管理を解説する。

表1　肺疾患	
A．拘束性障害を主体とする肺疾患	1．肺実質の病変 　　特発性間質性肺炎，およびその他の間質性肺炎， 　　肺水腫，サルコイドーシス 2．胸膜の病変 　　気胸，胸水，胸膜肥厚 3．胸壁の病変 　　脊椎側彎症，強直性脊椎炎，胸壁熱傷，漏斗胸 4．神経・筋疾患 　　重症筋無力症，筋萎縮性側索硬化症，灰白髄炎， 　　Guillain-Barré症候群，筋異栄養症，横隔神経麻痺 5．横隔膜の圧迫 　　高度肥満，妊娠，腹水
B．閉塞性障害を主体とする肺疾患	慢性閉塞性肺疾患（COPD） 　肺気腫 　慢性気管支炎 　気管支喘息 巨大ブラ 嚢胞性線維症 気道閉塞 　異物，気道腫瘍，喉頭蓋炎
C．肺血管病変を主体とする肺疾患	肺塞栓症 原発性肺高血圧症，続発性肺高血圧症 肺動静脈瘻
D．感染を主体とする肺疾患	肺炎 肺結核 気管支拡張症 嚢胞性線維症
E．その他の肺疾患	急性呼吸促迫症候群（ARDS）

術前の患者評価と術前管理

　呼吸器疾患患者に対する麻酔管理においては，まず患者の術前状態を正確に評価することが重要である．患者の状態が手術に適しているか，予定されている手術が患者にとってどの程度安全であるか，この2点を明らかにしなければならない．
　まず最初に，肺疾患の状態を評価する．呼吸困難，頻呼吸，胸痛，咳，喀痰，喘鳴，喀血，発熱などの症状，病歴，内科的治療の経過，病状の変動などについて詳細に病歴を聴取する．日常の軽動作，食事，入浴などにより呼吸困難が生じる場合は換気予備力の著しい低下を表している．術前にその原因を検索し，可能なかぎり治療しておくことが不可欠である．肺疾患に対する治療が中断されている場合は，周術期に増悪しやすい．呼吸困難の評価法として，わが国ではFletcher-Hugh-Jones分類（表2）が広く用いられている[1]．この分類は，日常活動能力を大まかに表現したものであり各カテゴリーの幅が広

表2　Fletcher-Hugh-Jones 分類

Ⅰ度（正常）	同年齢の健康人と同様に仕事ができ，歩行，坂・階段の昇降でも変わらない。
Ⅱ度（軽度の息切れ）	平地では同年齢の健康人と同様に歩行できるが，坂や階段では健康人並に昇れない。
Ⅲ度（中等度の息切れ）	平地でも健康人並には歩けないが，自分のペースなら1.6km以上歩ける。
Ⅳ度（高度の息切れ）	休み休みでないと50mも歩けない。
Ⅴ度（きわめて高度の息切れ）	話したり着物を脱いでも息切れがする。

すぎるため，手術成績やリハビリテーションの効果を詳細に評価する目的には不向きである。また，酸素吸入をしているかどうかの区別がないため，同じ患者でも酸素吸入すれば評価はⅢ度だが，酸素吸入がないとⅣ度ということが起こりうる。患者が呼吸補助筋を用いて呼吸をしている場合は，気道抵抗の上昇や横隔膜の機能障害が疑われる。胸郭と腹部の協調運動障害（奇異運動）は横隔膜の機能障害を示している。感染性疾患が疑われる場合には，喀痰培養を施行し，緊急手術でなければ手術は延期する。喫煙者は，長期の喫煙により閉塞性肺障害，クロージングボリューム（closing volume）の増加，繊毛運動低下，分泌物の増加，肺胞内マクロファージの貪食能低下などが発生し，肺合併症の発生頻度が高い。気管支痙攣や肺合併症の発生頻度の減少を期待するためには長期間（8週間）の禁煙が必要とされている[2]。しかし，1～2週間の禁煙でも喀痰量は低下し，2日間の禁煙によってニコチンによる循環系への悪影響の軽減，COHb量の低下，繊毛運動の回復が期待できるため，術前の禁煙を指導すべきである。

　次に，循環系合併症を評価する。特に問題となるのは，虚血性心疾患，不整脈，肺高血圧症，脳血管障害，脳圧亢進症である。周術期の低酸素血症，高二酸化炭素血症により病状が悪化する危険性が高い。

　その他，栄養状態が不良の患者では呼吸筋力の低下により喀痰の喀出能力や換気応答能が低下し感染しやすいため，肺炎などの肺合併症の発生率が高い。重度の肺気腫患者がその典型である。近年，積極的な食事療法と理学療法により術前に栄養状態の改善が図られている。手術部位と手術時間に関しては，上腹部手術，胸部手術，緊急手術，長時間手術を受けた患者では術後の呼吸器合併症が高率に発生することを念頭において，手術麻酔計画を立てる。患者の年齢に関しては，年齢自体が問題なのではなく，高年齢者では肺疾患患者や呼吸機能などの全身状態が低下している割合が多いために，高齢者では術後合併症の発生率が高いのである[3]。

　術前の内科的治療の主なものは，気管支拡張療法，感染症治療，および肺理学療法である。気管支拡張療法の詳細に関しては，本書の臨床各論2.気道過敏性を有する患者の呼吸管理を参照されたい。各疾患に共通する重要な術前処置は肺理学療法である。患者の状態が許せば可能なかぎり肺理学療法を施行すべきである。術後も早期に再開することにより，術後肺合併症の発生頻度を減少させることが可能となる。

術前検査の要点

　肺疾患患者の術前検査として特に有用と考えられるものは，肺機能検査に加えて，動脈血液ガス分析，胸部CT，肺血流シンチグラフィー，換気シンチグラフィーなどが挙げられる．詳細に関しては，本書の臨床総論1．術前呼吸検査を参照されたい．

　肺機能検査は肺疾患の病態や重症度の診断に有用な検査であり，肺機能と換気予備力や治療効果を客観的に評価することができる．胸郭や上腹部の手術で，術後肺合併症が発生する危険性を予測するための術前肺機能検査値を表3に示す[4]．危険度が高いと予測される場合は術後に人工呼吸が必要となる可能性が高い．しかし，合併症の発生には病態や手術部位など他の要因の影響も大きいため，ひとつの検査で術後合併症のリスクを正確に予測することは困難である．肺疾患以外に併存する合併症があれば術後の危険度は増大する．虚血性心疾患を有する患者では術後合併症や死亡率が高いため，術前の肺機能に関してはより安全な基準を設定すべきである．

　動脈血液ガス分析は肺疾患患者の術前の呼吸状態を知ることができ，周術期の呼吸管理に重要である．低酸素血症や高二酸化炭素血症の患者は，術後呼吸器合併症の危険性が高いと考えられている．1秒量が2.0l以下または予測値の50％以下の患者や間質性肺疾患患者に対しては，動脈血液ガス分析を施行すべきである．Pa_{CO_2}が45～50mmHg以上の患者に対する肺切除（pneumonetomy）やLVRSは大きな危険を伴う．しかし，動脈血二酸化炭素分圧（Pa_{CO_2}）の高値は術後合併症のリスクファクターにならないとする報告もあり，血液ガス値のみで手術適応の判定を行うべきではない．低酸素血症の患者では，肺高血圧を伴っている危険性がある．

　胸部CTはX線写真に比べて，はるかに多くの情報を持っており，ブラや気腫，間質性変化や肺葉虚脱などの病態が詳細に観察できる．肺血流シンチグラフィーと換気シンチ

表3　術後肺合併症の危険性を予測する術前呼吸機能検査値

	中程度	高度
FVC	＜50％ predicted	＜15 cc/kg
FEV$_{1.0}$	＜2l	＜1l
FEV$_{1.0}$/FVC	＜70％ predicted	＜35％ predicted
FEV25～75％		＜14l/sec
RV/TLC	＞50％ predicted	
DLco	＜50％ predicted	
MVV	＜50％ predicted	

　FVC：functional vital capacity, FEV$_{1.0}$：forced expiratory volume at 1 second, RV：residual volume, TLC：total lung capacity, DLco：diffusing capacity of the lung for carbon monoxide, MVV：maximal volume ventilation.

　（Kopp VJ, Arora SK, Boysen PG. Perioperative evaluation of pulmonary function. In: Murray MJ, Coursin DB, Pearl RG, et al, editors. Clinical care medicine: Perioperative management. Philadelphia: Lippincott-raven; 1997. p.399-414より引用）

グラフィーは，肺機能の評価に有用である．開胸手術や体位などによる換気血流不均等の変化による低酸素血症の発生を予測するのに役立つ．

麻酔方法の選択

　ある疾患に対しどの麻酔法や麻酔薬が最適であるとは一概にはいえない．原則的には，肺疾患患者に対する全身麻酔や陽圧換気は避けるべきであり，可能なかぎり伝達麻酔や局所麻酔を選択する．筋弛緩薬を用いた全身麻酔では，導入により急速にFRCが減少し，末梢気道は閉塞し，無気肺が発生する．また，末梢からの喀痰排出は不可能となるため，重度の慢性気管支炎や気管支拡張症の患者では，換気が不可能となる場合もある．しかし，重症肺疾患患者では呼吸補助筋に依存している場合があり，高位の脊髄くも膜下麻酔によって呼吸筋運動が阻害され，換気能力や喀痰排出能力が低下する危険性がある．それぞれの肺疾患患者において手術と病態を十分に考慮して最適な麻酔方法を選択することが大切である．

術後の肺理学療法と疼痛管理

　術後に肺合併症が発生しやすいのは，開心手術，開胸手術，上腹部手術である．手術によって肺活量，1秒量，機能的残気量などが大きく低下するためである．疼痛やエアリークがある場合には，有効換気量はさらに低下し，術前に低肺機能を呈していた患者では自力での喀痰排出が不可能となる．また，喀出動作や痛みによって呼吸仕事量はさらに増加するため呼吸筋疲労や心負荷の増大を来す．肺理学療法（自発的深呼吸，インセンティブスパイロメトリ，吸入と去痰療法，体位ドレナージなど）および疼痛管理は術後肺合併症を軽減させるために大切である．理学療法中は，血圧，脈拍，Sao_2に十分注意する．喀痰排出困難症例に対しては，積極的に気管支鏡を使用する．
　疼痛管理は，肺理学療法のみならず無気肺の予防や喀痰の自己排出のうえでも不可欠である．疼痛により換気量が低下し急速にチアノーゼを生じる場合も認められる．特に体動時や理学療法時に，創部と胸腔ドレーン挿入部の痛みが増強しやすい．疼痛による交感神経系の緊張により末梢血管抵抗は上昇し，心筋酸素需要も増大するため心不全や呼吸不全の誘因となる．除痛方法のうち，硬膜外麻酔は最も効果的であり，これを主体にして疼痛管理を行う．
　慢性呼吸不全患者や患者術前より人工呼吸を施行されている患者は，術前に低栄養状態に陥っていることが多い．低栄養状態患者では呼吸筋力が低下し呼吸筋疲労を来しやすく，ウィーニングが困難となりやすい．

拘束性肺疾患

　拘束性肺疾患には表1のごとく多くの病態が含まれるが，通常は内因性の原因，すなわち肺弾性組織の変化により肺が硬くなる疾患を指すことが多い．外因性によるものは，胸水や縦隔腫瘍による肺への圧迫や胸郭の変形などが挙げられる．共通する特徴として，肺コンプライアンスの低下，肺活量・肺容量・機能的残気量（functional residual capacity：FRC）の減少，換気血流不均等の増大による低酸素血症が認められる．1秒率は保たれることが多いが，重症例では1秒量が低下するため混合性肺疾患と考えなければならない．それぞれの疾患において病態の重症度と治療への反応性を術前に評価すべきである．呼吸困難の程度，肺機能検査，血液ガス分析，flow-volume曲線が判定に有用である．

　拘束性肺疾患患者に対する麻酔法の選択に関しては，他の肺疾患の場合と同様に局所麻酔法の適用が可能か否かをまず考慮する．拘束性肺疾患患者では，FRCが小さいため，低酸素血症を来しやすい．仰臥位や全身麻酔によりFRCはさらに低下する．重症例では酸素吸入下でも短時間の無呼吸により低酸素に陥る．陽圧呼吸時には，高い最高気道内圧が必要となる場合が多く，圧外傷が発生しやすいため，1回換気量を低く設定するなど肺保護にも努めなければならない．PEEPの適用により，FRCの増加と低酸素血症の改善が期待できる．

1 特発性間質性肺炎（IIPs）

a．定義と分類

　間質性肺炎とは，胸部X線写真で両側広範囲のびまん性陰影を認める疾患のうち，肺胞間質や細気管支周囲間質，さらには小葉間間質や胸膜近傍などを含む間質に炎症が生じている疾患と定義される．間質の炎症性肺損傷に対する修復過程で過剰な，あるいは異常な線維化を来したものである．感染症・薬物・職業などに起因する場合やサルコイドーシス・膠原病に合併する場合などの原因が明らかな間質性肺炎を除いた，原因が特定できない間質性肺炎像を総称して特発性間質性肺炎（idiopathic interstitial pneumonias：IIPs）と呼ぶ．

　IIPsは2002年の国際的合意[5]により臨床病理学的に7つに分類された（表4）．名称が変遷してきており，文献を参照する場合には注意が必要である．特発性肺線維症（idiopathic pulmonary fibrosis：IPF）はIIPsの代表的疾患であり，従来のIIPsの多くはIPFに分類される．IPF以外の6つの疾患はIPFの中から新たな病理像として分類されてきたものである．ここでは，IPFを中心に解説する．

b．病態の特徴

　進行性の肺間質組織の線維化を伴う肺胞壁の慢性炎症を主体とした病態である．IPFはIIPsの中で発症頻度が高く，予後が最も不良とされている．乾性咳嗽と労作時呼吸困難を主症状とし，病態が進行すればチアノーゼ，肺性心，末梢性浮腫を呈する．肺高血圧

表4 特発性間質性肺炎の分類

1. 特発性肺線維症/通常型間質性肺炎（idiopathic pulmonary fibrosis：IPF/usual interstitial pneumonia：UIP）
2. 非特発性間質性肺炎（nonspecific pulmonary fibrosis：NSPF）
3. 急性間質性肺炎（acute interstitial pneumonia：AIP）
4. 特発性器質化肺炎（cryptogenic organizing pneumonia：COP，またはidiopathic bronchiolitis obliterans organizing pneumonia：idiopathic BOOP）
5. 呼吸細気管支炎関連性間質性肺疾患（respiratory bronchiolitis-accociated interstitial lung disease：RB-ILD）
6. 剥離性間質性肺炎（desquamative interstitial pneumonia：DIP）
7. リンパ球性間質性肺炎（lymphoid interstitial pneumonia：LIP）

表5 間質性肺炎の肺機能検査

1. 拘束性障害（％VC＜80％）
2. 拡散障害（％DLco＜80％）
3. 低酸素血症（以下のうち1項目以上）
   ・安静時 Pa_{O_2}：80 Torr 未満
   ・安静時 AaD_{O_2}：20 Torr 以上
   ・6分間歩行時 Sp_{O_2}：90％以下

症の合併はIPFの初期にはまれであるが，重症例では肺血管床の減少により肺高血圧症と肺性心を生じる。進行した患者では合併する頻度が高くなるため，術前に心エコーにより評価しなければならない。IPFに比較してIPF以外のIIPsでは肺高血圧症が合併することは少ないとされている。発熱が認められる場合は，IPFの急性増悪や感染の併発が疑われるため，呼吸器専門医と討議が必要となる。血清マーカーのKL-6，肺サーファクタント蛋白質（SP)-A，SP-Dは病態の活動性のモニタリングに有用である。

周術期に注意すべき危険性として，換気不全，圧外傷，急性増悪が挙げられる。すなわち，全身麻酔により低酸素血症や高二酸化炭素血症を呈しやすく，人工呼吸により気胸が発生しやすく，手術，麻酔，感染などの侵襲により急性増悪を来す可能性がある。

c. 術前管理

IIPsの病歴聴取が大切である。残念ながらIPFには有効性が証明された根治療法がなく，現時点では少量のステロイド薬と免疫抑制剤の併用療法が暫定的に推奨されている。術前からの日常生活管理指導と呼吸リハビリテーションは重要である。周術期に急性増悪を起こす危険性があるが，予防目的での大量ステロイド療法は有効性が証明されていない。また，発症後の大量ステロイド療法も無効である場合が多い。IPF以外のIIPsでは，ステロイド療法が予防的にも急性増悪時にも有効であることが多いとされている。

肺機能検査では，通常，拘束性換気障害と拡散障害が認められる（表5）。重症度の評価は，肺機能に加えて日常生活活動，動脈血液ガス分析，酸素吸入，胸部CTなどから判断する。表6は，厚生労働省による特定疾患認定基準としての特発性間質性肺炎の重症度分類判定表である。

表6 特発性間質性肺炎の重症度分類判定表
（厚生労働省特定疾患認定基準）

新重症度分類	安静時動脈血ガス Pa_{O_2} (Torr)
Ⅰ	80 >
Ⅱ	80 > Pa_{O_2} ≧ 70
Ⅲ	70 > Pa_{O_2} ≧ 60
Ⅳ	> 60

なお，重症度Ⅱ度以上で6分間歩行時 Sp_{O_2} が90％未満となる場合は，重症度を1段階高くする。ただし，安静時動脈血ガスが70 Torr 未満のときには，6分間歩行時 Sp_{O_2} は必ずしも測定する必要はない。

d. 麻酔管理

人工呼吸管理に関する問題点は2つに大別できる。1つは，いかにして圧外傷を発生させることなく周術期の酸素化能と二酸化炭素排出能を維持するかという点である。他方は，IIPsに特徴的な急性増悪の発生をいかに回避するかという問題である。

IIPsの肺の機能的特性は，肺弾性収縮力の増大とガス交換能の低下であり，このため拘束性換気障害と酸素化能の低下がみられる。通常，早期には高二酸化炭素血症は呈さない。人工呼吸中は，肺コンプライアンスが低いために高い気道内圧が必要であり，必然的に肺胞内圧も異常に上昇する。したがって，気胸などの圧外傷が発生しやすい。IIPs患者に対する人工呼吸に際しては，圧外傷を回避するために高二酸化炭素許容人工換気法（permissive hypercapnia）の呼吸戦略が推奨される。すなわち，ARDSに対する人工呼吸管理に準じたものとなる（後述）。しかし，肺移植待機中などの最重症患者においては，麻酔導入を契機として肺弾性収縮力はいっそう増大し，低酸素を回避するための高濃度酸素吸入により無気肺が増加することになり，急激な低酸素血症と高二酸化炭素血症を来す危険性がある。この機序には，潜在的な閉塞性肺病変も関与している可能性があるものと考えられる。症例によっては経皮的心肺補助（percutaneous cardiopulmonary supports：PCPS）や体外膜型肺（extracorporeal membrane oxygenator：ECMO）のスタンバイが必要となる。

IPFなどの間質性肺炎患者は術後に急性増悪を生じて死亡することが少なからず報告されている[6) 7)]。上記の報告でも，死亡率はそれぞれ8％，17％と非常に高い。この傾向はIPF以外のIIPsや他の間質性肺炎患者でも同様である。間質性肺疾患を合併した肺癌患者と，合併していない肺癌患者の術後合併症を比較した近年の研究でも，間質性肺疾患合併患者においては，術後に25％もの高率で間質性肺炎の急性増悪が認められた[8)]。術後死亡率も高く，また，長期人工呼吸，在宅酸素療法，気管切開を必要とした症例で間質性肺炎の発生が有意に高率であったと報告されている。その原因は不明であるが，手術侵襲，麻酔，高濃度酸素，人工呼吸による肺の機械的伸展，肺切除による肺血管床の減少，炎症性サイトカインなどの誘因により炎症が急激に肺全体に広がるものと考えられている。酸素に関しては，細胞内酸化還元状態がIPFの発症と病態進行に重要な役割を演じていることがしだいに明らかになってきており[9)]，酸化的ストレス応答を抑制すること

はIPFの治療につながるものと期待されている。

急性増悪の予防対策としては，エビデンスは乏しいが，吸入酸素濃度と気道内圧を可能なかぎり低く保ち，手術侵襲を軽減することしか現状ではない。発症後の治療としては，IPF以外のIIPsではステロイドが奏効することが多いが，IPFでは残念ながら効果が期待できず一般的な支持療法を行わざるをえない。

e. 術後管理

術後1カ月以内は，急性増悪発生の危険性が高いため，定期的な胸部単純X線，動脈血液ガス分析のチェックが必要である。

2 急性呼吸促迫症候群（acute respiratory distress syndrome：ARDS）

a. 病態

びまん性の肺胞損傷により，肺水腫と治療抵抗性の低酸素血症を主症状とする病態を指す。原因疾患は多彩であるが，直接的，あるいは間接的に肺が傷害を受けることにより発生する。前者には，誤嚥性肺炎，感染性肺炎，有毒ガス吸入などがあり，後者には，外傷，薬物，敗血症性ショック，膵炎などがある。間接的な肺損傷による場合が多く，重症例では低酸素血症，敗血症，多臓器不全により死亡することが多い。

ARDSの急性期には，間質の浮腫，蛋白漏出性の肺胞浮腫，肺胞出血，フィブリン沈着を生じている。肺胞損傷は，滲出期（1〜3日），増殖期（3〜7日），そして瘢痕期（1週間以降）へと進行する。

b. 治療

基礎疾患の治療が最優先する。ARDSの発生原因が異なるため，固有の治療法はない。感染や外傷がARDSの原因である場合には，重症者でも手術が必要となる。支持療法としての人工呼吸管理は後述する。

ステロイドの使用に関しては，長い間にわたって論争が続けられている。現時点では，ARDS発症早期の高用量ステロイド投与は有効性が証明されておらず，推奨されていない。しかし，発症1週間以降の線維増殖期におけるステロイドの使用は有効である可能性も指摘されている[10]。最新の多施設無作為試験によれば，1週間以上経過したARDSに対するステロイド療法は，人工呼吸器からの離脱の割合や循環系の安定などの点でプラセボ群より有効であったが，2週間以上経過したARDS患者では長期死亡率が高かったことが報告されている[11]。この報告では，ルーチンとしてのステロイド使用は推奨できないとの結論に達している。今後も，病態や投与時期，投与量に関して検討が必要である。そのほかにも，外因性サーファクタント，抗酸化薬，好中球エラスターゼ阻害薬などを対象とした研究が行われているが，明確な有効性は証明されていない。

c. 周術期の呼吸管理

呼吸管理の要点は，原疾患を治療すること，治療が奏効するまで生命を維持すること，

ARDSおよび人工呼吸に伴う肺損傷を防止し残存する肺機能をできるかぎり高く維持することである。

　重症ARDS患者の周術期管理で大きな問題となるのは，高度の肺内シャントと生理学的死腔の増加である。ARDSの急性期は，血管透過性の亢進によりcompression atelectasisと呼ばれる広範囲の肺虚脱が生じ，換気される肺胞数が減少し，シャント血流の増加により酸素化能は悪化する。麻酔管理においても，特に筋弛緩薬を使用する場合には，無気肺や換気血流の悪化により急激な低酸素血症を生じることがある[12]。

　重症ARDS患者には人工呼吸管理が不可欠である。人工呼吸には利点として，ガス交換の改善，呼吸仕事量の軽減，陽圧による肺含気量の増加と間質浮腫の防止などが挙げられる。一方，欠点としては，圧外傷の発生，肺の部分的過膨張や気腫増悪，換気血流のミスマッチング，人工呼吸からの離脱困難，気道感染，心拍出量低下などがある。従来の人工呼吸法では，機械的換気よる新たな肺損傷が生じ（ventilator induced lung injury：VILI），呼吸不全患者の病態や予後を悪化させることが危惧される。病的肺では病変は不均一に存在することが多く，人工呼吸により正常肺胞は過膨張を来し，気胸などの圧外傷（barotrauma）を生じやすい。過膨張により換気血流比の不均等は増悪し，肺胞内外圧差30cmH$_2$O以上では肺胞上皮や毛細血管障害が発生する。人工呼吸による肺損傷が全身感染（systemic infection）を引き起こし敗血症の原因となる可能性も示唆されている[13]。過膨張は，肺胞損傷を引き起こし，エアリークなどの圧外傷を発生させるため，肺の保護に重点をおいた呼吸管理が必要となる[14][15]。

　VILIの主たる原因は，気道内圧の高さではなく，大きな換気量による肺の過伸展である[16]。VILIは，肺胞と末梢気道が虚脱と再開通を繰り返す際に発生する"ずり応力"によっても生じることも明らかになっている。VILIを軽減し呼吸不全患者の予後改善を図ろうとする呼吸管理戦略（lung protective ventilatory strategy：LPVS）は，現在2つ提唱されている。1つはpermissive hypercapniaであり，肺の過伸展を避けるため低い換気圧を用いて1回換気量を制限する。もう1つは，"ずり応力"による肺損傷を予防するopen lung approachである。Open lung approachは，十分な終末呼気陽圧（positive end-expiratory pressure：PEEP）を用いて，虚脱と再開通を繰り返す肺胞や末梢気道を開存した状態に保ち，VILIを予防するとともに酸素化能を改善させる呼吸管理である[17]。

　実際の人工呼吸器の設定に関しては，いろいろなアプローチが考えられている。ARDS Networkは，1回換気量は6〜8ml/kg理想体重に制限し，プラトー圧は30cmH$_2$O以下に抑えることが推奨されている[18]。換気量制限による高二酸化炭素血症は，血圧低下や不整脈の発生などの危険も伴い，permissive hypercapniaを施行する際には留意すべきである（後述）。できるかぎり多くの肺胞を開放状態に維持するopen lung approachは，現在のARDSに対する肺保護戦略の中心と見なされており，肺損傷を予防するための"適切な"PEEPの設定が重要である。しかしながら，至適PEEPの求め方に関しては結論が出ていない。肺の圧容量曲線から至適PEEPを求める方法は論理的ではあったが，現在は否定されている[19]。上記のARDS NetworkはFIO$_2$が0.6以下でPaO$_2$を55mmHg以上に保つことが可能となるPEEPを求めていく方法を採用している。また，リクルートメント手技施行後にPEEPを漸減し，最善のコンプライアンスが得られる圧を至適PEEPとする考え方も

ある[20]。実際のPEEP値としては，15cmH$_2$O，または10cmH$_2$O以上が推奨されることが多い。しかし，循環抑制や閉塞性肺疾患の合併などの理由により，PEEPを高く設定できない場合もある。リクルートメント手技に関しても賛否両論があり，2006年の多施設研究でも患者と病態により有効性は大きく異なると報告されている[21]。

多くの患者において，患者を腹臥位にすることにより，無気肺が減少し酸素化能の改善が期待できる。重篤な低酸素血症に対しては，一酸化窒素（NO）の吸入療法を施行する。

d. 高二酸化炭素許容人工換気法（permissive hypercapnia）の問題点と許容範囲

血中Pa$_{CO_2}$の上昇は呼吸性アシドーシスを来すだけでなく心血管系や中枢神経系に影響を及ぼす。Pa$_{CO_2}$の増加により細胞内pHは低下し，Ca^{2+}の細胞内移動やトロポニン蛋白との結合が抑制される。Caサイクルが障害されることにより心筋収縮力は抑制され，β遮断薬投与時や胸部硬膜外麻酔による交感神経遮断状態では心拍出量と血圧が低下する。しかし *in vivo* では交感神経を介する作用で修飾され，軽度の高二酸化炭素血症は心拍数，心拍出量を増加させる。アシドーシスは血管を収縮させ肺動脈圧を上昇させる。高二酸化炭素血症は中枢神経系に対し麻酔効果を持ち，脳細小動脈を拡張させ，Pa$_{CO_2}$ 1mmHgにつき脳血流は約6％増加するとされている。脳血流の増加により頭蓋内圧は上昇するため，脳浮腫，脳圧亢進患者では危険である。その他，エピネフリン，ノルエピネフリン，副腎皮質刺激ホルモン（ACTH），コルチゾール，アルドステロン，抗利尿ホルモンの分泌を増加し，腎血管を収縮させる作用を有する。

高二酸化炭素血症の許容範囲は，低酸素症の有無，Pa$_{CO_2}$の上昇速度，pH低下の程度により異なる。高二酸化炭素血症は可逆性であり，慢性呼吸不全患者では75〜140mmHgでも無症状の場合もある。300mmHgを超え回復した症例報告も散在するが，80mmHg以上で意識障害や不整脈の発生頻度が増加することから，経験的にPa$_{CO_2}$ 80mmHg以下が安全域と考える。Permissive hypercapnia実施時の注意点としては，Pa$_{CO_2}$をpHの代償が可能なようにゆっくり上昇させ，ウィーニング時にも時間をかけて低下させて急激な代謝性アルカローシスの発生を防ぐことである。pHの補正を目的としたsodium bicarbonateやTHAMの投与は通常行わない。呼吸性アシドーシスに対する重炭酸イオンの投与は浸透圧の上昇や一時的なPa$_{CO_2}$の上昇による細胞内アシドーシス悪化の危険性を持つ。

慢性閉塞性肺疾患（COPD）

a. 病態の特徴

COPDは，肺気腫症，慢性気管支炎，びまん性汎細気管支炎などの閉塞性換気障害を持つ疾患群の総称であり，それぞれ発生機序や病変部位，経過も異なる。肺気腫は，終末細気管支よりも末梢での気腔の拡大およびその気腔の壁の破壊に伴っていることを特

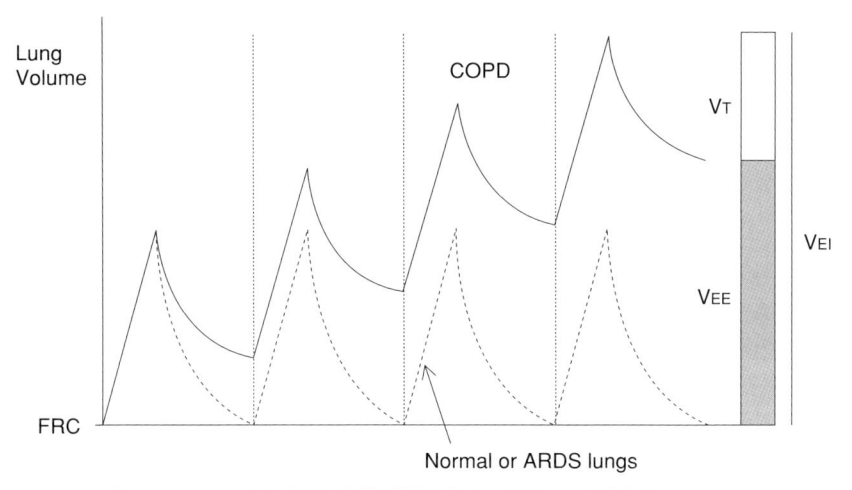

図1　COPDにおけるdynamic hyperinflation
V_T：tidal volume, FRC：functional residual capacity, V_EE：lung volume at end-expiration, V_EI：lung volu at end-inspiration
（Tuxen DV. Permissive hypercapneic ventilation. Am J Respir Crit Care Med 1994; 150: 870-4. より一部改変引用）

徴とする．肺の弾性性状が変化し，肺気量は異常に増加し，また気道を拡張する牽引力の低下により気道抵抗が増加している．肺胞壁の多くが破壊されているため，肺毛細血管が失われ，肺血管抵抗が上昇する．慢性気管支炎では，気道壁の粘液腺が著しく肥大し，気管支壁は腫脹し，一部の気道は過剰な分泌物により閉塞している．

　COPDに共通する大きな特徴として，気管支の慢性炎症による気道の狭小化と気腫化による肺弾性収縮力の低下の2つを原因とする呼気の気流制限（airflow limitation）が認められる．このため，1回の換気量が完全に呼出されずにエアトラッピングを来し，呼気終末の肺容量は健常時のFRCを超えて増加し肺が進行性に過膨脹してしまう（図1）．エアトラッピングは，気道の抵抗をさらに増悪させ，肺のコンプライアンスを上昇させ，換気効率を低下させる．このairflow limitationによる肺の進行性の過膨脹は，dynamic hyperinflationと呼ばれ，COPDが他の肺疾患と換気力学的に大きく異なる点である．呼気時の気道閉塞により呼気終末の静肺弾性圧は上昇し肺胞内が陽圧となる．これをauto-PEEPまたはintrinsic PEEPと呼ぶ．auto-PEEPの測定はdynamic hyperinflationの程度を評価しモニターするうえで有用である．auto-PEEPは，呼気終末に呼吸器の口側を閉塞させて測定する方法が一般的であるが，気道に閉塞があれば測定されたauto-PEEP値は肺胞内圧を過少評価することになる．

　COPD患者では術後肺合併症の発生率が高く，メイヨークリニックのTarhanらは，大手術後のCOPD患者の死亡率は10％，非COPDでは2％であったと報告している[22]．胸腹部手術後の肺合併症の発生率に関しては，Jayrら[23]は非COPD患者群の19％に対してCOPD患者群では60％，同様にKroenkeら[24]は4％対18％で，やはりCOPD患者の方が術後肺合併症を多く発生したと報告している．術後に肺合併症が発生する危険性を軽減するための周術期管理方針を表7に示す[25]．

4. 重症肺疾患患者の呼吸管理

表7　術後に肺合併症が発生する危険性を軽減するための周術期管理方針

術前	最低8週間以上の禁煙を指導する。 COPDまたは喘息患者の気道閉塞に対し十分な内科的治療を施行する 呼吸器感染症を起こしている場合には，抗生物質を投与し手術を延期する。 肺拡張療法（深呼吸訓練やincentive spirometry）に関して患者教育を開始する。
術中	手術時間を3時間以内とする。 可能なら脊髄くも膜下麻酔や硬膜外麻酔で管理する。 筋弛緩薬の使用をできるだけ避ける。 可能なかぎり腹腔鏡下手術とする。 上腹部手術や胸部手術の場合は可能なかぎり低侵襲の手術を選択する。
術後	術後早期から肺拡張療法を実施する。 ・深呼吸訓練を実施する。 ・Incentive spirometryを使用する。 ・持続陽圧呼吸を用いる。 十分に術後鎮痛を行う。 硬膜外麻酔 肋間神経ブロック

（Smetana GW. Preoperative pulmonary evaluation. N Engl J Med 1999; 340: 937-44 より一部改変引用）

b. 術前管理

　より安全に麻酔管理し術後肺合併症の発生を回避するためには，術前に原疾患に対する十分な内科的治療を積極的に実施しておかなければならない。気管支拡張薬，肺理学療法，抗生物質，禁煙，ステロイドの組み合わせにより術後肺合併症のリスクが低下すると考えられている。

　COPDや喘息は，周術期の各種の刺激によって気管支痙攣を生じやすく，気管支拡張療法による予防と治療が必要である。吸入気管支拡張療法を受けている患者の場合，その薬物と器具を手術室で使用できるように準備する。気管支痙攣に対する第一選択薬は選択的β_2作動薬の吸入（硫酸サルブタモール，硫酸オキシペレナリン，臭化水素酸フェノテロール，塩酸プロカテロール）である。周術期は定期吸入（4～6時間ごと）を実施する。抗コリン薬（臭化イプラトピウム，臭化フルトロビウム）は気管支拡張作用を有し，COPDの気道閉塞を改善する作用がある。メチルキサンチン（アミノフィリンなど）は副作用（頻拍，不整脈，痙攣）を有するが，長期投与しているCOPD患者では周術期も継続的に使用しなければならず，血中濃度のチェックが必要である。上記の気管支拡張薬では治療に難渋する患者に対してはステロイドの使用を考慮する。吸入ステロイド療法（ベクロメタゾン）は全身投与に比較して副作用が少ない。原則として周術期は術前のステロイド治療を継続する。長期間のステロイド使用患者に対してはステロイドの静脈内投与を行う。

　術前に右心不全の兆候，すなわち，頸部静脈の怒張，下腿浮腫，肝肥大の3徴候の有無を調べておく。また，心電図で，右房負荷および右室肥大を疑わせる所見（P波の増高と右軸偏位）の有無もチェックしておく。疑われる場合には，心エコーや心カテーテル検

査が必要となる。心エコー検査は，肺高血圧が疑われる場合や進行したCOPD患者では，必須の検査である。肺高血圧の有無のみならず右心室および左心室の機能や充満度が評価できる。胸壁からの心エコー検査は非侵襲的だが，高度の肺気腫患者や人工呼吸中の患者では技術的に困難な場合があり，やや侵襲的な経食道エコー法の適応を考慮する。

c. 麻酔管理

　可能であれば伝達麻酔法を選択する。しかし，高位脊髄くも膜下麻酔となった場合は呼気予備量が減少し，気道内分泌物の喀出が困難となる危険性がある。セボフルランなどの揮発性吸入麻酔薬は，気管支拡張作用を有し，術後に呼吸抑制が残存しにくいためよく用いられている。亜酸化窒素は気腫の増大や気胸の危険性があり，また吸入酸素濃度も下がるため積極的には使用されない。長時間作用性の筋弛緩薬は術後肺合併症の危険性を増す可能性がある。

　慢性気管支炎患者は喀痰が多く粘稠であり，細い気管支ファイバースコープでは吸痰ができないために二腔気管チューブを使用できない場合が多い。麻酔導入後に患者自身による喀痰の喀出努力がなくなるため，重症者では急激な換気不全に陥る危険性がある。

d. 人工呼吸の影響

　COPD患者で人工呼吸が必要になった場合，dynamic hyperinflation（図1）はさらに増悪する。肺容量と肺弾性圧が増加し，呼気量との新たな平衡点に達するまで肺容量は進行性に増加する。周囲の肺胞の膨張により気道は虚脱し，炎症や気管挿管による刺激で気管平滑筋が収縮するなどの悪循環によって，過膨脹をさらに来しやすい。特に肺気腫患者では，もともと肺弾性圧が低いためdynamic hyperinflationが加速する。過膨脹は，気腫を悪化し換気効率を下げエアリークの危険性を増大させ，肺微小血管内皮細胞の損傷などの肺損傷を引き起こす。エアリークはLVRS後にしばしば遭遇し，予後に大きく関わっている。原因の一部は陽圧呼吸や咳嗽による圧損傷であり，LVRSでは呼吸管理が手術の成否に直結するのである。Dynamic hyperinflationに影響を与える人工呼吸の因子として，呼気流速，1回換気量，呼気時間，換気回数などが挙げられる。最も重要なdynamic hyperinflationの決定因子は，分時換気量である[26]。Dynamic hyperinflationを軽減するには，吸気流速を増加して吸気時間を短縮させ呼気時間を十分に確保する必要がある。吸気：呼気比ではなく実際の呼気時間の長さが重要である。吸気流速を増加すると，換気不均等分布が悪化してガス交換能が低下することも懸念されるが，逆に，吸気流速の増加により死腔率と酸素化が改善することも報告されている[27]。

　COPD患者の人工呼吸管理では，肺保護戦略としてのpermissive hypercapniaが重要であり，できるかぎり分時換気量および1回換気量を低く設定し，呼気時間を十分に確保し，大きな内径の気管内チューブを用いる。加温加湿器やネブライザーを使用して気道内の乾燥を避け，気管分泌物の排泄促進と気管支拡張療法を施行する。

　COPD患者に対するopen lung approachの適用は慎重でなければならない。理論的にはauto-PEEPに等しいか僅かに高いPEEPを回路内に付加すれば（external PEEP），気道は常に開存した状態に保たれてdynamic hyperinflationは増悪せず，肺の過膨脹や呼吸仕事

量の増加が抑えられると予想される。しかし，auto-PEEPを超えるexternal PEEPのみならず，auto-PEEPより少し低いexternal PEEPを適用した場合でも，肺容量は増加し過膨脹を来す危険性が指摘されている[28]。これは，肺は均一ではなく肺内には正常肺区域と異常肺区域が混在しているためである。auto-PEEPの上昇は気腫の増大を来し，心拍出量を低下させ，前負荷の過大評価をまねきやすい。一部の肺の過膨張は換気血流比を増大させ，死腔様効果によりPa$_{CO_2}$が上昇することもある。auto-PEEPを低下させる方法は，分時換気量を減少させ，呼気時間を延長し，大きな内径の気管内チューブを用い，早期に自発呼吸を再開させることである。

COPDの重症例では，肺の過膨張により気胸や低血圧が発生し生命に危険を及ぼす。低血圧は，人工呼吸による肺の過膨張，緊張性気胸，鎮静，麻酔，循環血液量減少，Pa$_{CO_2}$の急速な減少による交感神経の緊張低下，アルカローシスなどにより発生する。肺気腫患者の肺は極度の過膨張を来しており，陽圧呼吸はいわゆる"pulmonary tamponade"を増悪し，静脈還流量を低下させ心拍出量と体血圧の低下を生じやすい。また，硬膜外麻酔や鎮静薬の使用の際にも低血圧を生じやすい。術前には肺高血圧が認められなくても，極端な高二酸化炭素血症や低酸素血症により潜在的な肺高血圧が顕在化して，心不全を生じる危険性も考慮しなければならない。

e. 早期抜管とウィーニング

人工呼吸は患者の呼吸仕事量を軽減するが，長期化すれば廃用性筋萎縮を来し，人工呼吸に依存して離脱困難に陥る可能性が高い。COPD患者に長期人工呼吸を施行した場合，ウィーニングに成功したのは50％と報告されており[29]，可能なかぎり短期間で人工呼吸から離脱し自発呼吸とすることが望ましい。できるだけ早期に人工呼吸から離脱できるように，まず術中から準備しておくことが重要である。COPD患者における人工呼吸は，手術を契機とした急性増悪時に肺酸素化と肺胞低換気を改善する目的で施行されることが多い。呼吸管理の開始と同時に，急性増悪を来す誘因となった病態に対する治療を速やかに開始すべきである。人工呼吸が長期になればなるほど離脱は困難になり，感染などの合併症発生の危険性が高くなる。治療計画を立て，人工呼吸から離脱させる時期を逃さないことが大切である。特にLVRSでは自発呼吸の再開によって肺機能の改善が期待でき，術後早期に抜管する。離脱後は集中治療管理で乗り切れることが多い。人工呼吸器からウィーニングするための戦略を表8に挙げる。

呼吸不全が重度の際は，患者を鎮静させて調節呼吸とし，過換気やストレスを回避することも必要である。ウィーニングを開始する際は，同調性に優れた圧支持換気（pressure support ventilation：PSV）が第一選択となる。食道内圧測定により患者の呼吸仕事量（work of breathing：WOB）を測定し，最適なPSVレベルを決定する場合もある。WOBは呼吸の病態を理解するために重要な概念であり，呼吸不全患者のウィーニング時にも有用である。COPDやARDSの患者では必要とする換気量が増加すれば，呼吸に要する酸素消費量やWOBが急速に増大するために呼吸筋疲労を来しやすく，換気量やPa$_{CO_2}$などをコントロールする治療戦略が必要となる。各病態におけるWOBの因子を理解しておくことも重要である。図2に健康成人と急性増悪を来したCOPD患者の人工呼吸中の吸

表8　ウィーニング時の呼吸管理戦略

a．COPDの増悪を来した原疾患の治療を優先する。時に，数日間の完全鎮静下でのcontrolled full ventilationが必要となる。

b．感染対策，有効な気管拡張薬の使用，気管内の喀痰除去などをweaning中も継続する。

c．ステロイドの使用や，筋弛緩薬の使用は最小限とする。睡眠障害や精神症状，電解質異常，筋力低下を来しやすい。

d．循環系，輸液，電解質，栄養，精神状態への注意が不可欠である。咳による肋骨骨折，呼吸筋疲労，胃拡張，便秘などが，不快感や不穏状態の原因となる。

e．呼吸筋疲労を来すストレスを除去する。呼吸リズムの変調，明らかに呼吸補助筋を使った呼吸，呼吸数/1回換気量比の増加，奇異呼吸，発汗などを避ける。

f．適切な睡眠を確保する。夜間のみ人工呼吸器による補助を強める（PSVレベルの増加，SIMV回数の増加）ことも必要である。鎮静薬や催眠薬の減量が有効な症例もある。

g．気管チューブや呼吸器回路による気道抵抗は，適切なpressure support levelを保つことにより代償されなければならない。

h．COPD患者，心機能や呼吸筋力が低下した患者では，急速なweaningに耐えられないことが多く，緩徐なweaningをしなければならない。weaning中は，患者の呼吸状態を頻回に評価する。夜間に分時換気量が減少するなど急変することがあり，十分な観察を必要とする。

i．呼気終末肺気量を保つ。浅呼吸が続く場合には無気肺を防ぐために"sigh"を加える。PSV時に，やや大きめの従量式1回換気量（10～12 ml/kg）を間欠的に加えることは，肺気量を保つ点で有効である。

j．Weaning時にも体位変換は有効である。半坐位や坐位，側臥位により呼吸筋が有効に使われ，換気の効率を上げることができる。

k．Weaningは個々の症例に応じて行う。換気条件を変更した際は，必ず患者を観察しweaningの成否を評価する。心拍数や尿量，不快感や不穏状態などの臨床症状は評価に有効である。客観的なweaningの指標として有効とされるのは，1回換気量（VT），呼吸回数（f），f/VTなどである[38]。

l．抜管後に上気道抵抗が上昇する症例も多く，抜管時期は慎重に判断する。抜管後は，気道内分泌物の除去，十分な酸素化，循環系の補助，睡眠などが重要である。十分なカロリーは必要ではあるが，経口栄養は誤嚥のおそれがある。非侵襲的人工呼吸法は抜管後の呼吸困難に有効である。

（Marrini JJ. Ventilatory managenent in severe airflow obstruction. In: Derenne JP, et al, editors. Acute respiratory failure in chronic obstructive pulmonary disease. New York: Marcel Dekker; 1996. p.770より一部改変引用）

気仕事量（WOBI）を比較したものを提示する。この図からも，COPD患者では肺気道系の抵抗によるdynamic WOBIと内因性PEEPによるstatic WOBIが著明に増大しているため，ウィーニングに際しては原疾患の治療と気管支拡張療法が不可欠であることが理解できる。図3に肺・胸郭系の圧-容量曲線を用いたウィーニング時のWOBの考え方の一例を示す。COPDのみならずARDSなどの患者におけるPEEPの効果や抜管後の呼吸筋疲労の発生を考える際に役に立つ。さらに，抜管後は人工呼吸器や回路によって負荷されていた吸気および呼気の負荷仕事量が消失し，気道を含めた肺の粘性抵抗の低下により吸気WOBが減少することなども考慮する。

　抜管後に，非侵襲的人工呼吸（non-invasive positive pressure ventilation：NPPV）を使用することも多い。人工呼吸が長期にわたると判断した場合は早期に気管切開を行う。

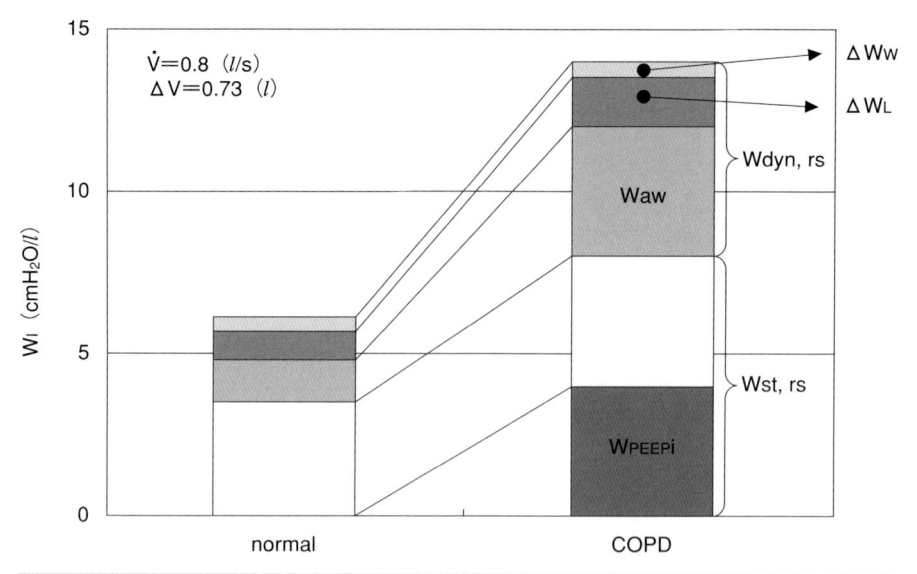

図2 急性増悪を来したCOPD患者と健康成人における人工呼吸中の吸気呼吸仕事量の比較

Wi：inspiratory work, Wst, rs：total static work of respiratory system, Wdyn, rs：total dynamic work of respiratory system, WPEEPi：static work due to PEEPi, Waw：airway resistive work, ΔWw：viscoelastic work of chest wall, ΔWL：work of lung due to time constant inequality and/or viscoelastic pressure dissipations, $\dot{V}$：baseline inflation flow

（Coussa ML, Guerin C, Eissa NT, et al. Partitioning of work of breathing in mechanically ventilated COPD patients. J Appl Physiol 1993; 74: 1570-80.より一部改変引用）

原発性肺高血圧症

　原発性肺高血圧症（primary pulmonary hypertension：PPH）患者に対し周術期管理が必要となるのは，PPHを合併した患者に対する各種の手術や検査の場合とPPHに対する肺移植の場合である．いずれにしても，PPH患者の麻酔管理は非常に困難であり，死亡のリスクが高いものである．一般的に，手術の侵襲が大きいほど周術期のリスクは高くなる．しかし，PPH患者では心カテーテル検査時の全身麻酔や造影剤によって病態が急変することがある．患者と家族は検査としてしか認識していない場合もあるため，麻酔前に十分なインフォームドコンセントが必要である．

a. 病態

　肺高血圧症は，2003年にWHOによって新しく分類された（表9）[30]．PPHは肺動脈系の血管収縮や血管の総断面積が減少することによって起こる肺高血圧症であり，原因は不明で，特発性肺動脈性肺高血圧とも呼ばれる．発症には遺伝学的背景と環境因子の"two hit theory"が有力と考えられている．トリガーとなる遺伝子の異常として，bone morphogenetic protein receptor type 2（BMPR2）などの変異が報告されている[31]．肺高

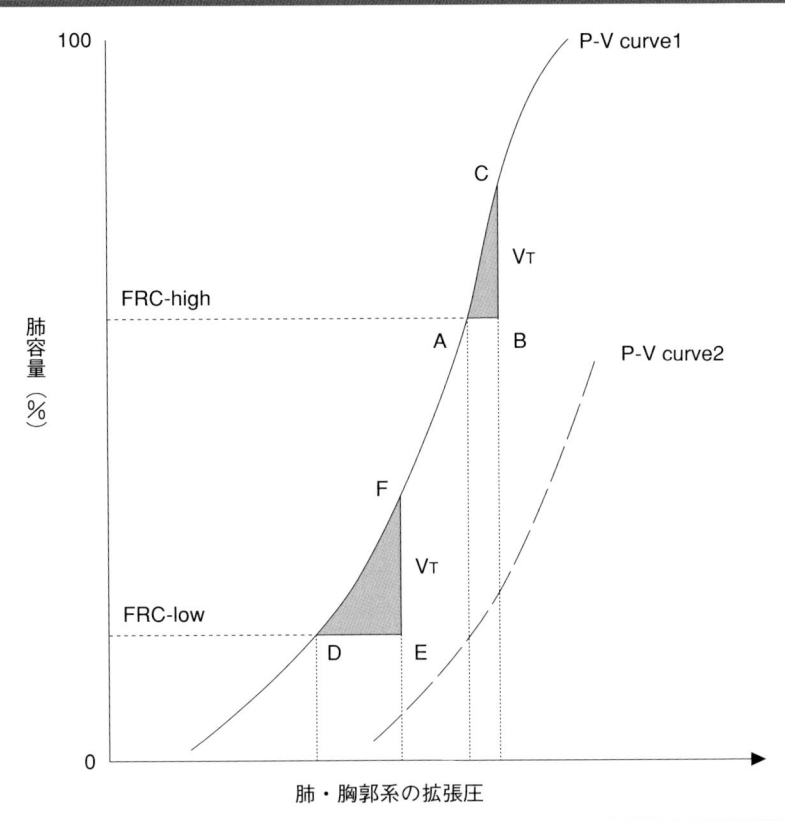

図3 呼吸仕事量（WOB）と肺・胸郭系における圧-容量曲線（pressure-volume curve）を用いたウィーニングの考察の一例

　人工呼吸中の患者の肺・胸郭系の圧-容量曲線を上図のP-V curve1と仮定する。機能的残気量（FRC）レベルをP-V curve1上の点Aとする。一定の1回換気量を得るための吸気WOBは三角形ABCの面積で表すことができる。抜管後も同じ圧・容量曲線を呈するかどうかは不明であり，P-V curve2のごとく変化するかもしれないが，ここでは簡便のため同じP-V curve1上で考察する。人工呼吸中はPEEPを用いられていることが多いため，抜管後のFRCレベルは低下することが予想される。低いFRCレベル近辺のP-V curveの傾きが緩やかであれば（曲線DF），PEEPを下げた場合や抜管後も同じ1回換気量を得るために必要な吸気WOBは三角形DEFのごとく増加することになる。

　血圧発現のメカニズムとしては，各種の刺激により血管平滑筋細胞のカリウムチャネルの機能が低下し，カスパーゼの抑制や細胞内カルシウムの増加により肺動脈が収縮する機序が大きな役割を果たしていると考えられる[32]。

　有効な内科的治療法のプロスタサイクリン静注製剤は1983年から英国で承認されていたが，日本では1999年にようやく使用可能となった。その後，PED5阻害薬（クエン酸シルデナフィル）とエンドセリン受容体拮抗薬（ボセンタン）の有効性が確認されている。

　PPHに対する外科的療法としては，心房中隔開窓術と心肺同時移植が実施されていたが，前者は延命のみを目的とするものであり，後者の成績は芳しくなかった。しかし，PPHに対する両側生体肺移植，さらには一側生体肺移植の有効性が注目され，症例が重

表9 肺高血圧症のWHO分類（2003年，The Evian Clinical Classification）

1. Pulmonary arterial hypertension
    1.1 Primary pulmonary hypertension
        (a) Sporadic
        (b) Familial
    1.2 Related to
        (a) Collagen vascular disease
        (b) Congenital systemic-to-pulmonary shunts
        (c) Portal hypertension
        (d) Human immunodeficiency virus infection
        (e) Drugs/toxins
            (1) Anorexigens
            (2) Other
        (f) Persistent pulmonary hypertension of the newborn
        (g) Other
2. Pulmonary venous hypertension
    2.1 Left-sided atrial or ventricular heart disease
    2.2 Left-sided valvular heart disease
    2.3 Extrinsic compression of central pulmonary veins
        (a) Fibrosing mediastinitis
        (b) Adenopathy/tumors
    2.4 Pulmonary veno-occlusive disease
    2.5 Other
3. Pulmonary hypertension associated with disorders of the respiratory system or hypoxemia
    3.1 Chronic obstructive pulmonary disease
    3.2 Interstitial lung disease
    3.3 Sleep-disordered breathing
    3.4 Alveolar hypoventilation disorders
    3.5 Chronic exposure to high altitude
    3.6 Neonatal lung disease
    3.7 Alveolar-capillary dysplasia
    3.8 Other
4. Pulmonary hypertension caused by chronic thrombotic or embolic disease
    4.1 Thromboembolic obstruction of proximal pulmonary arteries
    4.2 Obstruction of distal pulmonary arteries
        (a) Pulmonary embolism (thrombus, tumor, ova or parasites, foreign material)
        (b) In situ thrombosis
        (c) Sickle cell disease
5. Pulmonary hypertension caused by disorders directly affecting the pulmonary vasculature
    5.1 Inflammatory
        (a) Schistosomiasis
        (b) Sarcoidosis
        (c) Other
    5.2 Pulmonary capillary hemangiomatosis

ねられてきている。

b. 術前管理

　PPHは重症度によって周術期のリスクが大きく異なる。全身麻酔を施行するに際しては，麻酔導入時や術後に肺高血圧の悪化や循環虚脱などの危機的状況が発生する危険性が非常に高く，十分に術前評価し管理計画を立てる必要がある。

　肺動脈カテーテル検査は，肺高血圧症の評価において最も重要な検査であり，肺動脈圧，肺動脈圧拡張終期圧，肺動脈楔入圧（pulmonary artery wedge pressure：PAWP），心拍出量，肺末梢血管抵抗値などが計測できる。心係数2.5l/min/m^{2}以下の患者では，麻酔導入により循環虚脱を生じる可能性が高いものと考える。心係数2.0l/min/m^{2}以下の場合は，麻酔導入にECMOやPCPSのスタンバイが不可欠である。重症例では，PAWPが左室拡張終期容積を反映しない場合もあるため，心エコー検査が必要となる。心エコー検査は，肺高血圧のみならず右心室および左心室の機能や充満度が評価でき，さらには治療効果の判定にも有用であり，現在では必須の検査となっている。肺動脈カテーテル検査および心エコー検査の際に，高濃度酸素吸入や薬物療法への反応性を確認しておくことは，周術期の管理に有益である。

　PPH患者は，内科的治療を長期間継続している。プロスタサイクリンの持続静注を施行している場合には，周術期も同量を継続投与する。心拍出量の増加を期待して投与されているジギタリス製剤は，血中濃度と電解質のチェックが必要である。利尿薬の過剰投与は，右室の前負荷を減少させるため非常に危険である。術前から投与されているカルシウム拮抗薬は周術期にも継続投与するが，麻酔薬などとの相互作用があり，洞調律を維持することが重要である。PPHでは心室の充満に心房からの駆出が大きな役割を果たしており，心房細動や心房粗動の発生により心拍出量は急激に低下する。ワルファリンによる抗凝固療法で生存率の増加が認められており，術前に投与されている患者が多い。術式に応じて，術前から経口ワルファリンをヘパリン静注に変更する。プロスタサイクリンも抗凝固作用を有するため，ワルファリンとの併用は過度の抗凝固を来すことがあり要注意である。

　緊張により肺高血圧が増悪することもあるが，術前に鎮静薬を安易に投与すべきではない。重症者では，肺高血圧の増悪や循環虚脱を来す可能性がある。術前から患者に手順などを十分に説明し，信頼関係を築いておくことが麻酔導入に重要である。

c. 麻酔管理

　麻酔管理は，肺高血圧の悪化をできるかぎり回避するよう努めなければならない（表10）。主要な肺血管収縮刺激は，肺胞低酸素による低酸素性血管収縮である。また，アシドーシスや高二酸化炭素血症も直接的な肺血管収縮作用を有し，低酸素血症を悪化させて肺高血圧を促進する。肺胞低換気により肺高血圧は増悪し，循環虚脱や心不全が発生するため，高濃度酸素を投与し，過換気にしてPa$_{CO_2}$を低下させる。過度の最高気道内圧やPEEPは推奨されない。重症例では，当初から一酸化炭素（NO）吸入を開始する。NO吸入療法は，酸素化能の改善，肺動脈圧と肺血管抵抗の低下，および心拍出量の増加が

4. 重症肺疾患患者の呼吸管理

表10 肺高血圧クリーゼ（PH crisis）に対する周術期の治療戦略

1. トリガーとなる刺激を回避する
   手術やカテーテル検査などの侵襲的操作，気管挿管，痛み，緊張，咳，低酸素血症，アシドーシス，高二酸化炭素血症，造影剤，薬物，低体温，誤嚥，感染，心拍出量低下，低酸素性肺血管攣縮増強，など
2. 高濃度酸素投与
   通常　$F_{IO_2} = 1.0$
3. 鎮痛と鎮静
   Fentanyl を用いる場合が多い。咳や体動により症状悪化する場合には，筋弛緩薬を使用する
4. 人工呼吸
   過換気（Pa_{CO_2} 30 mmHg 前後）
   通常，PEEP は低く設定する
5. 一酸化窒素（NO）吸入
   当初，10～20 ppm 前後を目標とし，効果を評価し吸入濃度を増減する
6. プロスタサイクリン吸入
   日本では未承認だが，有効性は証明されている。間欠投与（1時間ごと）または持続吸入
7. 薬物療法
   肺血管拡張薬
   　　静脈内投与：プロスタサイクリン，ニトログリセリン
   　　経口：クエン酸シルデナフィル，ボセンタン
   心収縮力の増強と体血管抵抗の維持
   　　ドブタミン，ドパミン，PDE3 阻害薬，
   　　ノルエピネフリン
   ジピリダモール
   　　抗血小板作用と心筋血流量増加作用
8. 体外式心肺補助法の導入
   上記の治療が無効か，致死的な状況が続けば ECMO または PCPS の使用を考慮する。通常，静脈脱血-動脈送血方式を選択する

血圧を低下させることなく得られるのが最大の利点である。術前にPPHと診断されていた患者の中に，肺静脈閉塞病（pulmonary venoocclusive disease：PVOD）の患者が確定診断されないまま含まれていることがある。PVOD患者はNO吸入の効果が期待できず，逆に肺水腫を引き起こす可能性もあるため，注意が必要である。プロスタサイクリンの吸入療法も，酸素化能の改善以外はNOと同様の利点を有するが[33]，日本では残念ながら未承認である。NOとプロスタサイクリンの吸入は，シルデナフィルとの併用により効果が増強するとの興味深い報告がある[34,35]。近年，作用機序の異なる肺血管拡張薬の組み合わせが試みられている。

肺高血圧に対する薬物療法は，3つの主要なpathwayに作用する薬物が中心となる。cAMP系に作用するプロスタサイクリン，cGMP/一酸化窒素系に作用するPED5阻害薬（クエン酸シルデナフィル）と一酸化窒素，そしてエンドセリン系に作用するエンドセリン受容体拮抗薬（ボセンタン）が臨床使用されている。また，PDE3阻害薬のミルリノンは，肺血管抵抗も低下させ，心収縮力を高める作用を有するが，体血管抵抗も下げて低血圧を生じるため使用が制限される。

肺高血圧の治療薬の多くは血管拡張薬であり，使用による低血圧の発生を予測することは困難である．また，ほとんどすべての麻酔薬や鎮静薬は全身の血管抵抗を低下させる．PPH患者では心拍出量が限られているため，麻酔は体血圧の低下と冠動脈灌流の低下を生じる．さらに，左室の後負荷を減少させて左室の変形を増悪させる危険性を有する．PPH患者は右心不全のみならず左心不全も合併しており，麻酔導入により急速な循環虚脱に陥ることになる．ドブタミンはβ作動薬であり，その強心作用と肺血管拡張作用からPPH患者に対し心拍出量増加を目的として用いられることが多い．しかし，麻酔導入の際には体血管抵抗がさらに低下して，重篤な低血圧を来す危険性があるため，重症例ではドパミンやノルエピネフリンの持続静注により心拍出量と末梢血管抵抗を維持しながら，高用量フェンタニルを用いた麻酔導入を実施する．この場合，吸入麻酔薬やドルミカムを使用すべきでない．中心静脈ラインは，導入前に確保すべきである．肺動脈カテーテルや中心静脈カテーテルはPPH患者の管理上非常に有益なものであるが，挿入時に不整脈を誘発する危険性があるため，十分な注意が必要である．また，重症者では肺動脈カテーテル先端を肺動脈に挿入するのが困難である．

麻酔薬は，上記の点と重症度により選択する．中等度のPPHまでは，麻薬とミダゾラムやプロポフォールの組み合わせによる麻酔導入が可能な場合が多く，維持に吸入麻酔薬を用いることも可能である．しかし，重症者ではフェンタニル単独でさえ重度の血圧低下を引き起こすため，ノルエピネフリンなどの持続静注が必要となる．

硬膜外麻酔に関しては，PPHを有する妊婦に対する帝王切開の報告[36]もあり禁忌ではない．しかし，上記の麻酔薬と同様に，血管拡張による血圧の低下と胸部交感神経遮断による徐脈などの心機能抑制が問題となる．痛みは術後の肺高血圧上昇につながるため，硬膜外麻酔は有用な手段のひとつであるが，重症度を考慮して使用の適否を判断しなければならない．

d. 肺高血圧クリーゼ（PH crisis）

いろいろな刺激により肺血管が過剰に収縮し，肺高血圧と急性右心不全を来した状況を肺高血圧クリーゼ（PH crisis）と称する．周術期には，手術やカテーテル検査などの侵襲的操作，気管挿管，痛み，低酸素血症，アシドーシスなどの刺激が多く，肺高血圧クリーゼが発生しやすい．これらの刺激により，血管内皮細胞からのプロスタグランディンI_2やNOの産生が低下し，トロンボキサンの産生が増加し，肺血管が過剰収縮するものと考えられている．周術期において最も効果的な治療法は，高濃度酸素投与とNO吸入である．PH crisisに対する治療法の流れを表10に示す．

e. 術後管理

肺高血圧患者では，術後早期に急死する場合が多いことが報告されている[37]．原因としては，上記の肺高血圧クリーゼや肺血栓塞栓症，不整脈などが考えられる．周術期の全経過を通じて，低酸素血症，高二酸化炭素血症，低血圧，循環血液量減少を生じないように管理しなければならない．

PPHでは右心不全のみならず左心不全も合併していることが多く，肺血管を拡張する

だけでなく，その結果生じる肺血流量の増加に左心室機能が耐えうるかも問題となってくる．肺血管抵抗を下げる内科的および外科的治療が奏効した場合には，左心室の用量負荷は増加する．これは，特にPPH患者に対し肺移植を施行した術後に顕著に表れる．急激な肺血管抵抗の減少により，左室は前負荷と後負荷の急激な上昇に耐えることができず，急性左心不全に陥りやすい．これらの患者では，人工呼吸器からのウィーニングも患者の状態を観察しながら慎重に行う必要がある．急性左心不全が発生するかどうかの判断材料のひとつとして，左房圧が有用である．左房圧がウィーニングや体動，咳などにより急激な上昇を示す場合には，ウィーニングを緩徐にすると同時に，ミルリノンなどの循環作動薬を使用して左心不全を防ぐ．

■参考文献

1) Fletcher CM. The clinical diagnosis of pulmonary emphysema-an experimental study. Proc R Soc Med 1952; 45: 577-84.
2) Warner MA, Offord KP, Warner ME, et al. Role of preoperative cessation of smoking and other factors in postoperative pulmonary complications: a blinded prospective study of coronary artery patients. Mayo Clin 1989; 64: 609-16.
3) Wong D, Weber EC, Schell MJ, et al. Factors associated with postoperative pulmonary comications in patients with severe chronic obstructive pulmonary disease. Anesth Analg 1995; 80: 276-84.
4) KoppVJ, Arora SK, Boysen PG. Perioperative evaluation of pulmonary function. In: Murray MJ, Coursin DB, Pearl RG, et al, editors. Clinical care medicine: Perioperative management. Philadelphia: Lippincott-raven; 1997. p.399-414.
5) American Thoracic Society, European Respiratory Society. American Thoracic Society/European Respiratory Society International Multidisciplinary Consensus Classification of the Idiopathic Interstitial Pneumonias. This joint statement of the American Thoracic Society (ATS), and the European Respiratory Society (ERS) was adopted by the ATS board of directors, June 2001 and by the ERS Executive Committee, June 2001. Am J Respir Crit Care Med 2002; 165: 277-304. Erratum in: Am J Respir Crit Care Med 2002; 166: 426.
6) Kawasaki H, Nagai K, Yoshida J, et al. Postoperative morbidity, mortality, and survival in lung cancer associated with idiopathic pulmonary fibrosis. J Surg Oncol 2002; 81: 33-7.
7) Kumar P, Goldstraw P, Yamada K, et al. Pulmonary fibrosis and lung cancer: risk and benefit analysis of pulmonary resection. J Thorac Cardiovasc Surg 2003; 125: 1321-7.
8) Chiyo M, Sekine Y, Iwata T, et al. Impact of interstitial lung disease on surgical morbidity and mortality for lung cancer: analyses of short-term and long-term outcomes. J Thorac Cardiovasc Surg 2003; 126: 1141-6.
9) Kinnula VL, Fattman CL, Tan RJ, et al. Oxidative stress in pulmonary fibrosis: a possible role for redox modulatory therapy. Am J Respir Crit Care Med 2005; 172: 417-22.
10) Meduri GU, Carratu P, Freire AX. Evidence of biological efficacy for prolonged glucocorticoid treatment in patients with unresolving ARDS. Eur Respir J Suppl 2003; 42: 57s-64s.
11) Steinberg KP, Hudson LD, Goodman RB, et al. Efficacy and safety of corticosteroids for persistent acute respiratory distress syndrome. N Engl J Med 2006; 354: 1671-84.
12) Hedenstierna G, Edmark L. The effects of anesthesia and muscle paralysis on the respiratory system. Intensive Care Med 2005; 31: 1327-35.
13) Hickling KG, Walsh J, Henderson S, et al. Low mortality rate in adult respiratory distress syn-

drome using low-volume, pressure-limited ventilation with permissive hypercapnia: a prospective study. Critical Care Medicine 1994; 22: 1568.
14) Amato MB, Barbas CS, Medeiros DM, et al. Effect of a protective-ventilation strategy on mortality in the acute respiratory distress syndrome. N Engl J Med 1998; 338: 347.
15) Stewart TE, Meade MO, Cook DJ, et al. Evaluation of a ventilation strategy to prevent barotrauma in patients at high risk for acute respiratory distress syndrome. N Engl J Med 1998; 338: 355.
16) Dreyfuss D, Saumon G. Ventilator-induced lung injury. Lessons from experimental studies. Am J Respir Crit Care Med 1998; 157: 294.
17) Amato MB, Barbas CS, Medeiros DM, et al. Beneficial effects of the "Open lung approach" with low distending pressure in acute respiratory distress syndrome. Am J respir Crit Care Med 1995; 152: 1835.
18) The Acute Respiratory Distress Syndrome Network. Ventilation with lower tidal volumes as compared with traditional tidal volumes for acute lung injury and the acute respiratory distress syndrome. N Engl J Med 2000; 342: 1301-8.
19) Hickling KG. Reinterpreting the pressure-volume curve in patients with acute respiratory distress syndrome. Curr Opin Crit Care 2002; 8: 32-38.
20) Hickling KG. Best compliance during a decremental, but not incremental, positive end-expiratory pressure trial is related to open-lung positive end-expiratory pressure: a mathematical model of acute respiratory distress syndrome lungs. Am J Respir Crit Care Med 2001; 163: 69-78.
21) Gattinoni L, Caironi P, Cressoni M, et al. Lung recruitment in patients with the acute respiratory distress syndrome. N Engl J Med 2006; 354: 1775-86.
22) Tarhan S, Moffitt EA, Sessler AD, et al. Risk of anesthesia and surgery in patients with chronic bronchitis and chronic obstructive pulmonary disease. Surgery 1973; 74: 720-6.
23) Jayr C, Mollie A, Bourgain JL, et al. Postoperative pulmonary complications: general anesthesia with postoperative parenteral morphine compared with epidural analgesia. Surgery 1988; 104: 57-63.
24) Kroenke K, Lawrence VA, Theroux JF, et al. Postoperative complications after thoracic and major abdominal surgery in patients with and without obstructive lung disease. Chest 1993; 104: 1445-51.
25) Smetana GW. Preoperative pulmonary evaluation. N Engl J Med 1999; 340: 937-44.
26) Tuxen DV, Lane S. The effects of ventilation pattern on hyperinflation, airway pressures, and circulation in mechanical ventilation of patients with severe airflow obstruction. Am rev Respir Dis 1987; 136: 872.
27) Connors AF, McCaffee RD, Gray BA. Effect of inspiratory flow rate on gas exchange during mechanical ventilation. Am Rev Respir Dis 1981; 124: 537.
28) Ranieri VM, Giuliani R, Cinnella G, et al. Physiologic effects of positive end-expiratory pressure in COPD patients during acute ventilatory failure and controlled mechanical ventilation. Am Rev Respir Dis 1993; 147: 5.
29) Menzies R, Gibbons W, Goldberg P. Determinants of weaning and survival among patients with COPD who require mechanical ventilation for acute respiratory failure. Chest 1989; 95: 398.
30) Fishman AP. Primary pulmonary arterial hypertension: A look back. J Am Coll Cardiol 2003; 43: 2s-4s.
31) Lui F, Ventura F, Doody J, et al. Human type II receptor for bone morphogenetic proteins (BMPs): Extension of the two-kinase receptor model to the BMPs. Mol Cell Biol 1995; 15: 3479-86.

32) Weir EK, López-Barneo J, Buckler KJ, et al. Mechanisms of disease: Acute oxygen-sensing Mechanisms. N Engl J Med 2005; 353: 2042-55.
33) Schroeder RA, Wood GL, Plotkin JS, et al. Intraoperative use of inhaled PGI (2) for acute pulmonary hypertension and right ventricular failure. Anesth Analg 2000; 91: 291-5.
34) Atz AM, Lefler AK, Fairbrother DL, et al. Sildenafil augments the effect of inhaled nitric oxide for postoperative pulmonary hypertensive crises. J Thorac Cardiovasc Surg 2002; 124: 628-9.
35) Wilkens H, Guth A, Konig J, et al. Effect of inhaled iloprost plus oral sildenafil in patients with primary pulmonary hypertension. Circulation 2001; 104: 1218-22.
36) Weiss BM, Maggiorini M, Jenni R, et al. Pregnant patient with primary pulmonary hypertension: inhaled pulmonary vasodilators and epidural anesthesia for cesarean delivery. Anesthesiology 2000; 92: 1191-4.
37) Burrows FA, Klinck JR, Rabinovitch M, et al. Pulmonary hypertension in children: perioperative management. Can Anaesth Soc J 1986; 33: 606-28.

（五藤　恵次）

臨床各論 5 脳神経・筋疾患患者の呼吸管理

はじめに

　周術期の呼吸管理（神経・筋疾患）に関して種々の病態があり，それぞれの患者に対応した周術期管理が求められるが，本項では最近の新しい知見，あるいは興味をひかれている疾患として，脳外科手術では，頭蓋内圧亢進患者と意識下手術（awake craniotomy）を，筋疾患として重症筋無力症をとりあげた。

頭蓋内圧亢進患者の呼吸管理

1 はじめに

　脳・脊髄は，ともにその外側を硬い頭蓋骨・脊柱によって囲まれている。表1に示すような種々の原因[1]により，その容積が増大した場合，容易に内圧が亢進した状態に陥る（図1）[2]。正常の脳脊髄液圧は10〜15mmHgであり，それが40mmHg以上に上昇したとき，頭蓋内圧（脳圧）亢進状態となる。頭蓋内圧が亢進した場合の大きな問題は，脳虚血と脳ヘルニアである。

　脳の灌流圧（cerebral perfusion pressure：CPP）は，平均動脈圧（mean arterial pressure：MAP）と，頭蓋内圧（intracranial pressure：ICP）により規定される（CPP＝MAP－ICP）。ICPが上昇した場合，CPPは低下し，結果として脳血流量（cerebral blood flow：CBF）は低下する。ICP上昇の初期では，MAPが上昇することにより代償され，CPPは正常値である70mmHg程度に保たれる。しかし，さらにICPが上昇すると，この代償機能も限界を迎え，しだいにCPPが低下し，結果として脳虚血が発生する。このような事態にならないために，頭蓋内圧亢進に対する治療が行われる（表2，3）[3]。

　また，頭蓋内圧の亢進は，脳ヘルニアを引き起こす。脳ヘルニアは，頭蓋内の各分画間，頭蓋内と脊髄くも膜下腔の間の圧格差で生じる。図2に代表的なヘルニアを示す。ヘルニアはその発生部位により重篤な状態を引き起こすので，占拠性病変が原因の場合には，緊急手術の適応となる[1]。

表1　頭蓋内圧亢進で考えられる疾患

1) 脳腫瘍
2) 脳血管障害
   脳梗塞・脳出血・くも膜下出血・脳動静脈奇形など
3) 頭部外傷
   脳内血腫・硬膜外血腫・硬膜下血腫・外傷性くも膜下血腫など
4) 脳の感染症
   脳炎・癒着性くも膜炎・髄膜炎・血栓性静脈炎など
5) 水頭症
   先天性水頭症・後天性水頭症（くも膜下出血後など）
6) 高血圧
   重症高血圧
7) 良性の頭蓋内圧亢進
   妊娠・肥満・貧血など

（篠原幸人. 頭蓋内圧（脳圧）亢進症候. 高久史麿, 尾形悦郎, 黒川　清ほか監修. 新臨床内科学. 第8版. 東京: 医学書院; 2002. p.1414-6より引用）

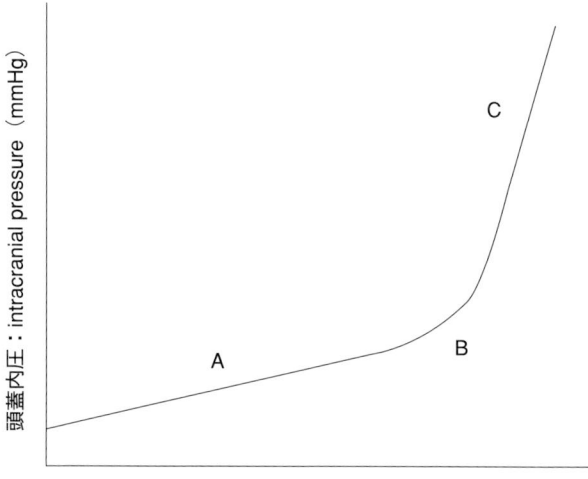

図1　頭蓋内の圧-量関係
　　　（intracranial pressure-volume relationship）

　頭蓋内容量（intracranial volume）が増大しても，その初期には頭蓋内圧（intracranial pressure）の上昇はわずかである（A：代償期）。さらに頭蓋内容量が増大すると，頭蓋内圧は加速度的に上昇し始め（B：上昇期），さらに頭蓋内容量が増加すると，頭蓋内圧は著明に上昇する（C：非代償期）。

　（土肥修司. 頭蓋内圧（脳圧）亢進時の麻酔管理. 麻酔 1994; 43: S77-S85より引用）

表2 頭蓋内圧亢進に対する治療

	方法	注意点
頭部挙上	15〜30℃の頭高位	十分な輸液でCPP低下を防ぐ。
浸透圧利尿薬	マンニトール・グリセオール 0.25〜1.0 g/kg	血清浸透圧が320 mOsm/l 以上では用いない。急速投与は避ける。リバウンド現象の可能性
バルビツレート療法	チオペンタール 5 mg/kgを急速静注後，2〜5 mg/kg/hrで持続投与	循環抑制，肝・腎機能障害に注意。投与期間は2〜3日程度にとどめる。
過換気療法	気管挿管下で調節呼吸 Pa_{CO_2}を35〜40 mmHgに維持 必要に応じて30〜35 mmHg	効果は短期的で，虚血を助長する可能性あり。Sj_{VO_2}モニター下で実施する。
軽度低体温療法	十分な麻酔下に深部体温を32〜35℃に維持	シバリング，低カリウム血症，免疫能低下に注意
外科的治療	内減圧・外減圧術 持続脳室ドレナージ	外減圧の効果は，なお要検討

(定光大海，前川剛志．脳・脊髄傷害の病態と治療法．坂部武史編著．脳神経外科手術と麻酔．東京：真興交易医書出版部; 2002. p.110-8より引用)

表3 頭蓋内圧亢進時における全身管理の指標

	パラメータ	目標値
呼吸	Sa_{O_2}, Pa_{O_2}	>95%，100 mmHg
	Pa_{CO_2}	35〜40 mmHg，必要に応じて30〜35 mmHg
循環	CPP	>70 mmHg
	ICP	<20 mmHg
血液・生化学	血糖	80〜150 mg/dl
	Ht, Hb	30〜35%，10〜12 g/dl
	血清アルブミン	≧3.0 g/dl
	血清浸透圧	280〜320 mOsm/l
	動脈血pH	7.40±0.05
代謝	体温（脳温）	≦37℃
	Sj_{VO_2}	>60%

(定光大海，前川剛志．脳・脊髄傷害の病態と治療法．坂部武史編著．脳神経外科手術と麻酔．東京：真興交易医書出版部; 2002. p.110-8より引用)

2 麻酔法

　脳腫瘍や，脳血管障害（脳出血・くも膜下出血など），頭部外傷患者に対して，その原因脳疾患以外の手術を施す状況はあまり多くないと考えられるので，本項では脳神経外科手術の麻酔について述べる。

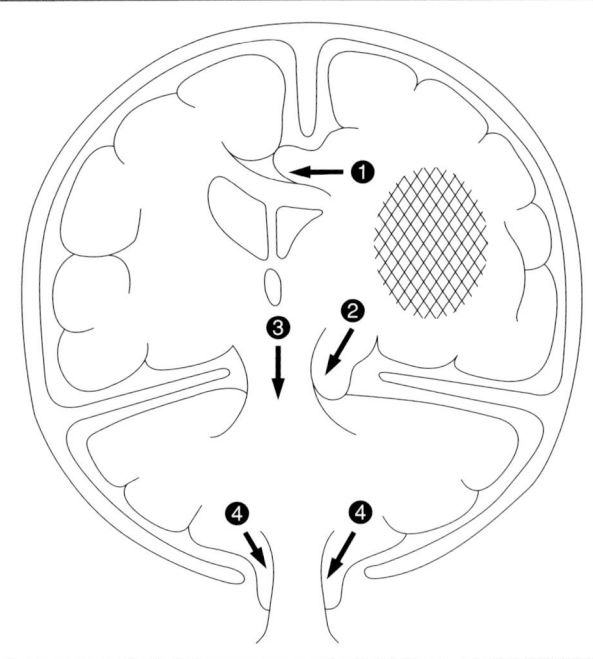

図2 頭蓋内亢進によりみられる各種脳ヘルニア
①帯状回ヘルニア
②鉤ヘルニア：中脳が圧迫されて押し下げられ，外転神経・動眼神経麻痺による眼球運動障害が出現し，さらには後大脳動脈の圧迫症状も出現しうる。
③正中ヘルニア：上部脳幹が下方に変位することにより，四肢麻痺・除脳硬直・眼球運動障害が出現する。
④小脳扁桃ヘルニア：昏睡・延髄圧迫による呼吸停止が生じる。
（篠原幸人．頭蓋内圧（脳圧）亢進症候．高久史麿，尾形悦郎，黒川　清ほか監修．新臨床内科学．第8版．東京：医学書院；2002．p.1414-6より引用）

　陳旧性の脳出血や慢性硬膜下出血に対する穿頭術は，局所麻酔のみで行う。しかし，それ以外の脳神経外科手術では，全身麻酔・気管挿管下の開頭術，もしくは意識下手術（後述）となる。
　導入は，プロポフォールもしくはチオペンタールを用いた急速導入で行う。フェンタニル，ベクロニウムを投与し，気管挿管を行う。気管挿管時には，バッキングさせないように注意をはらう必要がある。
　全身麻酔維持に用いる麻酔薬としては，セボフルランは脳血流の自動調節能力を維持するので，頭蓋内圧が亢進し，脳虚血の発生が危惧される患者の麻酔には適しているといえる。これに対し，プロポフォールは，一般に頭蓋内圧を低下させる作用があるとされるが，脳代謝率（cerebral metabolism rate：CMR）を低下させる以上にCBFを低下させてしまい，結果として脳の酸素化を悪化させ，ひいては脳虚血症状を助長してしまう可能性があり，その使用には注意が必要である（表4）[4]。亜酸化窒素は，脳代謝，脳血流量，ICPを上昇させるため，その使用は避けるべきである。
　鎮痛はフェンタニルで行う。術後疼痛が強い場合，患者がいきむことにより，頭蓋内

表4 麻酔薬と脳血流・酸素消費

	脳代謝率 CMR	脳血流 CBF	CMR/CBF
Sevoflurane	↓	→ or ↗	→ or ↗
Propofol	↓	↓↓	↓

表5 脳循環に関するFickの原理と内頸静脈球部血酸素飽和度

$CMRO_2 = CBF (Ca_{O_2} - Cjv_{O_2})/100$ (%)
　血液中の溶存酸素を無視すると
$Sjv_{O_2} = Sa_{O_2} - 100 \times CMRO_2/(1.39 \times Hb \times CBF/100)$
　　　$= Sa_{O_2}(1 - CMRO_2/CDO_2)$

$CMRO_2$	脳酸素消費量（3～5 ml/100 g 脳/min）
CDO_2	脳酸素供給量（8～10 ml/100 g 脳/min）
CBF	脳血流量（45～50 ml/100 g 脳/min）
Ca_{O_2}	動脈血酸素含量（18～20 ml/100 ml 血液）
Cjv_{O_2}	内頸静脈球部血酸素含量（10～14 ml/100 ml 血液）
Sa_{O_2}	動脈血酸素飽和度（95～99％）
Sjv_{O_2}	内頸静脈球部血酸素飽和度（55～75％）

（国広 充, 立石彰男, 坂部武史. 脳・脊髄機能モニタリング. ICUとCCU 2001; 25: 667-76より引用）

圧がさらに亢進する可能性がある。このような事態を避けるためには，術中に十分フェンタニルを投与する必要がある。しかし，脳神経外科手術の術後では，早期の意識レベル，および神経学的チェックを行わなければならないので，覚醒のよい麻酔を行うことが求められる。ここにジレンマが発生するが，薬物動態解析ソフトなどを用いてフェンタニルの血中濃度を計算しながら投与するとよいと思われる。

3 呼吸管理

　頭蓋内圧亢進患者の呼吸管理においては，過換気によってICPを低下させる戦略が選択されてきた。過換気によるPa_{CO_2}の低下は，脳血管を収縮させ，脳容量の低下をもたらすことにより，頭蓋内圧を低下させる。しかし，過換気による脳血管収縮は，脳虚血の危険性もはらんでいる。実際，10分程度の過換気により，脳組織酸素分圧が著明に低下したとの報告もあり，過換気は脳酸素化には不利であることを肝に銘じなければならない[5]。特にプロポフォールで麻酔をしている場合には，プロポフォール自体に脳血流低下作用があるので，さらなる注意が必要である[4]。いずれにせよ，過換気は可能ならば慎むべきであり，もし必要な場合にもPa_{CO_2}の低下は30 mmHg程度までに収めておくべきである（表2，3）。

　また脳の酸素化は，内頸静脈球部血酸素飽和度（Sjv_{O_2}）と，動脈血酸素飽和を測定し，Fickの原理から間接的に評価することができる（表5）[6]。採血による間欠的な測定でもよいが，オキシメトリックカテーテルを挿入することにより，Sjv_{O_2}を連続的にモニタリン

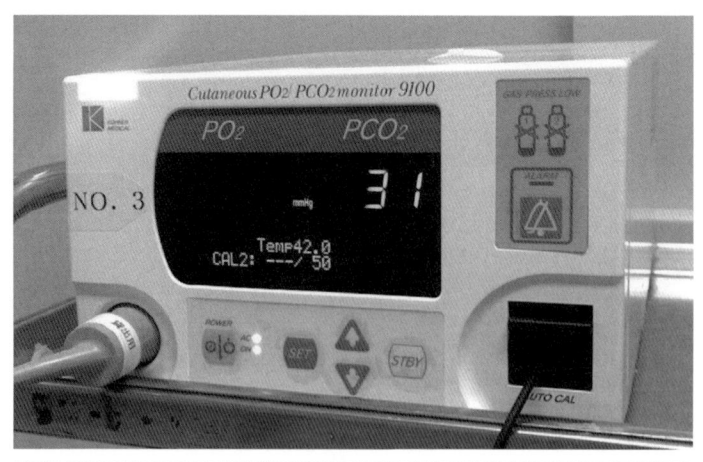

図3 経皮的 Pa_{CO_2} 測定装置
Cutaneous P_{O_2}・P_{CO_2} monitor model 911™ : KOHKEN MEDICAL/Tokyo
プローブを皮膚に貼り付けることにより，P_{O_2} および P_{CO_2} の値を連続的にモニタリングすることが可能である。

グすることができる。過換気療法を行う際には，このカテーテルを挿入し，脳酸素化を連続的にモニタリングする必要があるかもしれない。

　過換気による呼吸管理を，24時間以上続けた後には，脳血管周囲の脳脊髄液のpHが正常化し，過換気による頭蓋内圧低下効果は消失してしまう[7]。過換気による効果は一時的なものであり，急場しのぎにすぎないことと認識すべきである。また，このような状態から，急に Pa_{CO_2} を正常値（40mmHg程度）に戻すと，逆に頭蓋内圧が亢進してしまう可能性があるので注意が必要である[7,8]。術後早期の抜管では問題とはならないが，術後長期にわたり人工呼吸管理を要した症例では，Pa_{CO_2} の値をモニタリングしつつ，慎重に人工呼吸からの離脱をはからねばならない。

　肺水腫（神経原性肺水腫を含む）を併発した症例など，酸素化の悪い症例では呼気終末陽圧（positive end-expiratory pressure：PEEP）を用いることとなるが，不用意な high PEEP は静脈圧を上昇させ，結果としてCPPを低下させるので注意する必要がある。PEEP圧は必要最小限にとどめるべきである。

　人工呼吸からの離脱，抜管後には，呼吸状態を入念に観察する。抜管後に呼吸状態が不安定な患者では Pa_{CO_2} が上昇し，これにより頭蓋内圧が亢進し，思わぬ神経学的異常を呈する場合があるので注意が必要である。抜管後も Pa_{CO_2} をモニタリングすべきである。採血による間欠的なモニタリングでもよいが，経皮的に血中ガス分圧（Pa_{O_2} および Pa_{CO_2}）を測定する装置もあり，使用するとよい（図3）。呼吸が不安定で，Pa_{CO_2} の上昇がみられた場合は，エアウェイ（airway）挿入や，場合によっては気管挿管や気管切開による人工呼吸管理も視野にいれなければならない。

意識下手術（awake craniotomy）の呼吸管理

1 はじめに

　Awake craniotomyとは，脳神経外科開頭手術中に患者を覚醒させ，大脳皮質の機能マッピングをした後，覚醒下でその機能を（発語・運動などのタスクを行わせることにより）モニタリングしながら病変を切除する方法である[9)10)]。また，広い意味においては，パーキンソン病や難治性疼痛に対する脳深部電極埋め込み術など，いわゆる機能神経外科手術に対する麻酔管理もその範疇となる。

　Awake craniotomyの麻酔では，術中のタスク時は発語のため，気管チューブやラリンジアルマスク（laryngeal mask airway：LMA）を留置しておけない。その一方で，①過鎮静，②循環不全，③コントロール不能な痙攣，④不穏時などではただちに手術を中止し，緊急的に気道を確保し，深麻酔下での麻酔管理を行わなければならないという危険性をはらんでいる。よって，このような状況に対応した気道確保の方法が最大の課題となる。また，脳腫瘍など占拠性病変が対象となる場合は，頭蓋内圧（脳圧）管理も必要とされる。

2 麻酔法

　気道確保の問題もあり，吸入麻酔薬は使いにくく，プロポフォールに少量のフェンタニルを併用した全静脈麻酔での管理が主流である。これに，眼窩上神経（supraorbital nerve）・頬骨神経頬骨側頭枝（zygomatico-temporal nerve）・耳介側頭神経（auriculo-temporal nerve）・小後頭神経（lesser occipital nerve）・大後頭神経（great occipital nerve）ブロックを併用する（図4）[9)10)]。局所麻酔薬は，1％リドカイン・0.25％ブピバカイン・0.75％ロピバカインなどを用いる。作用時間延長を狙ってアドレナリンを併用してもよいが[11)]，多量を用いる場合には注意が必要である。

　手術開始時には，さらに皮切部位に局所麻酔を行い，開頭後，局所麻酔薬を浸潤したベンシーツ（脳神経外科用シート）で硬膜表面に浸潤麻酔を行う（図5）。

　米国ユタ大学では，プロポフォール＋レミフェンタニルで麻酔管理が行われている[12)]。また，デクスメデトミジンの使用報告も散見される[13)14)]。今後，プロポフォール＋レミフェンタニル，もしくはデクスメデトミジン＋レミフェンタニルによる全静脈麻酔に，神経ブロックを併用するという麻酔管理法が主流となっていくと思われる[15)]。

3 呼吸管理

　われわれの施設では，特段の気道確保を行わず，鼻カニューレによる酸素投与下に手術を行っている[10)]。この方法は気道を確保していないため，安全な麻酔（気道）管理や，

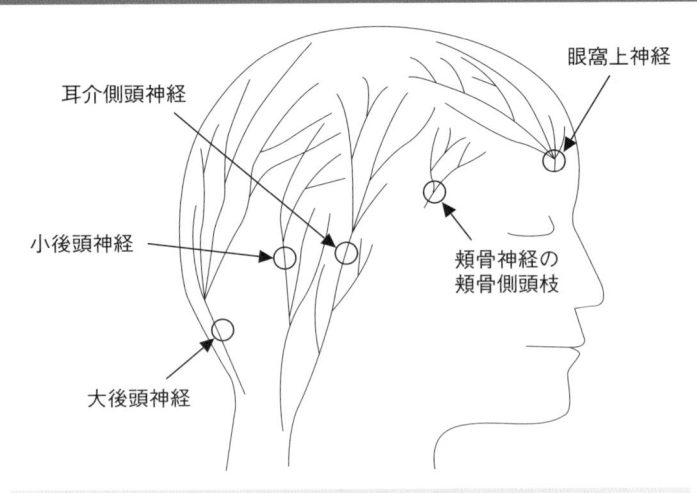

図4 神経ブロック
　ブロックする神経は，眼窩上神経・頬骨神経頬骨側頭枝・耳介側頭神経・小後頭神経・大後頭神経の5か所。1％リドカイン・0.25％ブピバカイン・0.75％ロピバカインなどを用いる。作用時間延長を狙ってアドレナリンを併用してもよいが，多量を用いる場合には注意が必要である。

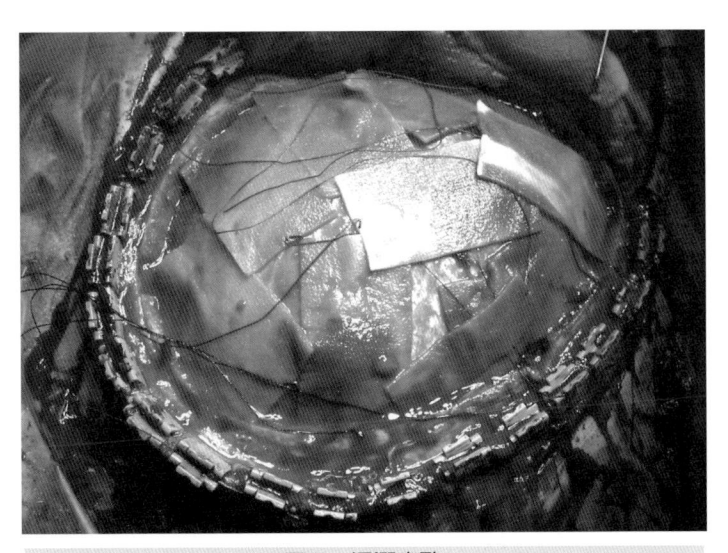

図5 浸潤麻酔
　開頭後，局所麻酔薬を浸潤させたベンシーツ（脳神経外科用シート）で硬膜表面に浸潤麻酔を行う。

脳圧管理という面からは劣るが，患者の苦痛はもっとも少ない方法であると考えている。緊急に気道を確保しければならない場合に備えて，離被架の立て方，覆布のかけ方に工夫が必要である（図6）。

　この方法に対して，LMA，鼻マスクを用いた非侵襲的陽圧換気（noninvasive positive pressure ventilation：NIPPV），挿管チューブを経鼻エアウェイとして挿入するなどの方法で気道管理を行っている施設もある。表6に各方法の利点・欠点を示す。

　LMAを用いた方法は，まず全身麻酔下にLMAを挿入し，開頭を行う。次に患者を覚醒

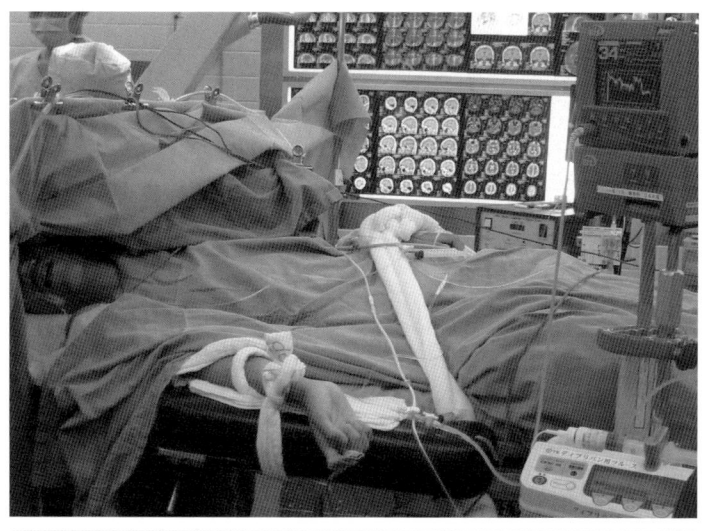

図6 術中の体位

15歳，男性，難治性てんかんに対してawake craniotomyでの焦点切除術を行った。体位は術側を上にした半側臥位。頭部は馬蹄を用いて固定し体幹と頭部がねじれないようにした。頸部は軽度伸展位。患者の顔面周囲にスペースを確保し，緊急気道確保時などに麻酔科医がすぐにアプローチできるように工夫した。

表6 各種の気道管理方法のawake craniotomyにおける利点・欠点

項目	挿管	LMA（タスク時には抜去）	Nasal Airway（挿管チューブ使用）	Nasal NIPPV	カニューレのみ
気道維持能力	優れている	優れている	やや劣る	やや劣る	劣る（緊急挿管によりrecover可能）
誤嚥などに対する気道防御力	優れている	やや劣る	劣る	劣る	劣る
脳圧管理	優れている	優れている	劣る	優れている	劣る
発語・発声	不可能	やや劣る	やや劣る	問題なし	問題なし
患者の苦痛	難あり	やや難あり	やや難あり	やや難あり	問題なし

（倉田二郎，丸山隆志，野村 実ほか．脳腫瘍手術における覚醒下開頭術麻酔．古家 仁編著．Awake Craniotomyの実践—麻酔管理の要点—．東京: 真興交易医書出版部; 2003. 99-112より改変引用）

させマッピングなどを行う際に，LMAを抜去する。マッピング終了後，閉頭時には再びLMAを挿入し，深麻酔による管理を行うというものである。この方法ではLMA挿入・再挿入など手技がやや煩雑であるが，LMA挿入時には調節呼吸が行えるので，二酸化炭素蓄積による脳圧亢進に対しては有利である[16)17)]。また，誤嚥を予防するという観点からは，胃管を留置することができるProSeal LMA®を使用することが望ましい。

鼻マスクを用いたNIPPV法は，気道確保という点ではやや劣るものの，種々の呼吸モードを用いることができるので，自発呼吸を残しながら高二酸化炭素血症による脳圧亢進を防ぐことが可能であり，有利である（表7）。実際のawake craniotomy時は，biphasic

表7　各種呼吸モードのawake craniotomyにおける長所・短所

効果/呼吸モード	CPAP	Auto-CPAP	BIPAP	PAV	IPPV
上気道維持	優	適正圧自動設定	優	優	劣る
CO_2コントロール	なし	なし	優	劣る	優
自発呼吸温存	優	優	可能	優	劣る
呼吸努力の軽減	なし	なし	やや劣る	優	劣る

CPAP：continuous positive airway pressure
BIPAP：biphasic positive airway pressure
PAV：proportional assist ventilation
IPPV：intermittent positive pressure ventilation

(倉田二郎, 丸山隆志, 野村　実ほか. 脳腫瘍手術における覚醒下開頭術麻酔. 古家　仁編著. Awake Craniotomyの実践―麻酔管理の要点―. 東京: 真興交易医書出版部; 2003. 99-112より引用)

positive airway pressure（BIPAP）で管理している。自発呼吸がしっかりしている状態ではspontaneous mode（Sモード）を用い，自発呼吸が抑制されてしまった場合は，spontaneous/timed mode（S/Tモード），もしくはtimed mode（Tモード）を用いている。覚醒時には，しだいに呼吸器によるアシストを下げていく。これにより，自由な発語が可能となる[18)][19)]。

挿管チューブを経鼻エアウェイとして挿入する方法は，高容量低圧カフを有するスパイラルチューブを経鼻挿入し，チューブ先端を喉頭蓋下に留置することにより，経鼻エアウェイとして使用する。このとき高容量低圧カフを膨らませることにより，下咽頭をパックすることが可能となる。これにより舌根沈下による上気道狭窄を防止できる。しかしながら，この程度のパックでは陽圧による呼吸管理は難しく，原則的に自発呼吸管理となるようである。覚醒時には，カフをへこませることにより，スムーズな発語が可能となる。また，この方法の特徴としては，緊急に挿管をしなければならなくなった場合，留置しているスパイラルチューブをファイバーガイド下に押し進めることにより，容易に挿管が可能な点が挙げられる[20)]。

以上のように，awake craniotomyの呼吸管理には，多種多様な方法が存在する。各々の方法には一長一短があり，どの方法がベストスタンダードであるとは言い難いものがある。ただ言えることは，awake craniotomyとは麻酔科医・外科医・患者の三者が，eloquent area（言語野や運動野などの機能野）に傷害を与えずに手術を遂行するというひとつの目標に向かって一致協力して行う手術である。よって，外科医との綿密な打ち合わせ，患者との手術シミュレーションや手術説明が重要である。そのうえで，その施設，その症例にあったよりよい方法を選択すべきである。また，そのためには，麻酔科医として，各方法の理論，実際に精通しておかなければならないことは言うまでもない。

重症筋無力症患者の呼吸管理

1 はじめに

　重症筋無力症（myasthenia gravis：MG）は，アセチルコリン（ACh）を伝達物質とする神経筋シナプスの筋肉側受容体であるニコチン性アセチルコリン受容体（nAChR）に特異的に感作された，ヘルパーT細胞依存性に自己抗体（抗nAChR抗体）が産生されることにより起こる疾患である。

　発症率は，5〜6.7人/10万人で，わが国における有病者は5,000〜7,000人と推定される。10〜40歳代が好発年齢であり，10歳以下や65歳以上には少ないとされる。男女比は1：1.85と，女性にやや多い傾向を示す[21) 22)]。

　初発症状は，眼瞼下垂や復視などの眼症状が多い。症状が悪化すると全身の骨格筋（特に近位筋）の易疲労性や筋力低下が起こり，嚥下障害，構音障害，呼吸障害を来すことがある。病型分類として，Osserman分類（表8），もしくはMyasthenia Gravis Foundation of America（MGFA）score（表9）などが用いられている[21) 23)]。

　通常は，午前中は比較的症状が軽く，夕刻になると症状が悪化するという日内変動がある。近年は，抗コリンエステラーゼ薬療法以外に，ステロイドやアザチオプリン，シクロスポリンA，タクロリムスなどの免疫抑制剤，大量γグロブリン療法，血漿交換療法，胸腺摘出術（図7）などの積極的治療法が行われ，予後は改善された。予後が改善された一方，MGの治療法である胸腺摘出以外の手術を受ける患者が増加することが予測される。

2 麻酔法

　麻酔導入は，入眠量の静脈麻酔薬を投与した後，マスク換気で十分な麻酔深度を得る。

表8　Osserman分類

A：新生児一過性（Transient neonatal）
B：若年型（Juvenile）
C：成人型（Adult）
　　Ⅰ．眼輪筋〜限局性（Ocular）
　　　　非進行性，しばしば一側のみ障害される。予後良好
　　Ⅱ．全身型（Generalized）
　　　　予後良好
　　Ⅲ．急性劇症型（Acute fluminant）
　　　　予後不良
　　Ⅳ．晩期重症型（Late severe）
　　　　Ⅰ，Ⅱ型の発症2年以後にみられる。予後不良
　　Ⅴ．筋萎縮型（With muscular atrophy）
　　　　予後はやや不良

表9 MGFA clinical classification

Class I	眼輪筋型：眼輪筋の筋力低下も含む 他のすべての筋力は正常
Class II	眼以外の筋の軽度筋力低下 眼の症状の程度は問わない
IIa	四肢・体幹＞口腔・咽頭・呼吸筋の筋力低下
IIb	四肢・体幹≦口腔・咽頭・呼吸筋の筋力低下
Class III	眼以外の筋の中等度の筋力低下 眼の症状の程度は問わない
IIIa	四肢・体幹＞口腔・咽頭・呼吸筋の筋力低下
IIIb	四肢・体幹≦口腔・咽頭・呼吸筋の筋力低下
Class IV	眼以外の筋の高度の筋力低下 眼の症状の程度は問わない
IVa	四肢・体幹＞口腔・咽頭・呼吸筋の筋力低下
IVb	四肢・体幹≦口腔・咽頭・呼吸筋の筋力低下
Class V	挿管。人工呼吸の有無は問わない 眼の症状の程度は問わない （通常の術後管理は除く。経管栄養のみで挿管されていない場合は，IVbに含む）

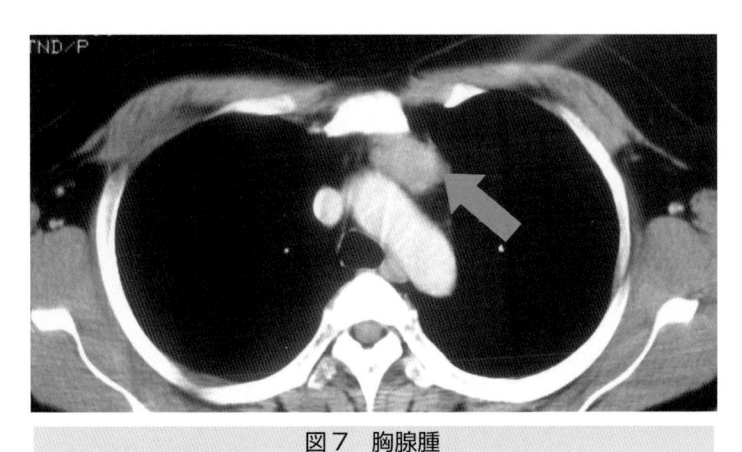

図7 胸腺腫
31歳，男性。MGFA分類 Class IIaの重症筋無力症。φ20×41mmの胸腺種を認め，全身麻酔下に摘出術を施行した。

挿管は，可能ならば筋弛緩薬を投与せず，局所麻酔薬の喉頭部へのスプレーなどを用いて反射を抑制したうえで，素早く行う。MGでは，揮発性麻酔薬の筋弛緩効果が増強しているので，この方法で十分挿管は可能である。また，プロポフォールは咽頭・喉頭反射を抑制するので有利である。

本疾患では，非脱分極性の筋弛緩薬に対する感受性が増大しているので，投与の必要性がある場合でも，筋弛緩モニター装着下に（図8），その投与量は最小限にする。また，抗nAChR抗体価と非脱分極性筋弛緩薬との感受性には逆相関が成り立つという報告もあり，これを参考に投与計画を立てるとよい（図9)[24]。

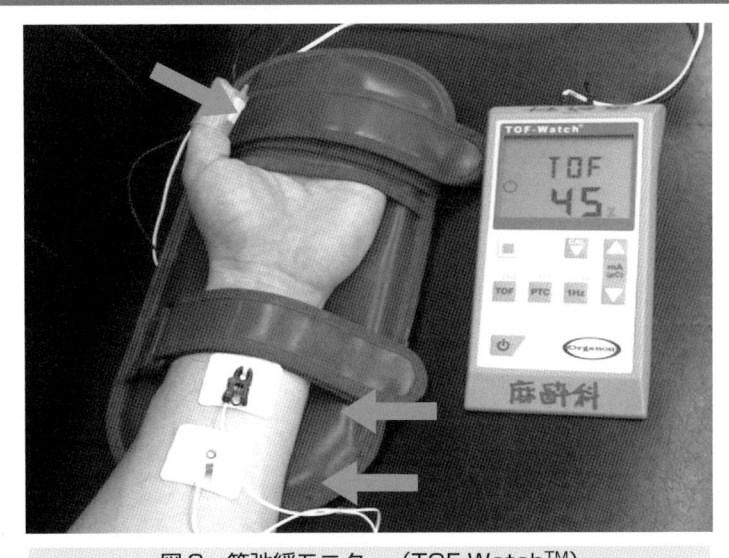

図8 筋弛緩モニター（TOF-Watch™）
33歳，男性。ベクロニウム4mg投与で挿管。2時間後，TOF（train of fourth）は，45％まで回復している。

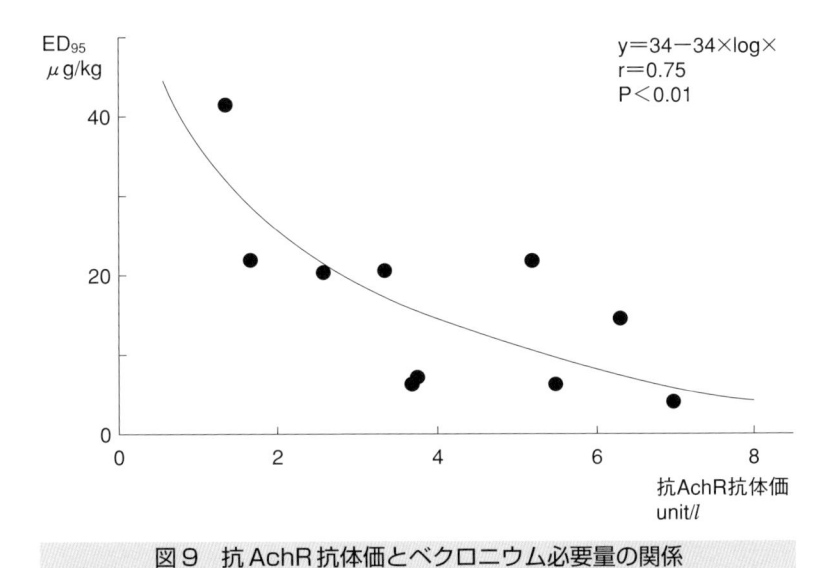

図9 抗AchR抗体価とベクロニウム必要量の関係
（Nilsson E, Meretoja OA. Vecronium dose-response and maintenance requirement in patients with myasthenia gravis. Anesthesiology 1990; 73: 28-32より引用）

　筋弛緩薬の使用を避けるという意味でも，脊髄くも膜下麻酔・硬膜外麻酔を併用することができる状況ならば，積極的にこれを用いるとよい。また，電解質は筋収縮に関与するので，周術期において異常が見られた場合は，積極的に補正する必要がある。

3 呼吸管理

　周術期の呼吸管理において主に問題となるのは，呼吸筋，呼吸補助筋の筋力低下，お

表10　MG 患者の抜管条件

覚醒状態（意識状態）	十分に覚醒している（動作指示に従う）
吸気時陰圧	$-20 \sim 25 cmH_2O$
頭部挙上	5秒以上
肺活量	15 ml/kg 以上

表11　府中病院スコア

%VC	＞80％	0
	60〜79％	2
	＜59％	5
球麻痺 Bulbar palsy	なし	0
	あり	3
胸腺腫 Thymoma	なし	0
	あり	2
	胸膜や肺への浸潤	5
合併症	なし	0
	呼吸器疾患あり	3
	その他の疾患あり	2
クリーゼの既往	なし	0
	あり	2
ピリドスグミンの投与量	＜300 mg/day	0
	≧300 mg/day	1
	計19点	

合計6点以上は，術後に人工呼吸が必要となる可能性が高い

（阿部修治，天羽敬祐，松澤吉保ほか．重症筋無力症患者の術後呼吸管理に関する府中病院スコアの有用性．臨床麻酔 1998; 22: 1401-4 より引用）

表12　胸腺摘出後の術後呼吸管理の必要性予測リスクファクター

リスクファクター	点数
発病からの期間が6年以上	12
MG 以外の慢性呼吸器疾患の既往歴あり	10
ピリドスグミン投与量が 750 mg/day 以上	8
術前の肺活量が 2.9 l 以下	4
合計	34

10点未満なら早期抜管可能
10点以上なら，術後に呼吸器管理が必要になる可能性が高い

（Leventhal SR, Orkin FK, Hirsh RA. Prediction of the need for postoperative mechanical ventilation in myasthenia gravis. Anesthesiology 1980; 53: 26-30 より引用）

表13 筋無力症クリーゼとコリン作動性クリーゼの比較

筋無力症クリーゼ	コリン作動性クリーゼ	
	ムスカリン症状	ニコチン症状
眼瞼下垂	発汗・流涙・流涎	筋線維束攣縮
構音傷害	食思不振	発語障害
呼吸困難	痙攣様腹痛	嚥下障害
顔面筋力低下	下痢・悪心・嘔吐	開口障害
咀嚼筋力低下	尿意頻回・大小便失禁	筋痙攣・攣縮
口腔内・気道内分泌物の喀出困難	縮瞳・視力障害	全身衰弱
全身衰弱	気道分泌亢進	中枢神経症状：不安・めまい・
	喘鳴・呼吸困難	頭痛・錯乱・昏迷・昏睡・痙攣
	気管支痙攣・肺水腫	
エドロホニウム注射で軽快	エドロホニウム注射で悪化	エドロホニウム注射で悪化
瞳孔は正常〜散大	瞳孔は縮瞳	瞳孔は縮瞳

（美濃部嶢. 神経・筋疾患患者の麻酔. 稲田　豊, 藤田昌夫, 山本　亨編. 最新麻酔科学. 下巻. 東京: 克誠堂出版; 1984. p.1176-94 より引用）

よび易疲労性である。肺実質の病態（間質性肺炎や肺気腫など）が併存していれば，管理はより複雑となり，術後早期に人工呼吸から離脱することができない場合があるが，基本的には早期離脱を試みるべきである。ベクロニウムを投与している場合，原則として自然な筋力の回復も待って抜管をはかるべきであるが，必要であればクリーゼ（後述）に注意したうえでリバースを投与してもかまわない。表10に示す抜管条件を満たすことを確認した後，抜管を試みる。首尾よく抜管できた場合でも，呼吸筋疲労により呼吸状態が悪化する可能性があるので，最低3時間以上はPACU（post anesthesia care unit）もしくはICU（intensive care unit）に収容して経過を見る必要がある。もし，早期の抜管が不可能な場合は，ICUに収容して筋力の十分な回復を待ってから，人工呼吸からの離脱をはかる。

　この術後の人工呼吸管理の必要性を予測する手段として，いくつか指標が出されている。術前から，術後の呼吸管理の必要性を予測し，十分な管理ができる体制を整えなければならない。本項では代表的な2つの指標を示すので，参考にされたい（表11, 12)[25)26)]。

4 クリーゼ

　胸腺摘出術を受けたのち，クリーゼが発症することがあるため，注意が必要である。特に筋弛緩のリバースは，このクリーゼの原因ともなり得るので，その使用には注意が必要であることを念頭に置かねばならない。

　クリーゼには，抗コリンエステラーゼ薬過剰によるコリン作動性クリーゼと，筋無力症状の悪化した筋無力性クリーゼの2種類がある。しかし，臨床的に両者の鑑別は困難であり，かつ両者が混在する場合も多が，治療方針は同じである（表13)[27)]。いずれにせよ，

筋力の急激な低下により，人工呼吸を余儀なくされることが多い。術後にそのクリーゼが発症したならば，躊躇せずに人工呼吸を開始すべきである。また，投与中の抗コリンエステラーゼ薬は中止し，ステロイド大量療法，フェレーシスなどを考慮する。状態が落ち着けば抜管を計画するが，その際の抗コリンエステラーゼ薬投与は慎重に行う。

おわりに

脳神経・筋疾患の範疇には，本項で挙げた疾患以外にも多くの疾患が存在し，かつ周術期の呼吸管理に難渋する疾患も多いが，今回は紙面の都合で割愛した。

■参考文献

1) 篠原幸人. 頭蓋内圧（脳圧）亢進症候. 高久史麿, 尾形悦郎, 黒川　清ほか監修. 新臨床内科学. 第8版. 東京: 医学書院; 2002. p.1414-6.
2) 土肥修司. 頭蓋内圧（脳圧）亢進時の麻酔管理. 麻酔 1994; 43: S77-S85.
3) 定光大海, 前川剛志. 脳・脊髄傷害の病態と治療法. 坂部武史編著. 脳神経外科手術と麻酔. 東京: 真興交易医書出版部; 2002. p.110-8.
4) Kawano Y, Kawaguchi M, Inoue S, et al. Jugular bulb oxygen saturation under propofol or sevoflurane/nitrous oxide anesthesia during deliberate mild hypothermia in neurosurgical patients. J Neurosurg Anesthesiol 2004; 16: 6-10.
5) Schneider GH, Sarrafzadeh AS, Kiening KL, et al. Influence of hyperventilation on brain tissue-Po_2, Pco_2, and pH in patients with intracranial hypertension. Acta Neurochir Suppl 1998; 71: 62-5.
6) 国広　充, 立石彰男, 坂部武史. 脳・脊髄機能モニタリング. ICUとCCU 2001; 25: 667-76.
7) Muizelaar JP, van der Poel HG, Li ZC, et al. Pial arteriolar vessel diameter and CO_2 reactivity during prolonged hyperventilation in the rabbit. J Neurosurg 1988; 69: 923-7.
8) Muizelaar JP, Marmarou A, Ward JD, et al. Adverse effects of prolonged hyperventilation in patients with severe head injury: a randomized clinical trial. J Neurosurg 1991; 75: 731-9.
9) 川口昌彦, 古家　仁. Awake craniotomyの理論的な背景. 古家　仁編著 Awake Craniotomyの実践―麻酔管理の要点―. 東京: 真興交易医書出版部; 2003. p.10-37.
10) 栗田直子, 古家　仁. Awake craniotomyの麻酔管理. 臨床麻酔 2006; 30: 155-61.
11) 佐藤清貴, 加藤正人, 吉本高志. Awake craniotomyの麻酔管理. 臨床麻酔 1999; 23: 213-6.
12) Johnson KB, Egan TD. Remifentanil and propofol combination for awake craniotomy: case report with pharmacokinetic simulations. J Neurosurg Anesthesiol 1998; 10: 25-9.
13) Bekker AY, Kaufman B, Samir H, et al. The use of dexmedetomidine infusion for awake craniotomy. Amesth Analg 2001; 92: 1251-3.
14) Ard JL Jr, Bekker AY, Doyle WK. Dexmedetomidine in awake craniotomy: a technical note. Surg Neurol 2005; 63: 114-7.
15) Hans P, Bonhomme V, Born JD, et al. Target-controlled infusion of propofol and remifentanil combined with bispectral index monitoring for awake craniotomy. Anaesthesia 2000; 55: 255-9.
16) 倉田二郎, 丸山隆志, 野村　実ほか. 脳腫瘍手術における覚醒下開頭術麻酔. 古家　仁編著 Awake Craniotomyの実践―麻酔管理の要点―. 東京: 真興交易医書出版部; 2003. p.99-112.
17) Fukaya C, Katayama Y, Yoshino A, et al. Intraoperative wake-up procedure with propofol and laryngeal mask for optimal excision of brain tumour in eloquent areas. J Clin Neurosci 2001; 8: 253-5.

18) 田中敦子, 磯野史朗, 西野　卓. 非侵襲的陽圧換気を用いた麻酔管理. 古家　仁編著. Awake Craniotomyの実践―麻酔管理の要点―. 東京: 真興交易医書出版部; 2003. p.74-98.
19) Yamamoto F, Kato R, Sato J, et al. Anaesthesia for awake craniotomy with non-invasive positive pressure ventilation. Br J Anaesth 2003; 90: 382-5.
20) 稲生光春, 見沼関志, 竹田　清. スパイラルチューブを用いた呼吸管理. 古家　仁編著 Awake Craniotomyの実践―麻酔管理の要点―. 東京: 真興交易医書出版部; 2003. p.113-35.
21) 重症筋無力症（myasthenia gravis: MG）の治療ガイドライン. 神経治療学会: 2002.
22) 若山吉弘. 重症筋無力症. 高久史麿, 尾形悦郎, 黒川　清ほか監修. 新臨床内科学. 第8版. 東京: 医学書院; 2002. p.1660-2.
23) Osserman KE, Genkins G. Studies in myasthenia gravis. Review of a twenty year experience in over 1200 patients. Mt Shinai J Med 1971; 38: 497-538.
24) Nilsson E, Meretoja OA. Vecronium dose-response and maintenance requirement in patients with myasthenia gravis. Anesthesiology 1990; 73: 28-32.
25) 阿部修治, 天羽敬祐, 松澤吉保ほか. 重症筋無力症患者の術後呼吸管理に関する府中病院スコアの有用性. 臨床麻酔 1998; 22: 1401-4.
26) Leventhal SR, Orkin FK, Hirsh RA. Prediction of the need for postoperative mechanical ventilation in myasthenia gravis. Anesthesiology 1980; 53: 26-30.
27) 美濃部嶢. 神経・筋疾患患者の麻酔. 稲田　豊, 藤田昌夫, 山本　亨編. 最新麻酔科学. 下巻. 東京: 克誠堂出版; 1984. p.1176-94.

（髙橋　正裕，古家　　仁）

臨床各論

6 小児の周術期呼吸管理

はじめに

　小児の主要な手術では気管挿管による全身麻酔が選択されることが多い。また，手術中の呼吸管理のみならず手術前から呼吸管理を必要とする場合や術後も引き続き呼吸管理を必要とする場合がある。最初に小児の周術期呼吸管理の一般的な説明を述べ，次いで，新生児，乳幼児期以降，低出生体重児に分けてそれぞれの時期の特徴的な外科的疾患の呼吸管理について述べる。

小児の呼吸管理

1 小児の生理学的特徴

　成人との相違点として，下記の事項などが挙げられる。
　①喉頭でもっとも狭いのは声門下の輪状軟骨部である。
　②閉鎖時容量（closing capacity）が大きいので，全身麻酔で機能的残気量が減少すると末梢気道が容易に閉塞する。
　③酸素消費量が大きい。
　④胸郭のコンプライアンスが高く，吸気時に容易に陥没する。
　⑤横隔膜の形状が水平で非効率的である。
　⑥呼吸筋の持続的で疲労に強いtype I型筋線維の割合が低い。
　⑦換気量増加には頻呼吸で対応する。
　②③より低酸素血症に陥りやすく，④〜⑦より換気不全に陥りやすい特徴を持つ。

2 新生児・低出生体重児の呼吸管理の基本

　新生児，低出生体重児（出生体重＜2,500 g）で呼吸管理を必要とする場合には比較的長期間になることが多く，酸素中毒，圧・容量損傷を防ぎ，気管支肺異形成（bronchopulmonary dysplasia：BPD）や慢性肺疾患への移行を防止する観点から，下記の事項などが推奨されている．

①酸素濃度をできるだけ低くする．
②最高吸気圧をできるだけ低くする．
③適切な呼気終末陽圧（positive end-expiratory pressure：PEEP）を使用する．
④吸入ガスの加温加湿を行う．
⑤吸引操作はできるだけ清潔に行う．

人工換気中の目標とする血液ガス値は，Pa_{O_2} 50〜80mmHg，Pa_{CO_2} 40〜60mmHgである．

手術・麻酔中の短期間の呼吸管理に関してもこれらに準じて丁寧な呼吸管理を行う．

3 麻酔中の気道確保法

手術・麻酔中の気道確保法には成人と同様，フェイスマスク，ラリンジアルマスク（laryngeal mask airway：LMA），気管挿管などがある．

新生児では開腹手術など重症症例が多く，また咽頭腔が狭く舌が大きいことによりLMAはフィットしにくいことから，フェイスマスクやLMAによる換気が選択されることはまれである．

乳幼児期以降では，禁飲食の守られた誤嚥のリスクの低い症例で，特に気管挿管する必要がない場合には，フェイスマスクやLMAを使用して手術や検査を行うことができる．鼓膜切開，鼓膜チュービングなどの短時間の小手術はフェイスマスクのよい適応である．

LMAは幼児・小児の下腹部小手術（鼠径ヘルニア根治術，精巣固定術，包茎手術など），体表や四肢の小手術，膀胱鏡検査などがよい適応となる．その他，MRI，CTなどの検査のための鎮静時の気道確保，喉頭・気管支ファイバースコープによる喉頭や気管の観察などに使用される．LMAは，気管挿管に比べ，術後の喉頭痛や違和感が軽度である，スムーズな麻酔覚醒過程が得られるなどの長所があり，フェイスマスクと比較すると，気道確保がより確実で，麻酔科医の手が自由になり，調節呼吸も行うことができるので患者から離れることが可能であるなどの利点がある．また，LMAは挿管困難症例での気道確保，LMAを利用した気管挿管などできわめて有用である[1]．

気道確保法としては気管挿管がもっとも確実であることから，小児の主要な手術では気管挿管が選択されることが多い．

4 麻酔中の呼吸管理

小児では気管挿管する際に，気管断面積を換気に最大限利用するためにカフなしチューブを使用することが多く，そのサイズは年齢と身長によく相関する．8歳以上（気管チューブの内径5.5〜6mm以上）ではカフ付きチューブを選択することが多くなる．カフなしチューブの適正チューブサイズは10〜25cmH_2Oでリークのあるものとしている．カフなしチューブの使用時にはチューブ周囲にリークがあるため1回換気量を設定しても正

6. 小児の周術期呼吸管理

表1 手術中の人工換気の目安

	呼吸回数（bpm）	最大吸気圧（cmH$_2$O）	吸気時間（sec）	1回換気量（ml/kg）
低出生体重児	30～40	7～15	0.5～0.8	5～7
新生児	20～30	10～18	0.8～1.0	7～10
乳児	15～30	12～20	0.9～1.2	10～12
幼児	12～25	15～25	1～1.5	10～15

確ではないので，換気様式は従圧式換気法が使用されることが多い．カフ付きチューブを使用する場合には従量式換気法も選択できる．

　調節呼吸を行う場合の年齢別の呼吸器の設定の目安を表1に示した．幼児以上では，呼吸回数12～25bpm，最大吸気圧15～20cmH$_2$O，吸気時間1～1.5秒，1回換気量10ml/kg，程度を目安とするが，パルスオキシメータ（Sp$_{O_2}$）と呼気終末二酸化炭素分圧（P$_{ETCO_2}$）をモニターし，これらの値が正常値になるように換気条件を調節する．動脈ラインが確保されている場合には，血液ガスを測定し換気条件を調節する．

5 麻酔中の呼吸モニター

　術中の呼吸のモニターとしてSp$_{O_2}$とP$_{ETCO_2}$は欠かせない．われわれの施設ではパルスオキシメータは上肢と下肢の2か所に装着している．P$_{ETCO_2}$の測定はサイドストリーム方式を用いるが，カフなしチューブを使用するのでリークがあり，低出生体重児や新生児では1回換気量の機械的死腔に対する割合も小さいためにP$_{ETCO_2}$値が実際より低値を示すことが多い．気管チューブのスリップジョイントのところにCO$_2$アダプターをつけると比較的正確に測定できる（図1，2）．

6 人工換気法

a．Time-cycled pressure-limited ventilation：TCPL

　新生児，乳児でもっともよく使用される換気法である．吸気時間（inspiratory time），呼吸数（またはI：E ratio），流量，最大吸気圧を設定する．定常流を使用し，設定した吸気時間に，呼気弁が閉じられ間欠的強制換気が行われる．吸気の初期には，気道抵抗が小さくコンプライアンスの大きな肺胞にガスが流入し，そのガスの一部が吸気終了時の休止期（end-inspiratory pause）には気道抵抗の大きな肺胞に再配分され，不均等換気が補正される．TCPLの利点としては，最大吸気圧が規定されるので，気道の抵抗やコンプライアンスが変化しても，圧・容量損傷や不均等換気の危険性が少ないことが挙げられる．欠点としては，気道抵抗やコンプライアンスの変化により，1回換気量が変化することが挙げられる．換気量モニターが必須である．

b．Pressure-controlled ventilation：PCV

　吸気時間，呼吸数（またはI：E ratio），吸気圧を設定する．吸気では，気道内圧を急

臨床各論

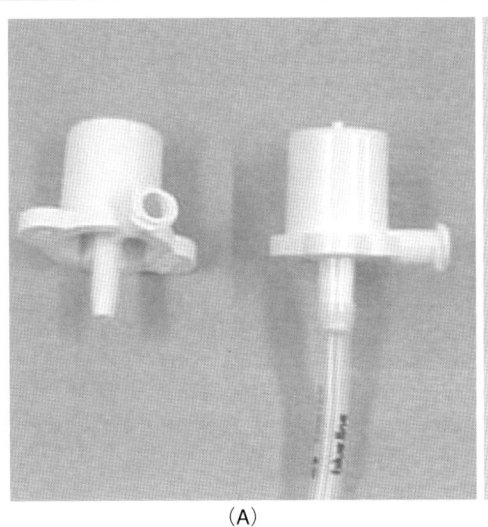

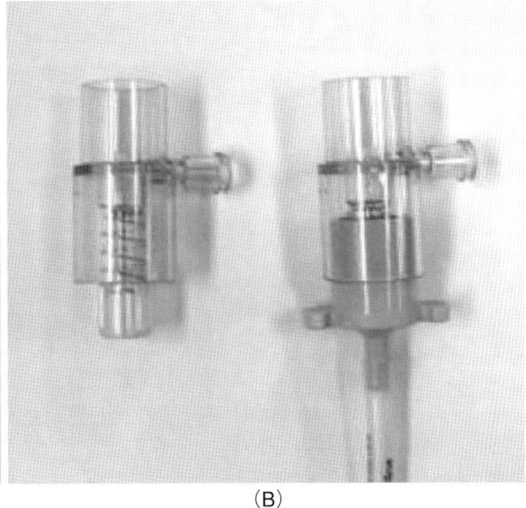

図1 新生児・乳児用CO₂アダプター

容量を小さくしたスリップジョイントのサイドポートよりガスを吸引することで，機械的死腔を小さくして小さな児のP_{ETCO_2}を正確に測定できるようにしたもの。

A：Microstream Neonatal Airway Adapter（Spegas Industries, Jerusalem, Israel）。2.5, 3.0, 3.5, 4.0 mmID用があるのでチューブサイズに合わせて使用する。チューブのスリップジョイントを外して装着する。

B：Microstream Et_{CO_2} Airway Adapter（Oridion Medical 1987, Jerusalem, Israel）はどのサイズのチューブにも使用できる。

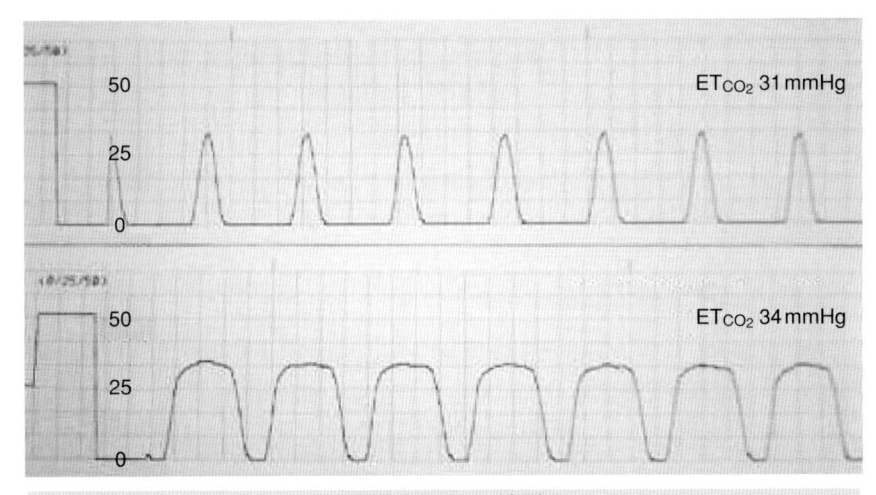

図2 P_{ETCO_2}波形

4カ月，6 kgの女児，チューブサイズ3.5 mmID，呼吸数18 beats/min, PIP 20 cmH₂O, PEEP 0 cmH₂Oで人工換気中。

上段は，通常の人工鼻のポートからサイドストリーム方式で呼気ガスをモニターしたときのP_{ETCO_2}波形を示す。

下段は，Microstream Neonatal Airway Adapterを使用し，同様にサイドストリーム方式で呼気ガスをモニターしたときのP_{ETCO_2}波形を示す。換気条件は同じである。より正確なP_{ETCO_2}が得られる。

激に設定レベルまで上昇させて，規定された時間その吸気圧を維持するが，流量は漸減する．1回換気量は吸気の初期に気道抵抗が小さくコンプライアンスの大きな肺胞に流入し，圧が一定に保たれている間に，気道抵抗の大きな肺胞に再配分され，不均等換気が補正されると考えられる．欠点としては，TCPLや他の換気法に比べて平均気道内圧（mean airway pressure：MAP）が高くなることと，気道抵抗やコンプライアンスの変化により，1回換気量が変化することが挙げられる．換気量モニターが必須である．

c. Volume-controlled ventilation：VCV

1回換気量が保障される換気法である．流量は一定の場合と，そうでない場合がある．欠点として，最高吸気圧が気道抵抗，肺コンプライアンスにより変化することが挙げられる．気道内圧モニターが必須である．

d. 高頻度振動換気法（high-frequency oscillation：HFO）

低出生体重児，新生児などの病的肺，サーファクタント欠乏肺の換気に有効な換気法として使用が広まった．高頻度換気法（high-frequency ventilation：HFV）は死腔より小さな1回換気量で超生理的呼吸数（150 bpm以上）で換気する方法と定義され，高頻度陽圧換気（high-frequency positive-pressure ventilation），高頻度ジェット換気（high-frequency jet veintilation），高頻度振動換気（HFO）などがあるが，臨床においてHFOがもっともよく使用されている．その特徴として，他のHFVでは呼気は受動的に行われるのに対し，HFOでは呼気排出がピストン周期により能動的に促進される[2]．HFOのほとんどの機種で，気管チューブの内径が大きいほど1回換気量が大きく，また振動数が低い方が1回換気量が大きくなる[3][4]．HFOは気道に閉塞があったり，分泌物が多いときには有効に働かないので，胎便吸引症候群（meconium aspiration syndrome：MAS），肺出血は適応にならない．サーファクタントが不足する場合にはサーファクタントを補充するとHFOの効率が上昇する．

F_{IO_2}，振動数，MAP，1回駆出量（stroke volume），sigh圧，sighの回数を設定する．振動数は通常15 Hzが使用される．Stroke volumeは5 ml×体重（kg）が目安である．Sighを組み入れることは，肺容量を保つのに有効であると考えられているが，圧・容量損傷を起こす可能性もあるので設定には注意が必要である．

酸素化（oxygenation）は肺容量とほぼ直線関係にある．MAPを高くすると肺容量が増加する．

Pa_{O_2}が高いときは，F_{IO_2}を下げる，またはMAPを下げることで対応する．

Pa_{O_2}が低いときには，F_{IO_2}を上げる，またはMAPを上げることで対応する．

CO_2の排出は，$(\dot{V}_{CO_2}) = (f)^x \times (V_T)^y$

ここで，$x = 0.5 \sim 1$，$y = 1.5 \sim 2.2$，f：振動数，V_T：1回換気量の式で求められる．yの方がxより大きく，V_Tの変化の方がfの変化より重要であることがわかる[2]．

先に述べたように，振動数（f）を増加させると，1回換気量（V_T）が減少するので，CO_2の排出を増加させるために振動数（f）を増加させると逆効果になりやすい．

Pa_{CO_2}が高いときは1回換気量を大きくする，振動数を減少させることで対応する．可

表2　人工呼吸中の鎮静薬・筋弛緩薬（静脈内投与）

	投与量	1回投与量
鎮静薬		
ミダゾラム	0.5〜10 μg/kg/min	0.1〜0.3 mg/kg
塩酸モルヒネ	0.2〜3 μg/kg/min	0.05〜0.1 mg/kg
チアミラール	1〜6 mg/kg/hr	2〜5 mg/kg
デクスメデトミジン	0.2〜0.7 μg/kg/hr	
プロポフォール*	1〜3 mg/kg/hr	1〜2 mg/kg
筋弛緩薬		
ベクロニウム	1〜3 μg/kg/min	0.1 mg/kg
パンクロニウム	1〜3 μg/kg/min	0.1 mg/kg

*薬剤添付文書では小児集中治療領域での投与は禁忌とされている。厚生労働省—麻酔薬および麻酔関連薬使用ガイドライン（2003年4月発行）では48時間以内の投与に制限されている。

能であれば太いチューブに入れ替えることも有効である。

Pa_{CO_2}が低いときは1回換気量を小さくすることで対応する。

7 人工換気中の鎮静法

手術の前後で長期間の人工換気が必要な場合がある。集中治療室などでの人工換気中には，患児の苦痛の軽減，体動，興奮，不穏の抑制，呼吸器とのファイティングの防止などを目的として鎮静が行われることが多い。呼吸循環が不安定なときや肺高血圧の防止などで深鎮静が必要とされる場合には鎮静薬に筋弛緩薬を併用することもある。筋弛緩薬の併用は，十分な鎮静，鎮痛のもとに行われるべきである。深い鎮静状態では，咳嗽反射が抑制され，喀痰の排出が不十分になるため，背側無気肺が助長されやすい。鎮静薬の使用量の目安を表2に示した。

深鎮静が不要になれば，まず筋弛緩薬から減量する。筋弛緩薬が中止されれば，鎮静薬の減量を開始する。鎮静が長期にわたる場合には，時間をかけて少しずつ減量し，離脱症状の発生を避ける。

8 非侵襲的人工換気法（noninvasive mechanical ventilation）

慢性肺疾患を伴った長期挿管患児や，気管軟化症，気道狭窄を合併した患児は抜管困難となりやすい。低出生体重児や新生児では，抜管後の呼吸不全や呼吸困難を軽減する目的でN-DPAP（nasal directional positive airway pressure）が用いられる（図3）。これにより機能的残気量増加，気道狭窄や無気肺の改善，呼吸仕事量の軽減が期待できる。さらに年長児では鼻マスクやフェイスマスクを用いて持続気道陽圧（continuous positive airway pressure：CPAP）や二相性陽圧呼吸（bilevel positive airway pressure：BiPAP）による換気補助が可能な場合がある。ただし，非侵襲的人工換気導入後に呼吸循環の改善を認めない場合は，再挿管のタイミングが遅れないように注意が必要である。

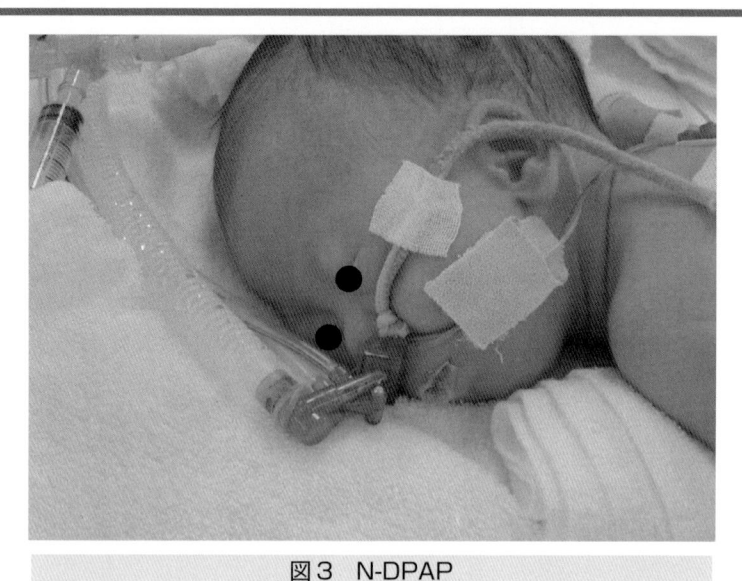

図3 N-DPAP
腹臥位でN-DPAP装着中の先天性横隔膜ヘルニア術後，抜管後の新生児

新生児期の手術

　新生児期には鎖肛，小腸閉鎖，十二指腸閉鎖，食道閉鎖，先天性横隔膜ヘルニア，腹壁異常（臍帯ヘルニア，腹壁破裂），先天性心疾患，脊髄髄膜瘤などが手術対象となる。ほとんどの手術が緊急手術である。

　腹部手術が多いこと，絶食時間を長くできないことより，ほとんどの症例が術前より静脈路を確保され，点滴を受けている。急速導入を行った後，気管挿管する。開腹手術，開胸手術では動脈ラインを確保する。腹部手術では代謝性アシドーシスを来すこともある。代謝性アシドーシスや電解質異常はまず適切な輸液を行うことによって対処し，必要があれば補正する。

　以下に呼吸管理上の特別な考慮が必要な疾患をとりあげて説明する。

1 食道閉鎖

　病型分類では遠位部気管食道瘻を伴うGross C型がもっとも多く，80～90％を占める。瘻孔は気管分岐部と同じ高さ，あるいは1～2気管輪ほど頭側の背側（食道側）に開口することがほとんどである。50～70％の児に合併奇形を伴い，心血管（心室中隔欠損，動脈管開存，ファロー四徴，心房中隔欠損，大動脈縮窄など），消化管（鎖肛，十二指腸閉鎖など），気管・気管支（右上葉欠損，分枝異常，気管軟化症など），神経，泌尿生殖器，骨格系など多岐にわたるが，とりわけ，心血管系の合併症は予後を大きく左右する。

　Gross C型で他の重症奇形の合併がなければ，1期的食道吻合術が選択されることが多

い。低出生体重児，複雑心奇形などの合併で侵襲の大きい根治術に耐えられない場合には，多期的手術とし，胃瘻造設を行い，腹部食道を絞扼する食道バンディングなどが行われる。

Gross A型の場合には上下食道間のギャップが長いのでまず胃瘻を増設し，経腸栄養路とし，数ヵ月かけて食道延長を図った後に食道吻合を行う。

a. 術前管理

手術待機中の肺合併症の発生を予防あるいは最小限に抑えることを目的とする。絶飲食とし，食道近位部盲端に貯留した唾液等分泌物の誤嚥を防ぐために食道近位部盲端にカテーテルを留置し，低圧持続吸引を行う。

出生直後より呼吸不全を呈する場合や重症肺炎などでは気管挿管，人工換気が必要となるが，陽圧換気は気管食道瘻を通じて胃にガスを送り込み気管食道瘻からの胃液の逆流のリスクを増大させる。このような場合には気道内圧をできるだけ低く設定し，速やかに胃瘻造設を行い，状態が安定した数日後に根治術を行う。

b. 術中管理

一期的根治術を行う場合には，静脈路よりチアミラールとベクロニウムで急速導入を行い気管挿管する。麻酔維持はフェンタニルと筋弛緩薬の静脈麻酔を行う。気管チューブを浅目に仮固定し，最初に気管支ファイバースコープにて，気管食道瘻の位置を確認する。気管食道瘻が高い位置にある場合には，チューブ先端が瘻開口部と気管分枝部の間にくるように気管支ファイバーでチューブ位置を調節する。瘻開口部が気管分岐部に近い場合にはチューブ先端を瘻開口部より頭側に置く。換気方法は，新生児で自発呼吸を残すように補助換気を行うのは難しく，われわれは調節呼吸を行っている。

次いで根治術を行うが，左側臥位にて右第4肋間より胸膜外アプローチにて後縦隔に到達する方法が一般的である。気管食道瘻を結紮し上下食道の端端吻合を行う。側臥位の体位を取ってから気管支ファイバーでチューブ先端位置を確認し必要があれば調節する。気管食道瘻を結紮するまではできるだけ低圧で換気し，気管食道瘻を通じて胃へのガス送気を少なくする。側臥位にての手術中は，下側肺（左肺）のみの換気時間が長いので低酸素血症，高二酸化炭素血症を来しやすい。低酸素血症に対しては，高めのFI_{O_2}，PEEPの使用，高二酸化炭素血症に対しては高流量吸入ガスの使用，機械的死腔を小さくするなどによって対処する。術中の気管支ファイバーや食道吻合後の吻合部ステントのための経鼻胃管の挿入などで口元付近の操作を必要とするが，事故抜管を起こさないように注意を払う。閉創の後，仰臥位に戻し，経静脈栄養のための中心静脈ルート（外頸静脈などを使用）の作成を最後に行う。術後も引き続き深鎮静下に人工呼吸を継続するので手術室で覚醒させない。

c. 術後管理

　根治術の術後は食道吻合部に張力がかからないように頸部は屈曲位とし，鎮静薬に筋弛緩薬を併用した深鎮静下に人工換気を行う。約1週間後に食道造影を行い，リークがないことを確認した後，人工呼吸からのウィーニングを開始する。

　食道閉鎖は気管軟化症を合併することがあり，長期間人工呼吸を必要とすることもある。

2 腹壁異常（臍帯ヘルニア，腹壁破裂）

　腹壁破裂は単独の疾患であることが多いが，臍帯ヘルニアは50％が他の合併奇形を持つ。Beckwith-Wiedemann syndromeは臍帯ヘルニアと巨舌と巨人症を合併する症候群である。臍帯ヘルニアは約20％に心奇形を合併する。

　胎児期に診断されることが多く，出生後は脱出臓器を清潔なビニール袋などで覆い，熱と水分の喪失を少なくする。出生後数時間以内に1期的根治術またはサイロの装着を行う。

　腹壁異常の多期的手術でサイロを立てて少しずつ脱出臓器を還納させる場合には人工呼吸は必須ではないが，実際には人工呼吸を必要とすることが多い。サイロを1日に1回ほど少しずつ絞り込んで数日から10日くらいで腹壁閉鎖術に持ち込めることが多い。

　腹壁閉鎖根治術後は腹腔内に脱出臓器が還納され，腹腔内圧が上昇し，横隔膜が押し上げられ，胸郭コンプライアンスが低下する[5]ので，術後数日は人工呼吸管理を行う必要がある。また創部の安定を図るために鎮静薬や筋弛緩薬を用いて不動化することもある。

3 先天性横隔膜ヘルニア

　肺の低形成と末梢肺動脈の筋層の過剰発達による肺高血圧が主たる病態である。胎児診断症例，生後6時間以内の発症症例は重症である。

a. 出生前管理

　胎児診断症例は出生時より適切な管理が行えるように周産期センターなどで分娩する体制を整える。肺胸郭断面積比（lung/thorax area ratio：L/T ratio）0.2以下の重症症例はわが国では帝王切開術で出産するのが一般的である。出生児のストレス軽減という名目で母体に全身麻酔や鎮静薬を投与して胎児麻酔を行っている施設も多いが，われわれは，帝王切開は脊髄くも膜下麻酔で行い，胎児麻酔は行っていない。

b. 出生直後の管理

　出生後，ただちに気管挿管を行う。マスク換気は胸郭内の消化管にガスを送り込むので行わない。バギングにより気管に入ったことを確認したら，高頻度振動換気（high-frequency oscillation：HFO）に切り替える。HFO は間欠的強制換気（intermittent mandatory ventilation：IMV）と比較して低い MAP で高い肺容量を得られるのでこのような肺低形成症例での oxygenation に有利である。HFO（ハミングV）の初期条件は，F_{IO_2} 1.0，振動数 15 Hz，平均気道圧 15 cmH$_2$O，stroke volume 5 ml×体重（kg），sigh 圧 18〜20 cmH$_2$O，sigh の回数 15〜60 beats/hr とする。Sp_{O_2} の速やかな上昇が得られない場合には一酸化窒素（NO）吸入療法を 10 ppm で開始する。胃液検査（マイクロバブルテスト）でサーファクタントの欠乏が確認されればサーファクタントの気管内投与を行う。胃管を挿入して胸部X線写真を撮り，診断を確認する。この時，胃管より 5 ml 程度の空気を注入して撮影すると胃胞の位置より胃が胸郭内に脱出しているかどうかがわかる。

静脈路，動脈圧ライン2本（右上肢と下肢）を確保し，心エコー，頭部エコーにより合併奇形の有無を調べる。動脈管を通じてのシャント血流が右→左優位であれば（右→左シャントの時間が左→右シャントの時間より長ければ）プロスタグランジン E$_1$（PGE$_1$）または lipo PGE$_1$ の持続注入を開始する。静脈路より鎮静薬を投与し，中心静脈ルートを確保する。Postductal Pa$_{O_2}$ が 100 mmHg を超えるようならそのまま根治術に移行する。状態が悪い場合には中心静脈カテーテルの確保のみ行い ICU へ搬送し，待機手術とする。

c. 根治手術中の管理

麻酔はフェンタニルとパンクロニウムを用いた全静脈麻酔（total intravenous anesthesia：TIVA）で行う。HFO で換気し，NO 吸入を継続する。手術は経腹的アプローチが一般的である。開腹し，胸腔内脱出臓器を腹腔内に還納し横隔膜欠損部をパッチ閉鎖または直接閉鎖する。循環補助のために少量のドブタミンまたはドパミンを持続静注する。胸腔ドレーンを挿入しないで手術を終了することが多い。

d. 急性期の管理

ボホダレックヘルニアの管理の要点は，初期の目標は肺動脈の攣縮から肺高血圧を起こさないように酸素化と適正な血液の pH を保つことにより呼吸循環を安定させることである。アシドーシス，高二酸化炭素血症，低酸素血症は肺動脈抵抗を増加させるが，NO 吸入療法は肺動脈抵抗を低下させる。

気管内吸引は気管への刺激や短時間呼吸停止を伴い，操作直後に Sp_{O_2} が落ち込み回復に時間がかかることも多い。しかし気管内分泌物の貯留は HFO の効果を著しく減弱させるので，4時間に1回程度の気管内吸引は必要である。

肺高血圧の程度や動脈管の開存状況，左心室の容量や動きなどを心エコーで評価する。肺高血圧が強い時期には動脈管を開存させておくために PGE$_1$ を持続投与する。動脈管を介した右左シャントが少なくなり，左室の容量が十分になれば PGE$_1$ を中止する。

呼吸循環が不安定な術後急性期には筋弛緩薬と鎮静薬を使用し深鎮静とするが，肺炎の合併防止のために，筋弛緩薬はできるだけ早く（数日間で）投与を中止し，側臥位，腹臥位などの体位変換を行い，背部の無気肺の発生を防止する。肺炎などの合併は呼吸条件を上げる要因となり，人工呼吸の期間を長引かせる要因となる。

長期予後のために肺の圧・容量損傷を起こさないようにできるだけ人工呼吸の条件を

低く設定する。動脈血のpHが7.35程度であれば高二酸化炭素許容人工換気法（permissive hypercapnia）とし，過大なstroke volumeの設定を避けて肺保護に努める。ただし，肺高血圧の増悪には注意が必要である。先天性横隔膜ヘルニアでは肺サーファクタントの産生が低下していることが知られている[6]ので，出生直後のみならず人工換気の経過中も，サーファクタントが不足すれば，サーファクタント補充療法を行う。

e. 人工呼吸からのウィーニング

F_{IO_2}を徐々に下げていき，F_{IO_2} 0.6になれば，一酸化窒素吸入濃度を低下させる。1/3〜1/2ずつ下げるが，1ppmになれば，0.5，0.2ppmと下げて停止する。呼吸循環が落ち着いて人工呼吸からのウィーニングを考慮できる段階になれば，HFOからIMVに切り替える。F_{IO_2}は同じで1回換気量は小さく呼吸回数を多く設定する。数日〜数週間かけて呼吸条件を少しずつ下げる。抜管後は，経鼻カニューラで酸素投与を行うが，低出生体重児ではN-DPAPに移行する。持続する肺高血圧，肺低形成のために数ヵ月以上人工呼吸を必要とすることもあり，術直後より肺保護を念頭においた呼吸管理が肝要である。

小児期（乳幼児期以降）の手術

乳児期には，口唇口蓋裂，胆道閉鎖，鎖肛，リンパ管腫，ヒルシュスプルング病，鼠径ヘルニア，分娩麻痺，悪性腫瘍（網膜芽細胞腫，肝芽腫など），先天性心疾患などが手術対象となる。

幼児期以降には発育に合わせた先天性奇形に対する段階的手術のほかに，腫瘍摘出術（神経芽細胞腫，ウィルムス腫瘍，脳腫瘍）などが行われる。成人で普及している，腹腔鏡下，胸腔鏡下手術などの鏡視下手術が小児でも増加してきている。

1 開胸手術または胸腔鏡下手術（video-assisted thoracoscopic surgery：VATS）

肺の動きが術視野の妨げになるので手術側の肺の換気を行わない分離肺換気が望ましいが，小児ではこれが難しいことがある。分離肺換気の方法のうち，二腔チューブを使用する方法がもっとも優れているが，大きさに制約があり，二腔チューブ（26Fr.または28Fr.）を挿管できるのは通常，8〜10歳以上の小児である。それ以下の児では通常の気管チューブと気管支ブロッカーを組み合わせて使用する方法，または非手術側の気管支挿管による片肺換気を行う。これら分離換気方法の比較を表3に示した[7]。

VATSは開胸手術に比べて，術後の疼痛が軽度で，術後の肺機能が温存されやすいこと，手術創が小さく美容的にも優れていること，術後の回復が早く，入院期間が短くてすむなどの利点により小児でも普及しつつある。開胸手術に比べて術視野の確保がさらに重要であり，分離肺換気が必須である。

側臥位で行う手術では，成人と同様，換気血流比の不均衡が問題となるが，小児では

表3 片肺換気方法の比較

	チューブサイズ	換気	患側肺の吸引	患側肺の虚脱	対象年齢
気管支挿管	制限なし	健側肺のみ	否	可	新生児,乳幼児
SLTにブロッカーを併用	内径5mm以上	健側肺のみブロッカーの虚脱で両側換気が可能	否	可	4〜5歳以上
DLT[a]	26F以上	両側換気,分離換気が可能	可	可	8〜10歳以上

[a]: われわれは左用ブロンコポート®と左用ブロンコキャス®を使用している
SLT: single lumen tube, DLT: double lumen tube
（木内恵子. 鏡視下手術の麻酔. 木内恵子, 北村征治編. 周産期麻酔マニュアル. 東京: 真興交易医書出版部; 2003. p.218-29 より引用）

さらに，①胸郭が柔らかいため，下側肺のボリュームが確保されず，下側肺の十分な肺気量を保ちにくい，②上側肺と下側肺における静水圧勾配が成人と比較して小さいために下側肺への血流移行が起こりにくい，③機能的残気量が小さく，closing capacityが大きいため末梢気道が閉塞しやすいなど換気血流において不利な状況があり，十分な酸素化や換気が保ちにくい[8]。

2 漏斗胸

従来，胸部正中切開と胸骨下部の両側の変形した肋軟骨の切除を伴うラビッチ（Ravitch）法が行われていたが，数年前より側胸部から差し入れたバーで胸骨を持ち上げるNuss法が普及している。Nuss法では胸郭の適切な彎曲に合わせて形を整えたバー（浅い円弧を描く）を，胸腔鏡ガイド下に胸郭外側に加えた皮切から対側の皮切まで左右の胸腔内前方を通過させる。挿入時はバーの凸面を背側に向けるが，貫通後はバーを180°回転し，陥凹した胸骨を下から挙上する方法である。Nuss法の方が，美容的にも術後の肺機能温存効果においてもラビッチ法より優れている。Nuss法の合併症にはバーの転移，気胸，感染，胸水などがある。2〜3年間留置した後，全身麻酔下にバーを抜去する。

Nuss法の手術は仰臥位で行われ，分離肺換気は不要であるので通常の気管挿管でよい。バーを胸郭内に差し込むときに換気を止めて肺を脱気し肺を傷つけないようにする。バーが心臓の傍を通過するので一過性の不整脈が発生することがある。手術終了後，胸部X線写真で気胸などの合併症がないのを確認した後，通常，手術室内で抜管する。

Nuss法では術後数日間の十分な鎮痛が必要である。麻酔導入後，胸部硬膜外カテーテルを挿入し，術中・術後にTh4〜8の鎮痛を図る。硬膜外自己調節鎮痛（patient-controlled epidural analgesia：PCEA）のよい適応である。

3 腹腔鏡下手術の呼吸管理

　腹腔内に視野を得る方法として，小児では二酸化炭素を送気する方法（気腹法）がほとんどの症例に使用される．腸管が拡張すると術視野の妨げとなるので，腸管の拡張を来しやすい亜酸化窒素を使用しないことが多い．呼吸管理上の問題点を以下に挙げる．

a. 腹腔内圧上昇

　気腹により，腹腔内圧上昇，横隔膜の挙上が生じ，これにより機能的残気量の減少，肺胸郭コンプライアンスの低下が引き起こされる[9]．トレンデレンブルグ体位で手術が行われるときはさらにこれらが助長される．1回換気量を保つために気道内圧の上昇が必要である．低酸素血症に対してはPEEPが有効である．

b. 高二酸化炭素血症

　腹腔内に送気される二酸化炭素が腸間膜毛細血管の血液中に吸収されて高二酸化炭素血症を起こす．高二酸化炭素血症はアシドーシス，肺高血圧，体血圧の上昇，交感神経刺激による頻脈，心拍出量の増大などを引き起こす[10][11]．これを防ぐために過換気が必要で，1回換気量，換気回数の増加が必要である．最高気道内圧も上昇する．

c. チューブのサイズと位置の注意

　小児ではカフなしチューブを使用することが多いが，チューブが細すぎると気腹により腹腔内圧が上昇すると気管チューブ周囲のリークが大きくなる．腹腔鏡下手術のときにはリークの少ないやや太めのチューブを選択する．気腹により横隔膜が挙上すると，気管分岐部も頭側へ偏位するのでチューブ先端が気管分岐部に当たったり，気管支挿管になることがある[12]．

d. その他の呼吸器系合併症

　気腹に使用する二酸化炭素が腹腔内以外に送気されたり，ボホダレック孔，モルガニ孔から胸腔内に漏れ出ることにより気胸，気縦隔，皮下気腫が発生する．まれではあるが，血管損傷部位から二酸化炭素が血管内に進入すればガス塞栓（二酸化炭素塞栓）の可能性もある．

低出生体重児

　出生体重1,500g未満の極低出生体重児，1,000g未満の超低出生体重児に行われる手術には動脈管開存に対する動脈管結紮術，壊死性腸炎（necrotizing enterocolitis：NEC）や消化管穿孔に対する腹腔ドレナージ・腸瘻造設術，未熟児網膜症に対するレーザー光凝固などがある．

これらの疾患を持つ児では術前より気管挿管し，人工呼吸中であることも多い。呼吸窮迫症候群（respiratory distress syndrome：RDS），肺出血を合併していてきわめて重症であることもある。人工換気の方法は通常の強制陽圧換気では，PEEPを併用し，モードはtime-cycled pressure-limited ventilationが用いられる。術前にHFOが使用されている場合には術中もHFOによる換気を継続する。換気条件は術前の換気条件を参考にしてF$_{IO_2}$，振動数，MAP，Stroke volumeを設定する。

極低出生体重児の麻酔と人工呼吸上の注意として，未熟児網膜症の発症を避けるために不必要な高濃度酸素の投与を避けF$_{IO_2}$の設定に注意することが挙げられる。Sp$_{O_2}$の目標値は90〜95%，Pa$_{O_2}$の目標値は50〜80mmHgとする。最高気道内圧も年長児，成熟新生児より低めに設定できることが多い。低いF$_{IO_2}$で換気を行っていると，短時間の無呼吸でもSp$_{O_2}$が低下するので注意が必要である。

以下に，低出生体重児に特徴的な呼吸器疾患を挙げる。

1 新生児呼吸窮迫症候群（respiratory distress syndrome：RDS）

肺胞サーファクタントの欠乏および機能不全によるもので肺の未熟性に起因するため，早産児に多くみられる呼吸不全である。表面活性剤である肺サーファクタントが肺胞を覆わないので肺胞の広範な虚脱による機能的残気量の低下と肺胞換気不全を来し，低酸素血症，高二酸化炭素血症，代謝性アシドーシス，肺高血圧，動脈管や卵円孔を介する右左シャントを生じる。胸部X線上で，網状顆粒状陰影（虚脱した肺胞と拡張した肺胞管の混在を示す）やすりガラス状陰影（広範な肺胞虚脱を示す），気管支透亮像（air-bronchogram）を呈する。臨床症状は頻呼吸，呻吟，陥没呼吸である。サーファクタント補充療法が普及する前は，この病態に対して長期間の高濃度酸素，人工呼吸を余儀なくされ，その結果，酸素中毒，圧・容量損傷によるエアリーク，肺水腫を引き起こした。サーファクタント補充療法が普及したことにより，重症な症例に遭遇することはほとんどなくなった。RDSはほとんどの症例が在胎33週未満の早産児に発症する。

RDSを合併する場合には，肺胞の過膨張と虚脱を防止するために，高めのPEEPと低い最高気道内圧，小さな1回換気量（5ml/kg程度）で換気する。換気に関していえば，HFOの方が通常のIMVより優れている。

出生後も，低酸素症，高酸素症，アシドーシス，低体温などでサーファクタントの産生が低下する。胎便，肺水腫液，タンパクはサーファクタントの機能を阻害する。このような場合にはサーファクタント補充療法が効果的であることがある。

2 新生児慢性肺疾患（chronic lung disease：CLD）

新生児慢性肺障害（chronic lung disorder in the newborn）は"先天性奇形を除く肺の異常により酸素投与を必要とするような呼吸窮迫症状が新生児期に始まり日齢28を超えて続くもの"と定義されている[13]。1995年の厚生省研究班の全国調査によると日齢28以上生存例39,937例のうち，CLD発症率は全体で2.3%，1,000g未満で46.2%，1,000〜

1,499 g で9.7％，1,500〜1,999 g で0.7％，2,500 g 以上で0.035％であった[14]。2000年の同様の全国調査でも日齢28以上生存例38,037例のうち，CLD発症率は全体で3.1％，1,000 g 未満で54.0％，1,000〜1,499 g で12.5％と改善は認められなかった[15]。もともとRDSで酸素吸入や長期人工呼吸を必要としたために，肺損傷を受け，肺気腫と肺胞虚脱の混合した慢性肺障害を示す気管支肺異形成がCLDの典型であったが，1995年，2000年の調査結果でもRDS後に続発するⅠ型とⅡ型が全体のそれぞれ63.3％（1995年），64.4％（2000年）を占め，CLDの原因の第1位である。CLDの病態を引き起こす因子として重要なものに，肺の発達の未熟性，圧外傷，酸素中毒，周産期および院内感染，動脈管開存，肺水腫，気道外傷，気道閉塞が挙げられる。

　CLDの肺機能の特徴としては，乳児期の肺胸郭コンプライアンス（Crs）と機能的残気量（functional residual capacity：FRC）が低値で，気道抵抗（Rrs）は高値をとる。CrsとRrsは1歳ごろから改善し，2〜3歳くらいまでに正常域に入るものが多い[16]。CLDの患児の麻酔中，術後には酸素投与が必要である。

3 無呼吸発作

　未熟児無呼吸は在胎週数37週以下の児に20秒以上続くかあるいは徐脈またはチアノーゼを伴う呼吸停止と定義される。中枢性無呼吸，閉塞性無呼吸，両者の混合型がある。閉塞性無呼吸が10〜20％，中枢性無呼吸が10〜25％で，混合型がもっとも多く50〜75％を占める。

　早産で出生した児が新生児期や乳児期に全身麻酔による手術を受けると術後無呼吸が発生しやすいことが知られている。脊髄くも膜下麻酔単独では術後の無呼吸を誘発しないが，吸入麻酔薬による全身麻酔または脊髄くも膜下麻酔でもケタミンで鎮静した場合などには術後に無呼吸が誘発される[17]。元早産児の術後無呼吸の研究についての4施設のメタアナリシスで術後無呼吸の発生頻度は在胎週数と受胎後週数と強い負の相関が認められる。また貧血は特に受胎後週数43週以降の児で危険因子であった[18]。修正年齢44〜46週までは全身麻酔や鎮静薬を使用した後は，パルスオキシメータ，心拍数，呼吸監視装置で呼吸循環をモニターする。

おわりに

　小児の周術期呼吸管理では，新生児，低出生体重児など発育段階にある身体的特徴と，その時期に手術対象となる疾患・病態をよく理解し，適切な管理を行うことが大切である。

■参考文献

1) 木内恵子. 挿管困難症およびCICVに対するアプローチ: 小児編. 麻酔 2006; 55: 24-32.
2) Meredith KS. High frequency ventilation. In: Czervinske MP, Barnhart SL, editors. Perinatal and Pediatric Respiratory Care. 2nd ed. St Louis: Saunders; 2003. p.344-63.

3) Fredberg JJ, Glass GM, Boynton BR, et al. Factors influencing mechanical performance of neonatal high-frequency ventilators. J Appl Physiol 1987; 62: 2485-90.
4) Hatcher D, Watanabe H, Ashbury T, et al. Mechanical performance of clinically available, neonatal, high-frequency, oscillatory-type ventilators. Crit Care Med 1998; 26: 1081-8.
5) 竹内宗之, 福光一夫, 高田幸治ほか. 先天性腹壁異常に対する腹壁閉鎖術による呼吸機能の変化と術後管理. 麻酔1996; 45: 731-4.
6) Lotze A, Knight GR, Anderson KD, et al. Surfactant (Beractant) therapy for infants with congenital diaphragmatic hernia on ECMO: Evidence of persistent surfactant deficiency. J Pediatr Surg 1994; 29: 407-12.
7) 木内恵子. 鏡視下手術の麻酔. 木内恵子, 北村征治編. 周産期麻酔マニュアル. 東京: 真興交易医書出版部; 2003. p.218-29.
8) Hammer GB. Pediatric thoracic anesthesia. Anesth Analg 2001; 92: 1449-64.
9) Manner T, Aantaa R, Alanen M. Lung compliance during laparoscopic surgery in paediatric patients. Paediatr Anaesth 1998; 8: 25-9.
10) Joris JL, Noirot DP, Legrand MJ, et al. Hemodynamic changes during laparoscopic cholecystectomy. Anesth Analg 1993; 76: 1067-71.
11) Walder AD, Aitkenhead AR. Role of vasopressin in the hemodynamic response to laparoscopic cholecystectomy. Br J Anaesth 1997; 78: 264-6.
12) Sfez M, Guerard A, Desruelle P. Cardiorespiratory changes during laparoscopic fundoplication in children. Paediatr Anaesth 1995; 5: 89-95.
13) 藤村正哲. 新生児慢性肺疾患の定義と診断. 小川雄之亮監修. Systematic Reviewにもとづいた新生児慢性肺疾患の診療指針. 吹田: メディカ出版; 1999. p.14-7.
14) 藤村正哲. 新生児慢性肺疾患の全国調査結果. 小川雄之亮監修. Systematic Reviewにもとづいた新生児慢性肺疾患の診療指針. 吹田: メディカ出版; 1999. p.126-54.
15) 川本 豊, 藤村正哲, 小川雄之亮. CLDは減ったか？―本邦でのCLD全国調査10年間の推移の検討―. 日本未熟児新生児学会雑誌2002; 14: 352.
16) 藤村正哲. モニター・検査. 小川雄之亮監修. Systematic Reviewにもとづいた新生児慢性肺疾患の診療指針. 吹田: メディカ出版; 1999. p.96-9.
17) Welborn LG, Rice LJ, Hannallah RS, et al. Postoperative apnea in former preterm infants: prospective comparison of spinal and general anesthesia. Anesthesiology 1990; 72: 838-42.
18) Cote CJ, Zaslavsky A, Downes JJ, et al. Postoperative apnea in former preterm infants after inguinal herniorrhaphy. A combined analysis. Anesthesiology 1995; 82: 809-22.

〔木内　恵子, 橘　　一也〕

索　引

和　文

あ
亜酸化窒素 186
圧−容量曲線 213
圧外傷 205, 207
圧支持換気 212
圧損傷 211
圧量曲線 9, 193
アデノイド増殖症 53
アデノシンA2A受容体 43
アトロピン 73
アミノフィリン 170, 171, 172
アルゴン 186

い
胃管 71
医原性肺損傷 83
意識レベル 144
一次性痛覚過敏 115
一時留置型フィルタ 104
1回換気量 17
一酸化炭素 217
溢水 135
いびき 152
イリタント受容器 17
陰圧性肺水腫 68
陰圧反射 6
インセンティブ・スパイロメトリー 64
咽頭気道 143
咽頭気道維持 144
咽頭気道拡大筋 144

う
ウィーニング 212
ウイルヒョウ 95
右心不全 219
うっ血性心不全 136
運動療法 99

え
エアリーク 211
永久留置型フィルタ 104
嚥下反射 70
炎症性サイトカイン 61

お
横隔膜 3
頤-甲状軟骨切痕間距離 53
オピオイド 120, 121

か
開胸術後疼痛症候群 116
開口 148
解糖 34
下顎前方移動 148
化学調節 14
拡散 56
ガス拡散係数 12
ガス拡散障害 13
ガス拡散能 12
ガス塞栓 252
かぜ症候群 165, 167
下大静脈フィルタ 104
片肺換気 250
片肺挿管 190
カタル症状 165
活性凝固時間 132
カテーテル留置 97
過膨張 207
加齢 70
換気 3, 55
換気応答 191
間欠的空気圧迫法 100, 192
間欠的血液透析 131
間質性肺炎 192
患者自身に関連する因子 112
患者評価 199
肝性昏睡 136
肝臓部分切除 191
冠動脈バイパス術 88
肝補助療法 136

き
気管支拡張療法 200, 210
気管支喘息 167
気管支線毛 67
気管支挿管 194
気管支ファイバースコープ ..247
気管支ブロッカー 194
気管挿管 71, 157
　　──困難 157
気管チューブ抜去 158
気胸 190
喫煙 66, 79, 177, 200
気道アルゴリズム 154
気道開存 5
気道過敏性 73
気道管理アルゴリズム 155
気道抵抗 10
気道内圧 190
気道の過敏性 66

索引

き
気道平滑筋 18
気道防御反射 8
機能的残気量 11, 184, 185, 191
気腹 186, 187, 189, 190
　　──圧 186, 188
急性呼吸促迫症候群 .34, 79, 135, 198, 206
急性増悪 205
急性肺障害 34
吸着 134
吸入気管支拡張療法 210
吸入ステロイド療法 210
吸入麻酔 189
　　──薬 60
胸郭 3
　　──出口症候群 97
胸腔鏡下手術 250
胸部・腹部大動脈手術 88
胸部硬膜外鎮痛法 120
胸壁コンプライアンス 184
局所浸潤麻酔 125
巨舌 53
禁煙 179
筋弛緩 71
　　──薬 80

く
空気 186
　　──塞栓 94
クロージングキャパシティ 29

け
頸部膿瘍 151
血液凝固能の亢進 95
血液濾過器 131
血管外肺水分量 67
血管透過性 37
血管内皮細胞 34
血漿交換 136
血栓塞栓症 192
血流 56
　　──のうっ滞 95
原発性肺高血圧症 198, 214

こ
口蓋扁桃肥大 53
高カリウム血症 135
後期術後痛 112
抗凝固療法 102, 217
後脛骨静脈血栓 96
抗血栓性 132
抗コリン薬 210
膠質浸透圧 139
拘束性換気障害 198
拘束性肺疾患 203
行動性調節 14
喉頭展開困難 157
喉頭閉鎖 6
高二酸化炭素許容人工換気法 171, 205, 208
高二酸化炭素血症 ...71, 176, 188, 190, 191, 252
高頻度振動換気法 244
硬膜外鎮痛 65
　　──法 65, 123
硬膜外麻酔 62, 189
誤嚥性肺炎 69, 70, 191
呼気終末陽圧 184, 228
呼気肺活量 8
呼吸器合併症 189
呼吸筋 3, 62
呼吸困難 199
呼吸仕事量 212
呼吸性アシドーシス 19, 208
呼吸性アルカローシス 19
呼吸調節機構 14
呼吸不全 131
困難気道カート 150
コンプライアンス 9

さ
サーファクタント 62
坐位 148
サイトカイン 132
鎖骨下静脈型 97
左心不全 219

左房圧 220
酸塩基平衡障害 19
産科 69
酸素 33, 186
　　──化指数 28
　　──添加酵素 40
　　──ホメオスターシス 36

し
死腔様効果 25
死腔量 17
シグナル伝達 34
自己調節鎮痛 122
持続気道陽圧 72, 184, 194
持続的血液濾過透析 131
持続的腎補助療法 131
持続的動静脈血液濾過 131
質量作用の法則 19
至適PEEP 207
脂肪塞栓 94
シャント様効果 25
重症急性膵炎 135
重症筋無力症 233
　　──クリーゼ 237
重炭酸緩衝系 18
手術に関連する因子 112
手術部位感染 189
術後痛が呼吸系に及ぼす影響 117
術後疼痛管理と呼吸管理 125
術後肺合併症 201
術後慢性痛 115
術後夜間低酸素血症 160
術前管理 199
術前禁煙 79
術前検査 201
受動喫煙 181
循環系合併症 200
小顎 146
上気道 3
　　──拡大筋 7
　　──感染 73, 166
　　──反射 5

258

―閉塞 6, 68, 160
　　―保持 8
静注―PCA（PCIA）..............122
　小児 194
静脈内皮障害 95
静脈麻酔 189
食道癌手術 88
食道閉鎖 246
シルデナフィル 215, 218
心エコー検査 217
侵害受容性疼痛 114
神経性調節 14
神経叢（腕・腰）ブロック ..125
人工呼吸 205, 207, 211
新生児呼吸窮迫症候群 253
新生児慢性肺疾患 253
シンチグラフィー 201
深部静脈血栓 94, 95
　　――症の症状 98

す

水酸化酵素 40
睡眠呼吸検査 51, 54
睡眠時呼吸障害 154
睡眠時無呼吸症 51
睡眠時無呼吸症候群 184
ステロイド薬 170
ステロイド療法 204, 206

せ

生体肺移植 215
臍帯ヘルニア 248
脊髄硬膜外血腫 108
咳反射 70
セファログラム 54
セルローストリアセテート
　（cellulose triacetate：CTA）
　膜 132
全呼吸器コンプライアンス .184, 185
全呼吸器抵抗 184, 185
全身性炎症反応症候群 34
全身麻酔 202

選択的 β_2 作動薬 210
先端巨大症患者 158
先端肥大症 52
先天性横隔膜ヘルニア 248
線毛運動 61

そ

挿管困難 52
送気圧 190, 195
早期抜管 212
操作腔 188, 190
側臥位 148
鼠径ヘルニア 195

た

ダイアライザ 132
体格指数 184, 191
代謝性アシドーシス 19, 135
代謝性アルカローシス 19
体性痛 114
タイトジャンクション 36
大容量血液濾過 134
弾性ストッキング 100
弾性抵抗負荷 72
弾性反動力 194

ち

チオレドキシン 35
窒素 186
中期術後痛 112
中枢型血栓 97
中枢性の感作 115
鎮静 245

つ

吊り上げ法 187

て

低酸素換気応答 14
低酸素血症 12, 21
低酸素症 21, 71
低酸素性血管収縮 217
低酸素性肺血管収縮 ..11, 30, 174

低酸素誘導性遺伝子応答 43
低酸素誘導性因子-1 39
低出生体重児 240, 252
低分子ヘパリン 134
低分子量ヘパリン 101
低容量換気 84
低用量ヘパリン 100
定量噴霧式吸入器 171
テベシアン静脈 24
電子受容体 34
転写因子 35
伝達麻酔 202

と

頭蓋内圧 223
透過性亢進 62
透析器 132
疼痛管理 202
頭低位 190
頭部後屈 148
動脈血液ガス分析 201
動脈血ガス分析 56
特発性間質性肺炎 203
特発性肺線維症 203
特発性肺動脈性肺高血圧 214
突然死 160
ドブタミン 219
努力肺活量 8

な

内頸静脈球部血酸素飽和度 ..227
内臓痛 114
長さ-張力関係 4

に

二腔気管チューブ 194
二酸化炭素 186, 188
　　――塞栓 190
二次性痛覚過敏 115
乳房切除術後疼痛症候群 116

ね

ネーザルCPAP 160

索 引

ネガティブフィードバックシステム 15

の

脳圧管理 135
脳血管障害 70
脳血流量 223
脳代謝率 226
脳の灌流圧 223
脳浮腫 135
脳ヘルニア 223
ノルエピネフリン 219

は

肺合併症 198
肺気腫 172
　──症 208
肺機能検査 55, 65, 201
敗血症 43
　──性ショック 135
肺血栓塞栓症の症状・徴候 98
肺血栓塞栓症の発症状況 98
肺高血圧 211
　──クリーゼ 219
　──症 203, 214
肺梗塞 94
肺コンプライアンス 184
肺シャント 13
肺循環 11
肺障害 34
肺静脈閉塞病 218
肺水腫 34, 36, 67
肺塞栓症 94
肺損傷 207
肺動脈カテーテル 217
肺内血流不均等 11
肺表面活性物質 4
肺胞 33
　──動脈血酸素分圧較差 ..13
　──気・動脈血酸素分圧較差
　　　..28
　──死腔 13
　──上皮細胞 34

　──低換気 22
　──内表面張力 10
　──マクロファージ 61, 67
肺保護戦略 84
肺容量減少手術 198
肺理学療法 200, 202
バスキュラーアクセス 132
パスツール効果 41
鼻-口呼吸経路 8
半減期 188
反射性反応 116
反射的生体反応 116

ひ

皮下気腫 190
腓骨静脈血栓 96
非侵襲的人工換気法 245
非侵襲的人工呼吸 213
　──管理 79, 87
　──法 184, 191
非ステロイド性抗炎症薬 125
ヒドロコルチゾン 171, 172
肥満 80, 146, 152, 154
びまん性汎細気管支炎 208
ヒラメ静脈血栓 96

ふ

フェイスマスク 241
フェンタニル 219
フォンダパリヌックス 101
不均衡症候群 131
不均等換気 10
腹臥位 208
腹腔鏡下手術 252
腹壁破裂 248
フサン® 132
プロスタサイクリン 215, 218

へ

閉鎖時容量 240
閉塞型睡眠時無呼吸 150
　──症候群 144
閉塞性換気障害 198

閉塞性睡眠時無呼吸症候群 8, 191
閉塞部位 148
ベッドサイドコンソール 132
ヘモフィルタ 131
ヘリウム 186

ほ

防御反射 70
歩行テスト 57
ボセンタン 215, 218
ポリアクリルニトリル（polyacrylnitrile：PAN）膜 132
ポリスルフォン（polysulfone：PS）膜 132
ポリソムノグラム 155
ポリメチルメタクリル酸塩（polymethyl methacrylate：PMMA）膜 132

ま

マクロファージ遊走阻止因子 41
マスク換気 152
　──困難 52, 152
末梢型血栓 96
末梢気道病変 11
末梢神経ブロック 125
末梢性の感作 115
マランパチ分類 53, 147
慢性関節リウマチ 52
慢性気管支炎 208
慢性呼吸性アシドーシス 192
慢性閉塞性肺気腫 38
慢性閉塞性肺疾患 .172, 192, 198, 208

み

水中毒 68
ミトコンドリア 34
未分画ヘパリン 100
ミルリノン 218

む

無気肺 25, 33, 62, 64
無呼吸 253

め

メシル酸ナファモスタット ..132
メチルキサンチン 210

も

毛細血管 33
漏れ圧 189

や

夜間睡眠時パルスオキシメトリー 54
夜間パルスオキシメトリー検査 155

よ

陽圧換気 61
陽圧呼吸 211
羊水塞栓 94
用量調節未分画ヘパリン 100
用量調節ワルファリン 101
予防法 99

ら

ラリンジアルマスク72, 184, 189, 241

卵円孔 25

り

理学療法 99
リクルートメント手技 208
リニアアクチュエータ 186

ろ

漏斗胸 251
肋間神経ブロック 120

わ

わが国の予防ガイドライン ..105

英文

A

ACE阻害薬 67
ACT 132
activated coagulation time 132
acute respiratory distress syndrome 79, 135, 206
acute respiratory dystress syndrome 198
airflow limitation 209
ALI/ARDS 90
allodynia 115
ARDS......79, 84, 90, 135, 198, 206
auto-PEEP 209
Awake craniotomy 229

B

barotrauma 84
Beckwith-Wiedemann syndrome 248
Bilevel-PAP 87
biotraume 84
BMI 191

bronchial blocker 194

C

CABG 88
CAVH 131
Ccw 193
CHDF 131
chronic lung disease 253
chronic obstructive pulmonary disease 198
C_L 193
CLD 253
closing capacity 240, 251
CO_2応答曲線 16
CO_2ナルコーシス 22
CO_2無呼吸閾値 17
collapsible tube 145
continuous arterio-venous hemofiltration 131
continuous hemodiafiltration.131
Continuous positive airway pressure 83
continuous renal replacement therapy 131
COPD 64, 67, 172, 198, 208

coronary artery bypass graft....88
CPAP 83, 87, 88, 194
CRRT 131
Crs 185, 187, 191, 193
CVCI 158
C線維受容器 17

D

deep-breathing exercise 81, 88
defensive airway reflexes 5
double lumen tube 194
dynamic hyperinflation..173, 175, 209

E

episodic pain 111
external PEEP 176

F

Fletcher-Hugh-Jones分類 199
Fowler position 152
FRC 64, 185, 187, 191

H

Henderson-Hasselbalchの式.19

261

索引

HFCHDF 136
HFO 244
　　──V 87
HIF-1 37
high flow dialysate CHDF 136
high volume hemofiltration ...134
high-frequency oscillation 244
High-frequency oscillatory ventilation 87
HPV 174
Hugh-Jonesの分類 55
humoral mediator 134
HVHF 134
hyperalgesia 115
hypoxic pulmonary vasoconstriction 174

I

idiopathic interstitial pneumonias 203
idiopathic pulmonary fibrosis 203
IHD 131
IIPs 203
IL-10 134
IL-6 134
IL-8 134
incentive spirometry 81, 88
intermittent hemodialysis 131
intrinsic PEEP 209
IPF 203

L

laryngeal mask airway 241
LMA 189, 241
Low tidal volume ventilation 84
LPVS 207
lung protective strategy 84
lung protective ventilatory strategy 207
lung volume reduction surgery 198
Lung-expansion maneuvers 88
Lung-expnasion maneuvers 81

LVRS 198

M

Mallampati clasification 53
MDD 171
metered dose inhaler 171
MG 233
myasthenia gravis 233
Myasthenia Gravis Foundation of America（MGFA）score ...233

N

N-DPAP 245
N-methyl-D-aspartate（NMDA）受容体 115
nasal directional positive airway pressure 245
NF-κB 35
NO 217
non-invasive positive pressure ventilation 213
non-renal indication 140
noninvasive mechanical ventilation 245
noninvasive positive pressure ventilation 79
nonsteroidal anti-inflammatory drugs 125
NPPV 79, 87, 90, 191, 213
NSAIDs 125
nuclear factor-κB 35

O

Open lung approach .85, 207, 211
OSAS144, 146, 147, 152, 156, 158, 160
Osserman分類 233

P

Pa$_{CO_2}$ 189
patient-controlled analgesia ...122
PCA 122
PCEA 124

PCV 242
PE 136
　　──EP 176, 189, 191, 193, 194
Permissive hypercapnia ..85, 171, 175, 205, 207, 208, 211
P$_{ET}$CO$_2$ 189, 243
PH crisis 219
plasma exchange 136
PMMA-CHDF 134
Polysomnography 51
post-mastectomy pain syndrome 116
post-thoracotomy pain syndrome 116
PPH 198, 214
pressure support ventilation ..212
Pressure-controlled ventilation 242
primary pulmonary hypertension 198, 214
protective airway reflexes 5
PSG 51, 54
PSV 212
pulmonary venoocclusive disease 218
PVOD 218

R

RAGE 42
rapid compartment 188
RDS 253
Recruitment maneuver 86
reflex response 116
REM睡眠 160
respiratory distress syndrome 253
rest pain 111
Rrs 185, 187

S

shear stress 84
silent aspiration 70
S$_{JV}$O$_2$ 227

slow compartment 188
sniffing position...............148, 154
somatic pain...........................114
Sp_{O_2} 189

T

TCPL......................................242
thyromental distance................53
Time-cycled pressure-limited
　ventilation 242
TMD...53
TNF-α 134
Triple airway maneuver .148, 153

type Ⅰ細胞 4
type Ⅱ細胞 4

U

Upper lip bite test 54

V

$\dot{V}_A/\dot{Q}$比.......................................12
VALI 83
VATS 250
VCV 244
ventilator induced lung injury 207

ventilator-associated lung injury
　..83
video-assisted thoracoscopic
　surgery.................................250
VILI 207
visceral pain...........................114
Volume-controlled ventilation 244
volutrauma...............................84

W

wind-up..................................115
WOB......................................212
work of breathing 212

263

For Professional Anesthesiologists
周術期の呼吸管理 ＜検印省略＞

2007年6月1日　第1版第1刷発行

定価（本体7,400円＋税）

編集者　西　野　　　卓
発行者　今　井　　　良
発行所　克誠堂出版株式会社
〒113-0033　東京都文京区本郷3-23-5-202
電話（03）3811-0995　振替00180-0-196804
URL　http://www.kokuseido.co.jp

ISBN 978-4-7719-0324-1 C 3047 ￥7,400E　　印刷　三報社印刷株式会社
Printed in Japan ©Takashi Nishino, 2007

・本書の複製権・翻訳権・上映権・譲渡権・公衆送信権（送信可能化権を含む）は克誠堂出版株式会社が保有します。
・ JCLS ＜(株)日本著作出版権管理システム委託出版物＞
本書の無断複写は著作権法上での例外を除き禁じられています。複写される場合は，そのつど事前に(株)日本著作出版権管理システム（電話03-3817-5670，FAX 03-3815-8199）の許諾を得て下さい。